Guía del
MASAJE SENSUAL

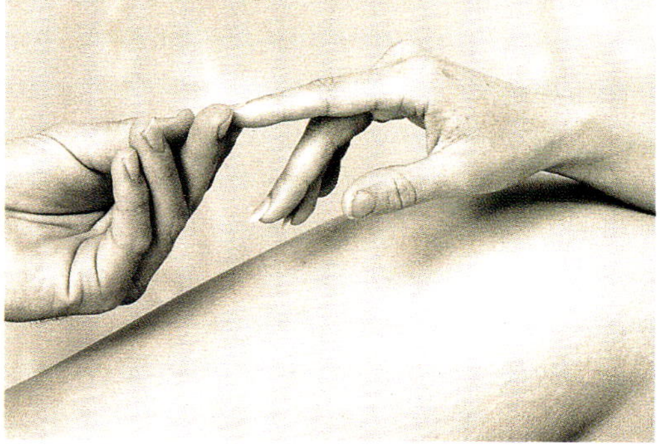

Guía del
MASAJE SENSUAL

para relajar y estimular

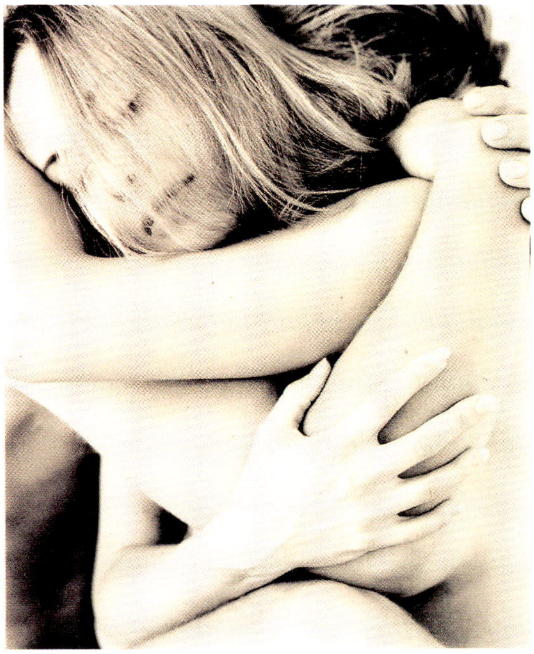

Susan Mumford

BLUME

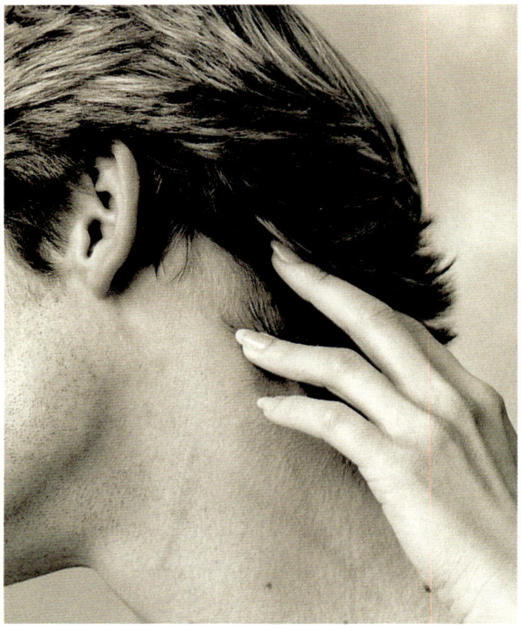

ES UN LIBRO BLUME

Título original:
The Sensual Touch. A lover's guide to massage

Fotografía:
Richard Truscott

Traducción:
Mireia Pérez

Coordinación de la edición española:
Rita Schnitzer

Primera edición española 1994

Primera edición publicada en 1994 en Gran Bretaña por
Mitchell Beazley, (Reed Consumer Books Limited)
Michelin House, 81 Fulham Road, Londres SW3 6RB
y Auckland, Melbourne, Singapur y Toronto

ISBN: 84-8076-109-1
Impreso en Hong Kong

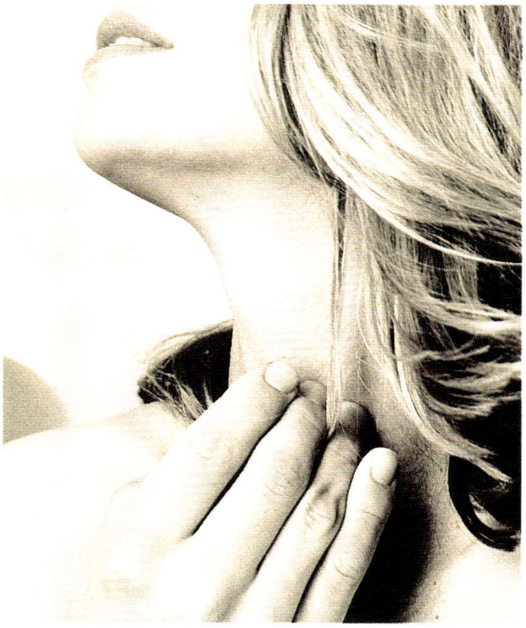

INTRODUCCIÓN 6

PREPARACIÓN DEL MASAJE 10

Cómo crear una atmósfera adecuada 12

EL ARTE DE TOCAR 18

Técnicas 20

MASAJE DE RELAJACIÓN 28

UN MASAJE SENSUAL COMPLETO 42

La espalda 46

La parte posterior de las piernas 62

El cuello 72

La cara 78

Los brazos 82

El pecho 92

El abdomen 96

La parte anterior de las piernas 100

EL JUEGO DESPUÉS DEL MASAJE 110

Los aceites y sus usos 122

Índice 127

Agradecimiento 128

INTRODUCCIÓN

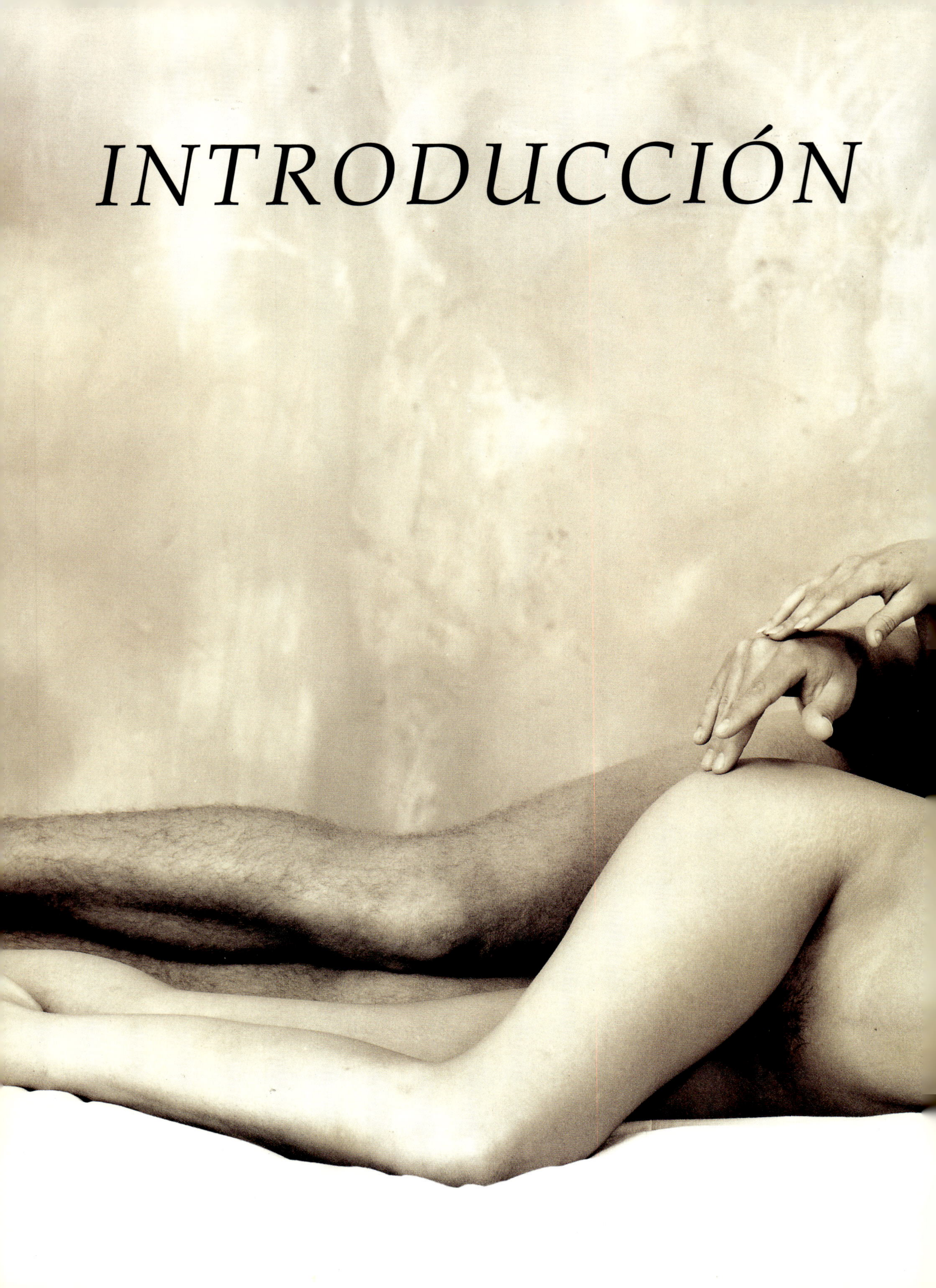

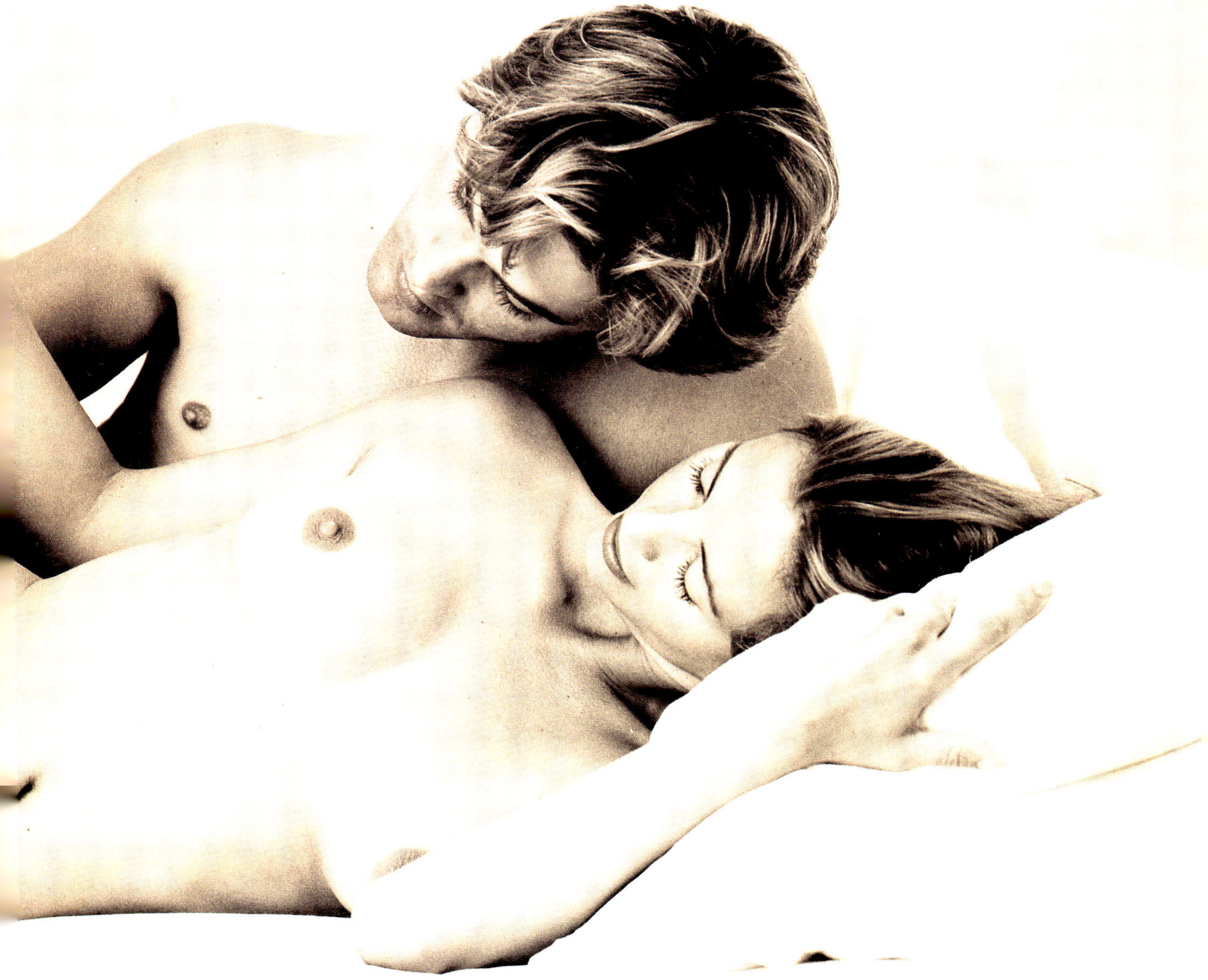

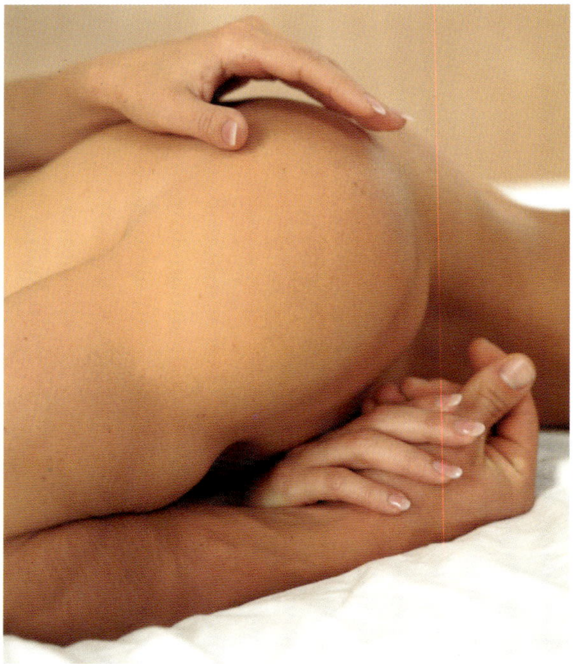

INTRODUCCIÓN

Tocar. Nos encanta tocar. Sin duda los humanos somos seres táctiles, sensuales. Percibimos el mundo que nos rodea a través de los sentidos y la información que recibimos nos afecta enormemente. La vista, el oído, el tacto, el olfato..., entre todos los sentidos el que nos afecta de un modo más intenso quizás sea el del tacto.

El tacto significa comunicación, acercamiento y estímulo. Desde la infancia utilizamos el tacto para informarnos acerca del mundo que nos rodea, para investigar, entender y confirmar. Gracias a este sentido podemos afirmar o transformar nuestra relación con los demás, averiguar diversos aspectos de la realidad y mostrar o esconder nuestra propia personalidad. El tacto nos ayuda a descubrir quiénes somos, nos cuenta algo más sobre nosotros mismos y nos permite establecer y comprobar que no estamos solos. Utilizamos el tacto para confortar, aceptar, obtener placer y hacer más íntima una relación. Sabemos de modo instintivo cuándo alguien entra en una habitación; el tacto convierte esa presencia en algo más próximo y más real.

Nuestros sentidos nos proporcionan todo tipo de sensaciones, y entre ellas las de equilibrio y satisfacción. Se convierten así en el antídoto de un mundo puramente racional y técnico. Por lo tanto, para encontrar ese equilibrio, debemos prestar mayor atención a nuestros sentidos, reexaminar el mundo que nos rodea y descubrir cuáles son nuestras reacciones ante él. Necesitamos contar con un entorno en el que podamos sentir y actuar libremente, en el que se nos permita expresar nuestras emociones, gozar y relajarnos. Es importante que podamos rodearnos de objetos que nos gusten, de formas suaves, curvas, sin rigideces, capaces de alimentar nuestra imaginación. Debemos prestar atención a los colores, a los materiales de que están hechas las cosas, a los olores y a los sonidos, pues cada sensación que provocan encierra un significado especial.

Es obvio que el tacto adquiere mayor desarrollo cuando exploramos el mundo sensual y nuestras propias reacciones ante el mismo. Aumenta cuando tocamos todo aquello que nos envuelve, cuando tocamos a la gente con la que nos encontramos, a aquellos que comparten nuestra vida y a los que amamos. Los amantes son particularmente vulnerables y receptivos a las caricias, y en tales casos, el tacto puede ser fuente de inmenso placer, aunque también en ocasiones pueda provocar molestias.

El modo de tocarse los amantes revela el tipo de vínculo que existe entre ellos. La sensualidad permite conocer mejor a la otra persona y disfrutarla, al profundizar y hacer más íntima una comunicación que puede conducir a una excitación más intensa. Al complacerse mutuamente se consigue un acercamiento mayor al otro, al tiempo que se ahonda el sentimiento de amar y de ser amado.

El masaje es una fiesta de la sensualidad. Una experiencia en la que damos y recibimos, en la que conocemos y nos damos a conocer. Es un medio para satisfacer y relajar, para liberar la tensión y el estrés acumulados, y que, además, proporciona una profunda sensación de bienestar. El masaje nos permite demostrar, de un modo muy tierno y real, que el otro nos importa. Conociéndonos mejor logramos que crezca la confianza y el deseo de compartir, factores imprescindibles para que toda relación prospere. La excelencia del masaje resulta de que es tan grato dar como recibir.

Podemos utilizar el masaje sencillamente para relajarnos, como técnica para aliviar músculos cansados, obtener sosiego mental, edificar nuestro espíritu o reponer la propia energía. Pero es innegable que contar con esta habilidad de transmitir una sensibilidad mutua proporciona confianza y afecto, y un sentimiento más satisfactorio en la pareja. Cuando el otro permite que con nuestro cariñoso tiento le liberemos de la tensión acumulada, nos prueba la confianza que deposita en nosotros.

El masaje más íntimo combina las técnicas elementales del masaje, ideadas para relajar y mantener los músculos en forma, con la estimulación sensual y la espontánea manipulación amorosa. En el masaje sensual la satisfacción y la complacencia son mutuas, y el resultado es la creación de un flujo doble de amor e intimidad. No existe una sola forma de hacerlo, sino que la propia experiencia compartida sirve de guía. Si centramos toda la atención en el otro y en su bienestar, conseguiremos comunicarle nuestro cariño y aprecio. El masaje íntimo y sensual posee el encanto de intensificar nuestra relación de pareja al incrementar el conocimiento mutuo, la vitalidad y la alegría.

Esta práctica sensual que deriva en experiencia emocional, le ocupará, sin embargo, poco tiempo. Tal como se expone en el presente libro, unos veinte minutos serán suficientes para un masaje de relajación y no más de una hora para el sensual. Si usted no dispone de este tiempo, puede concentrarse en un área específica del cuerpo de su pareja, otorgando a esa zona toda su dedicación.

Preparación del MASAJE

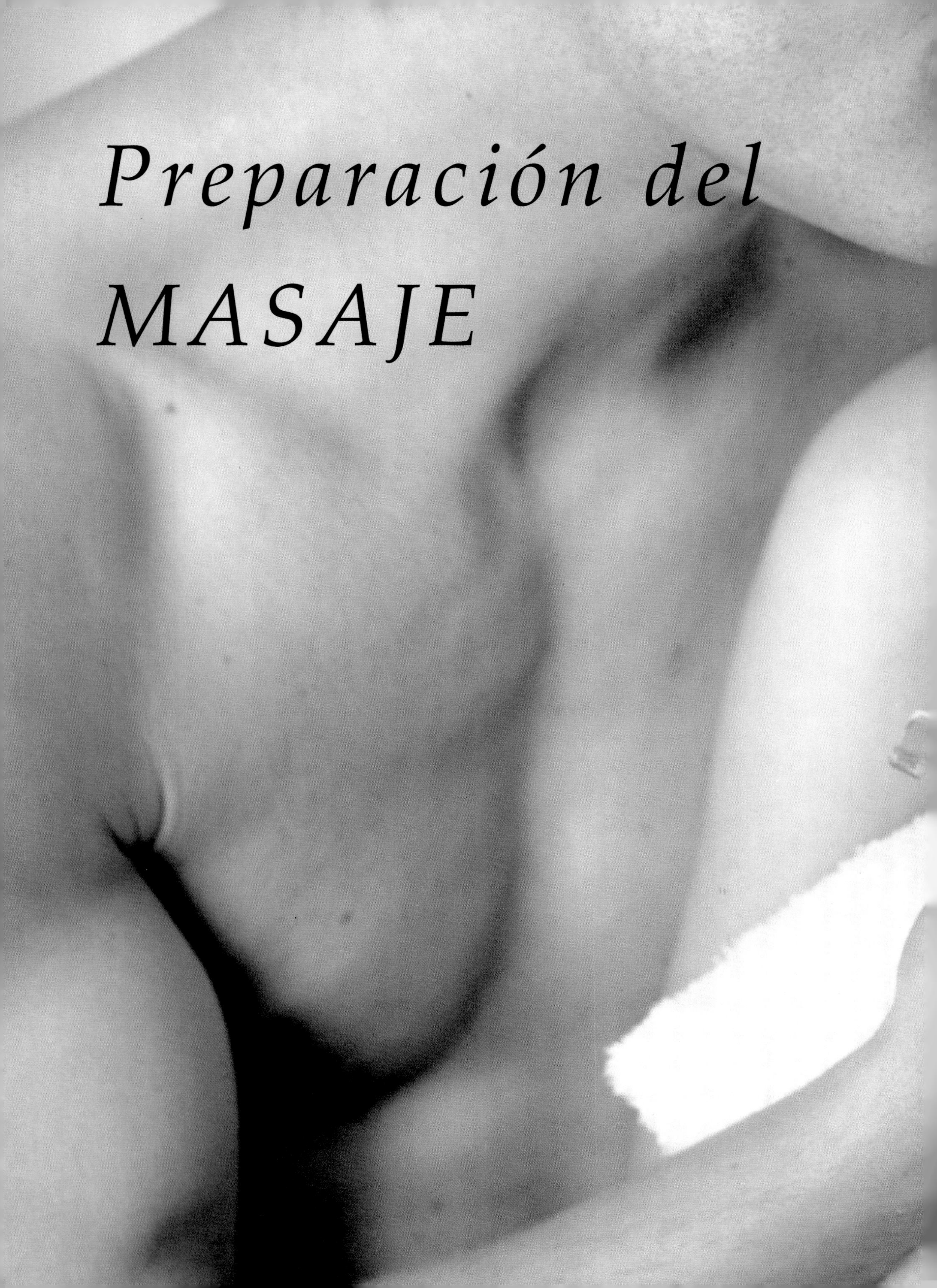

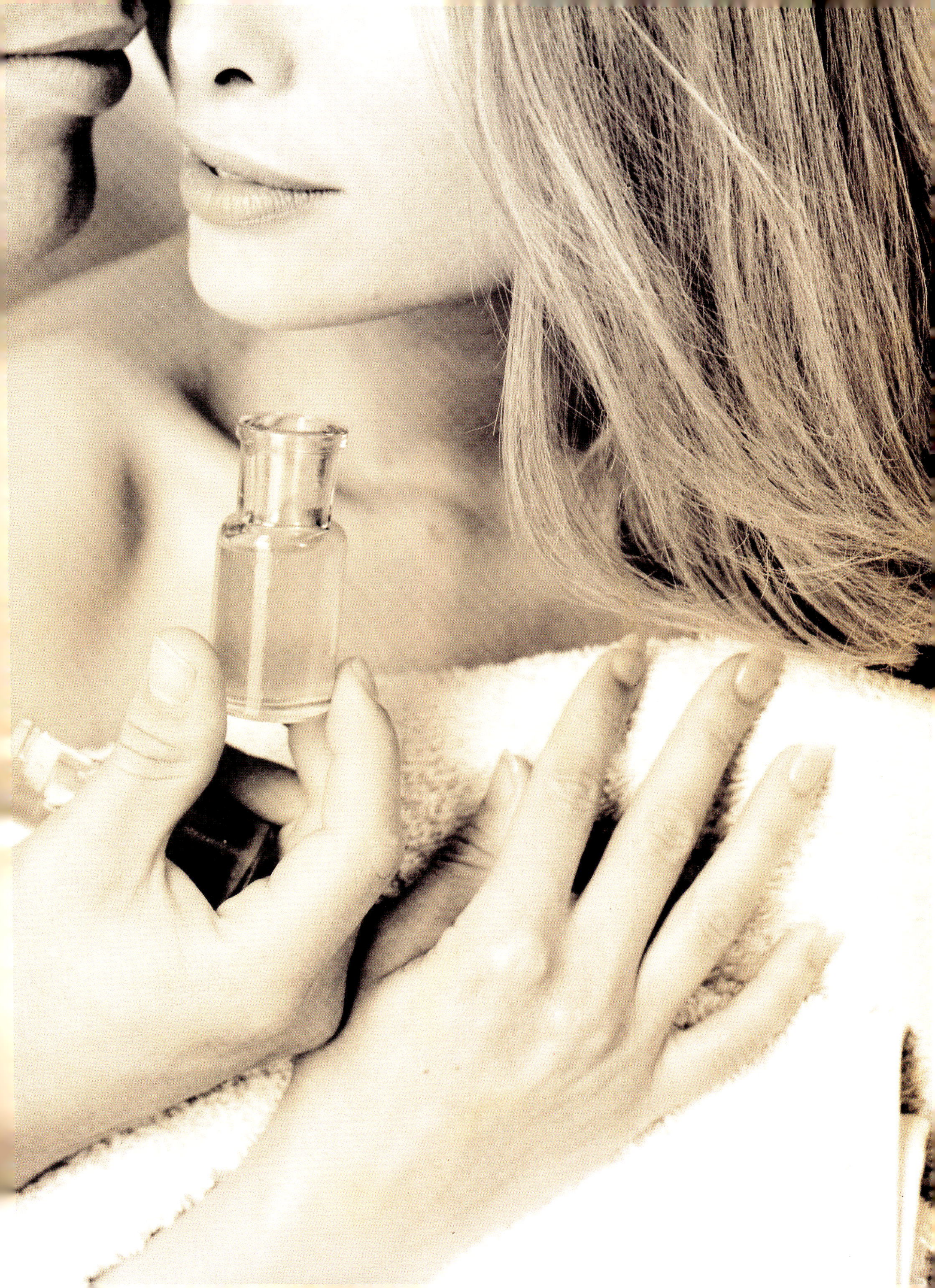

CÓMO CREAR UNA ATMÓSFERA ADECUADA

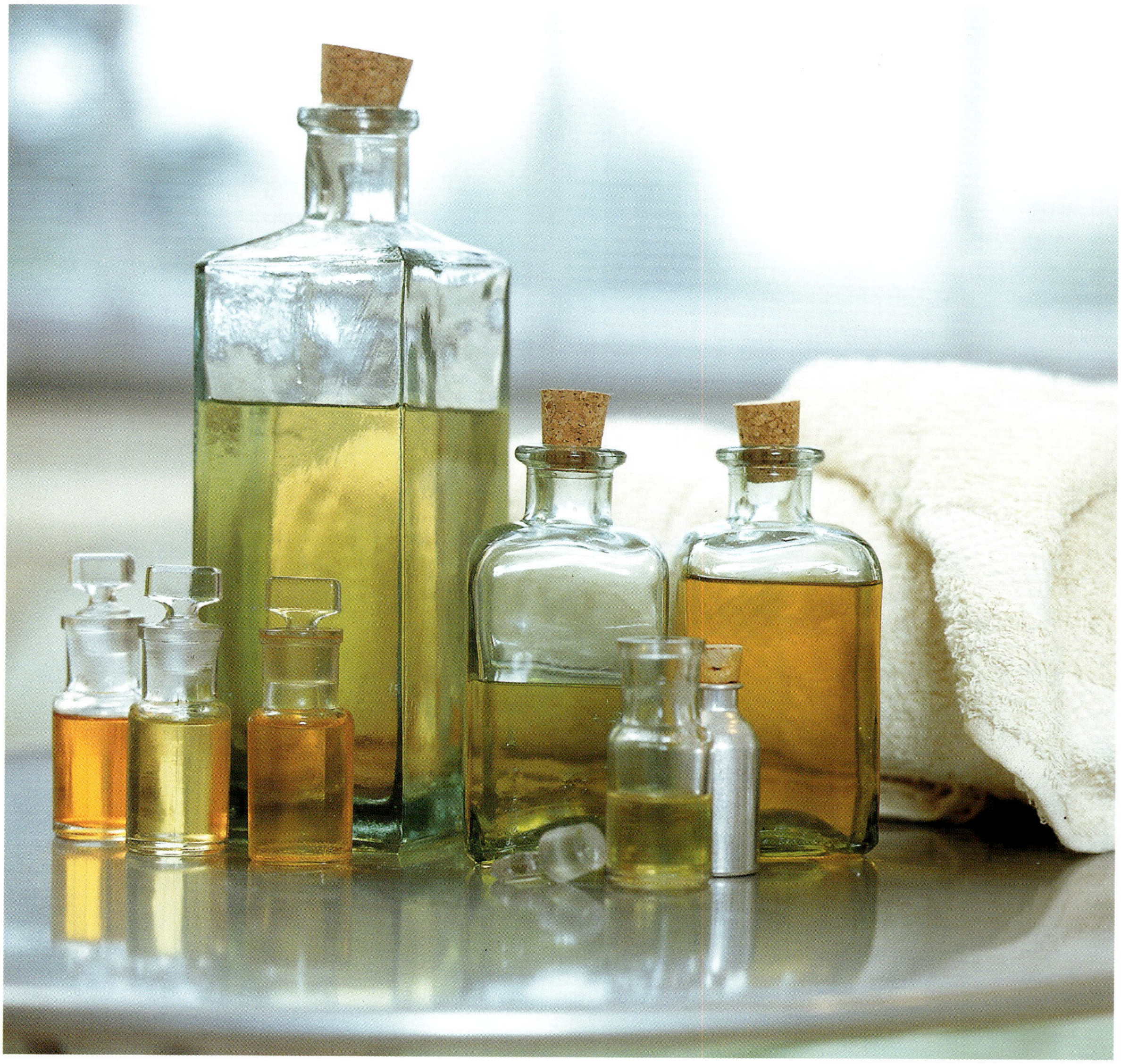

La preparación del masaje sensual puede constituir en sí mismo toda una experiencia de los sentidos. El cuidado y la atención que invertimos en su preparación redundan en un aumento del placer que se obtiene.
Al prepararnos, también nos situamos positivamente para la experiencia. La mezcla de aceites y su utilización en el masaje puede ser altamente satisfactoria. Existen varios aceites que podemos usar; hallar la combinación que se adecúe a cada uno es, a menudo, una cuestión de experimentación. El aceite «conductor» o «base» es el aceite principal en cuanto permite el deslizamiento de las manos sobre la piel. El de pepitas de uva, vegetal, ligero y de aroma suave, es un buen aceite «conductor». El aceite de almendra, un poco más dulce y espeso que el anterior, es más denso al tacto. Los aceites de aguacate y albaricoque son más ricos y pueden añadirse para completar una mezcla. El de yoyoba es un aceite precioso; también es más caro, y muy apropiado para el masaje facial.

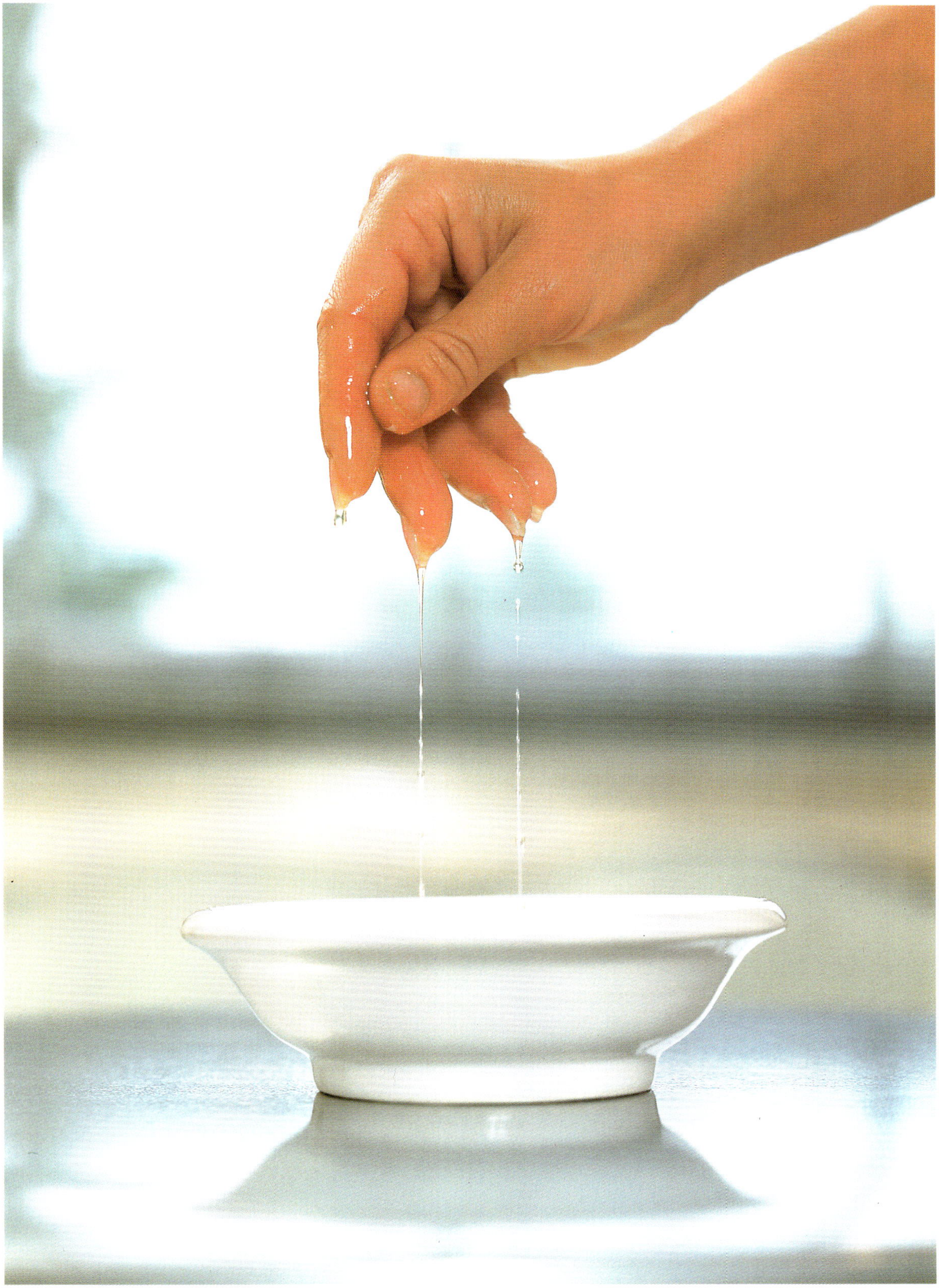

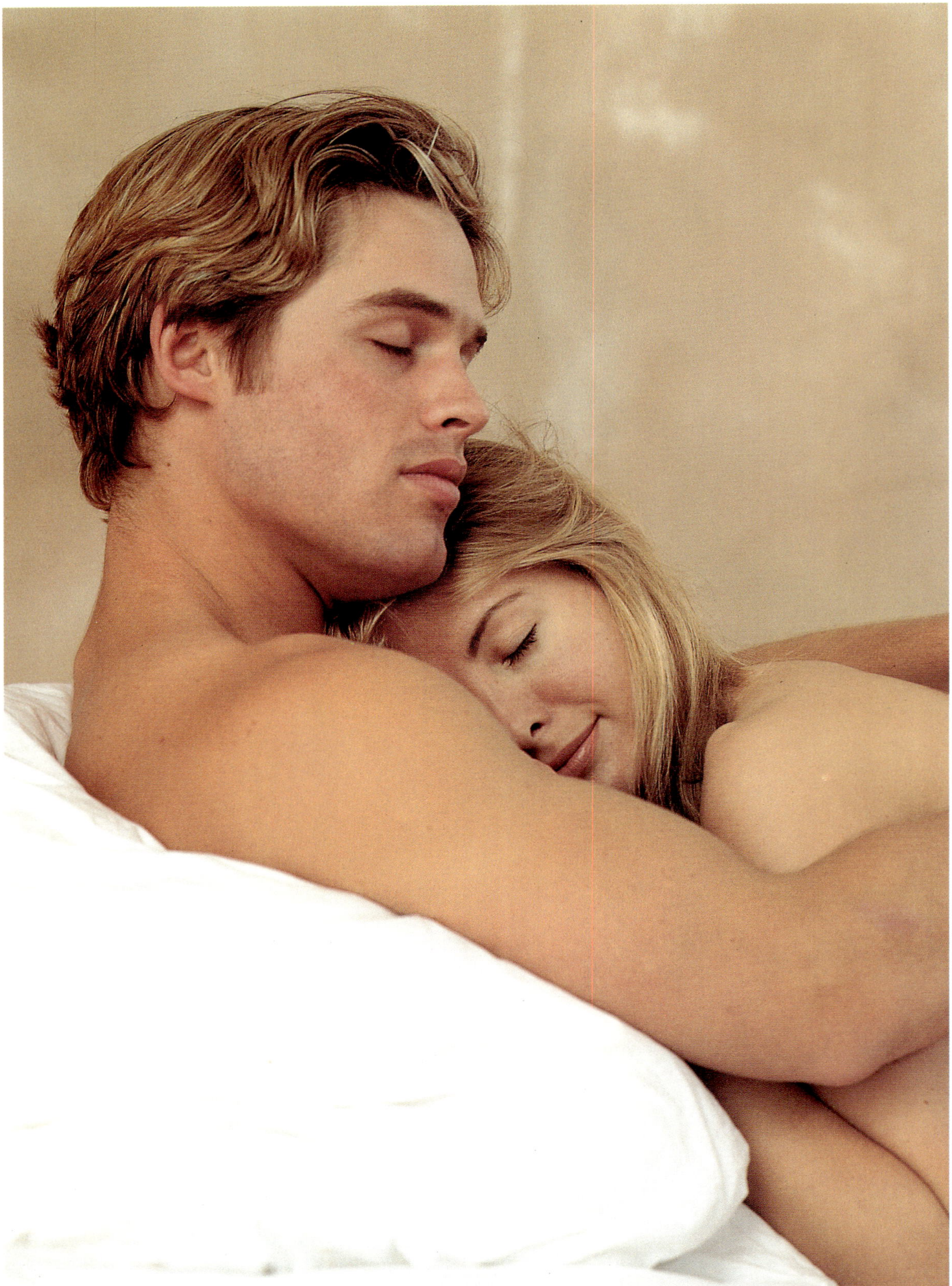

Otro grupo de aceites es el compuesto por los aceites de esencias que se añaden al aceite base para intensificar el efecto del masaje. Contienen la esencia natural de una planta y, puesto que son muy fuertes, unas gotitas son suficientes para cumplir su cometido. Tradicionalmente, los aceites de esencia se usan para tratamientos diversos. Nunca deben emplearse directamente sobre la piel. Para la relajación, por ejemplo, puede usarse la lavanda, un aceite eficacísimo, fresco y curativo, o la manzanilla, de efecto calmante y sedante. Al principio puede usarlos por separado y mezclar un par de gotas con algún otro aceite. Para lograr una excitación sensual más viva, pruebe aquellos aceites conocidos por sus propiedades afrodisíacas: el sándalo, que es un esencia oriental, leñosa y de efecto sedante; el pachuli, un aroma más estimulante, dulzón y misterioso; o el ylang ylang, con su eufórico perfume, dulce y floral. Experimente con estos aceites y vea cuál le resulta más atrayente. Los aceites más preciados y también los más caros, quizás sean el delicado azahar (flor del naranjo), de efecto sedante; el exótico y fragante jazmín, y el magnífico aceite de rosas con sus propiedades calmantes. Estos aceites, además de ser considerados afrodisíacos, tienen aromas evocadores e irresistiblemente embriagadores. En las páginas 122-123 encontrará una relación de los diferentes aceites y sus propiedades, además de algunas recetas que cada persona interesada puede poner a prueba. A pesar de que la realización de las mezclas suele constituir una experiencia muy satisfactoria, si se prefiere, pueden adquirirse aceites ya preparados.

Experimentando a menudo hallaremos la combinación de aceites más apropiada para cada uno de nosotros. Podemos elaborar la cantidad de aceite que deseemos. Si utilizamos 30 ml de aceite base, obtendremos aceite suficiente para cuatro masajes. Pueden usarse hasta 12 gotas de aceite esencial –aunque sin sobrepasar dicha cantidad– por cada 30 ml de aceite base. Para realizar el masaje, puede verterse el aceite en un plato llano o en una botella que disponga de tapón. Si pensamos efectuar masajes con cierta frecuencia, podemos preparar una mezcla llenando botellas de 30 ó 55 ml. Para prolongar la conservación de la mezcla, puede añadirse una cucharadita de aceite de germen de trigo.

Relajación

Antes de empezar el masaje, es importante que su pareja y usted descubran cómo se sienten. Dediquen todo el tiempo necesario a relajarse juntos. Cuando se sienta dispuesto, pruebe a respirar suavemente con el objeto de relajar la mente y el cuerpo. Echado de espaldas, con las rodillas dobladas, apoye las manos sobre su abdomen (superior derecha). Deje simplemente que su cuerpo respire de un modo natural y sienta como sus manos se elevan para luego volver a descender. Pasados unos cinco o diez minutos, muévase y deje que todas las partes de su cuerpo se relajen, una tras otra. Seguidamente acerque las rodillas hacia su pecho, extienda los brazos a los lados y, lentamente, baje la pierna izquierda y luego la derecha, hasta el suelo o la superficie sobre la que se encuentre (inferior derecha). Realice el mismo ejercicio hacia el otro lado. Observará como dicho movimiento produce una deliciosa sensación de estiramiento sin que se produzca la menor tirantez.

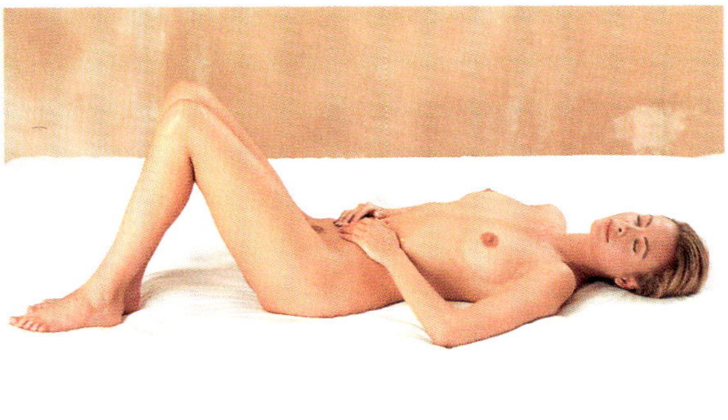

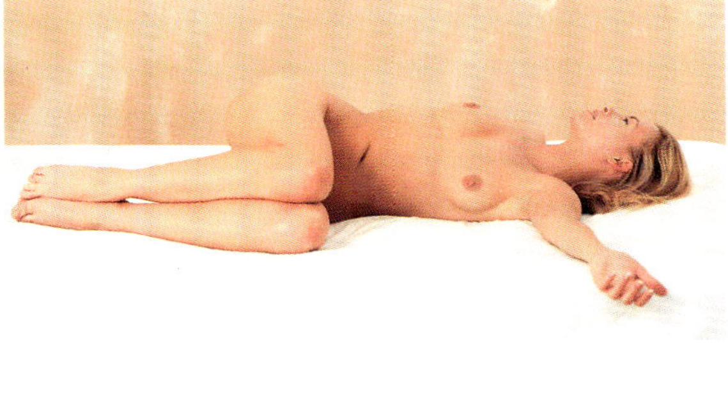

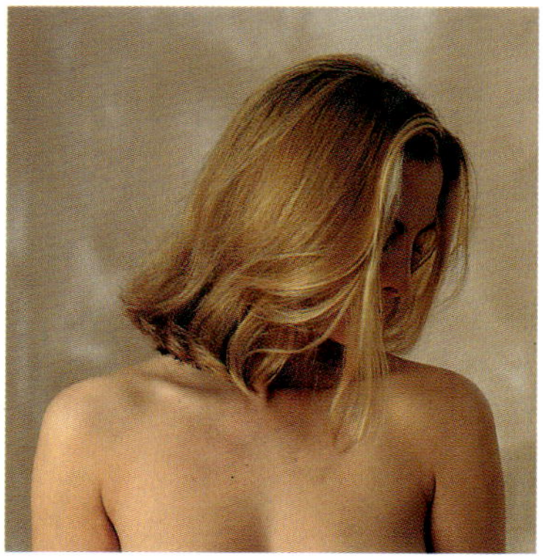

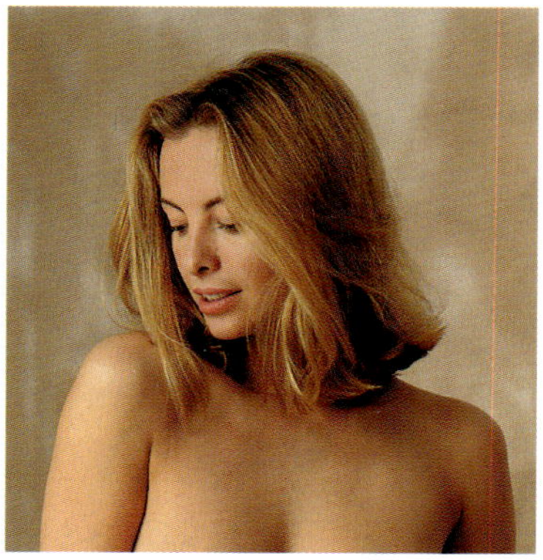

Después de mezclar los aceites, y antes de iniciar el masaje, es importante comprobar que disponemos de todo lo necesario de modo que podamos dedicar toda la atención a nuestra pareja. La superficie elegida para la realización del masaje debe ser firme, pero confortable, de modo que el cuerpo de nuestra pareja pueda apoyarse bien sobre la misma. Quizás necesite toallas y almohadas para calentar y elevar, respectivamente, ciertas partes del cuerpo de su pareja. Tenga a mano pañuelos de papel, un poco de agua y recipientes para el aceite. Compruebe la estabilidad de dichos recipientes pues es muy fácil que en el transcurso del masaje pueda provocar, sin querer, que se derramen.

Antes de dar un masaje, corresponde que también nosotros nos preparemos. Nunca debemos masajear a nadie si nos sentimos cansados; no olvidemos que el contacto íntimo en una pareja resulta tan estrecho que incluso los sentimientos más profundos llegan a transmitirse. Dedique el tiempo necesario a relajarse junto con su pareja. Deje que su mente se despeje, olvídese de toda preocupación y concéntrese atentamente tanto en el otro como en sí mismo. Al respirar pausadamente, dejando que los músculos se relajen, contribuirá a incrementar su equilibrio interior. Los sencillos y efectivos ejercicios que aparecen a continuación le ayudarán a liberar la columna, el cuello y los hombros de cualquier tensión acumulada. Utilice el suelo como soporte y realice cada movimiento con precisión, concentrándose por entero en las sensaciones que vayan produciéndose y en el modo como se extienden músculos y articulaciones. Efectúen juntos estos ejercicios o pídale a su pareja que le observe y ayude, verbal o físicamente, a realizarlos. Tras los ejercicios, y antes de empezar, pídale a su pareja que le masajee los hombros con suavidad. De este modo usted ya habrá recibido algo antes de empezar a dar.

Finalmente, sea imaginativo en relación a su ambiente. Convierta su habitación en un espacio sensual y llénela de cosas que gusten a ambos. Asegúrese de que la temperatura ambiente sea apropiada, de que la luz sea suave y de que nadie pueda molestarles.

Cabeza y hombros
De pie o sentado, con la espalda erguida, incline la cabeza hacia delante, por encima del pecho. Luego, muy lentamente, empiece a describir un círculo con la cabeza hacia la izquierda. Deje que su cabeza se mueva despacio, sin realizar esfuerzos, dibujando un amplio círculo. Continúe moviendo la cabeza hacia la derecha y luego hacia el otro lado, hasta completar el círculo al llegar al centro del pecho, punto en el que empezó. Levante la cabeza lentamente. A continuación, haga girar los hombros, primero uno y luego el otro, lenta y uniformemente, centrando toda su atención únicamente en este movimiento.

Columna vertebral
Para relajar la columna vertebral, siéntese sobre los talones y acerque la frente al suelo. Lentamente enderece la espina dorsal, una vértebra tras otra, hasta que se encuentre de nuevo sentado. Este movimiento debe iniciarse en la parte baja de la espalda, para luego ascender lentamente por la columna y acabar moviendo la cabeza.

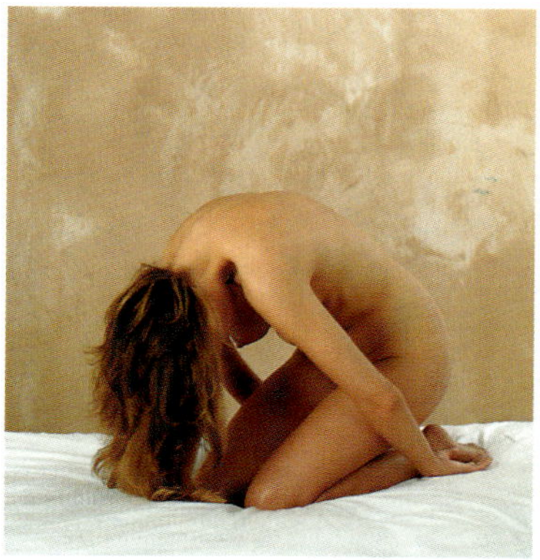

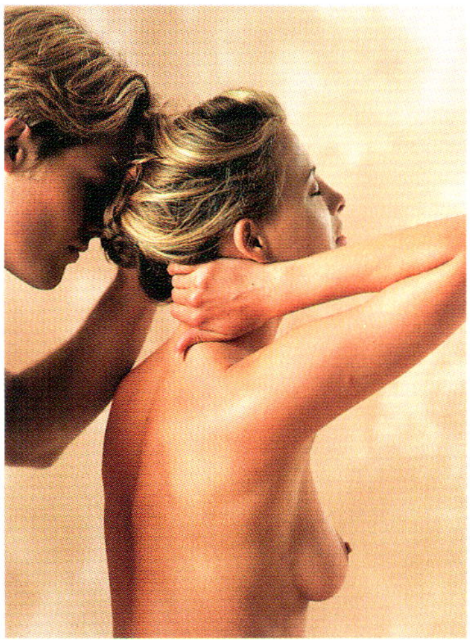

Automasaje

Para relajar los músculos del cuello, coloque su mano sobre la parte posterior del cuello y arquee la palma hacia arriba de modo que la base de la mano quede a un lado de la columna y las yemas de los dedos en el otro. Levantando hacia arriba el arco de la mano, acerque entre sí las yemas de los dedos y la base de la mano, con movimientos suaves y presionando ligeramente los músculos situados a ambos lados de la columna. Con movimientos rítmicos, deslice la mano desde los músculos del cuello hasta la base del cráneo. Ejerza la presión con la que usted se sienta a gusto. Dedique algún tiempo a esta zona y luego regrese al punto de partida sin dejar de realizar idéntico movimiento. Incline la cabeza ligeramente hacia delante, permitiendo que los músculos del cuello se expandan, y, seguidamente, enderézcala lentamente a medida que su mano vaya acercándose a la base del cráneo.

Masaje de los hombros

Para relajar hombros y cuello, pídale a su pareja que le haga un masaje. Para ello, debe colocarle los dedos sobre los hombros, sin apretar y dejando que sean los pulgares los que, con suavidad, froten y presionen. Para empezar, coloque los pulgares a ambos lados de la columna, a unos dos centímetros y medio de la misma, y muévalos describiendo círculos concéntricos al tiempo que aprieta y presiona los músculos. Desde aquí, los pulgares deben desplazarse a lo largo de la parte superior de los hombros sin dejar de aplicar una presión intermitente. Su pareja debe continuar realizando en el lado anterior de la columna el mismo movimiento, pero, en esta ocasión, hacia abajo, aunque siempre manteniendo las manos en idéntica posición. Si nota nudos o zonas de tensión bajo la piel, debe insistir particularmente en tales puntos. Comprobará que el masaje de la zona interescapular resulta especialmente gratificante.

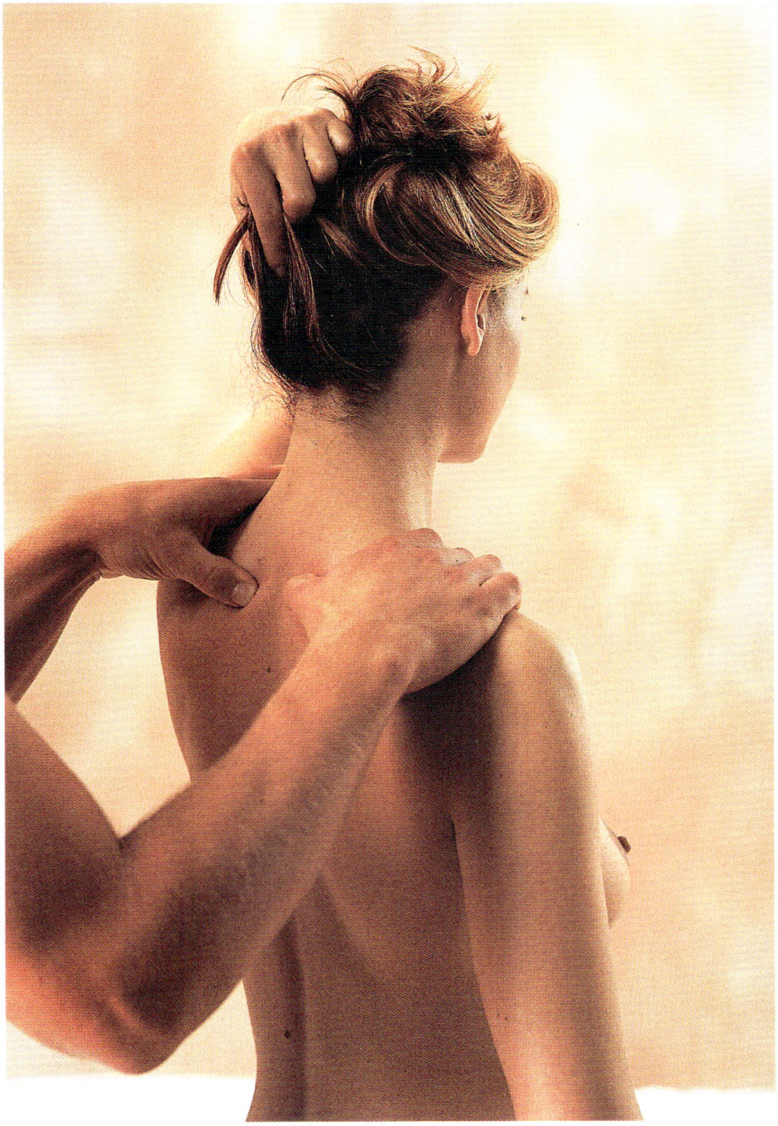

El arte de TOCAR

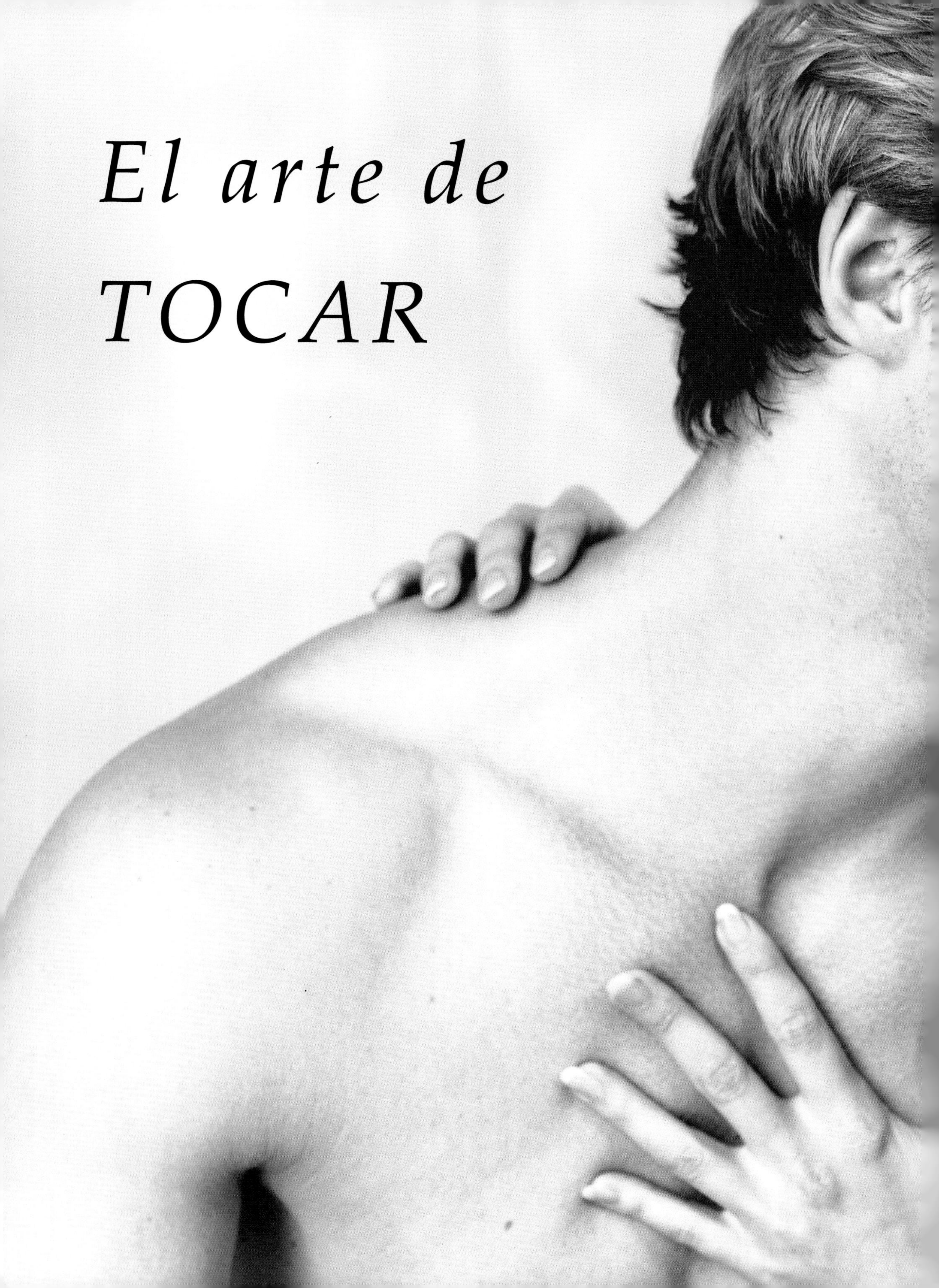

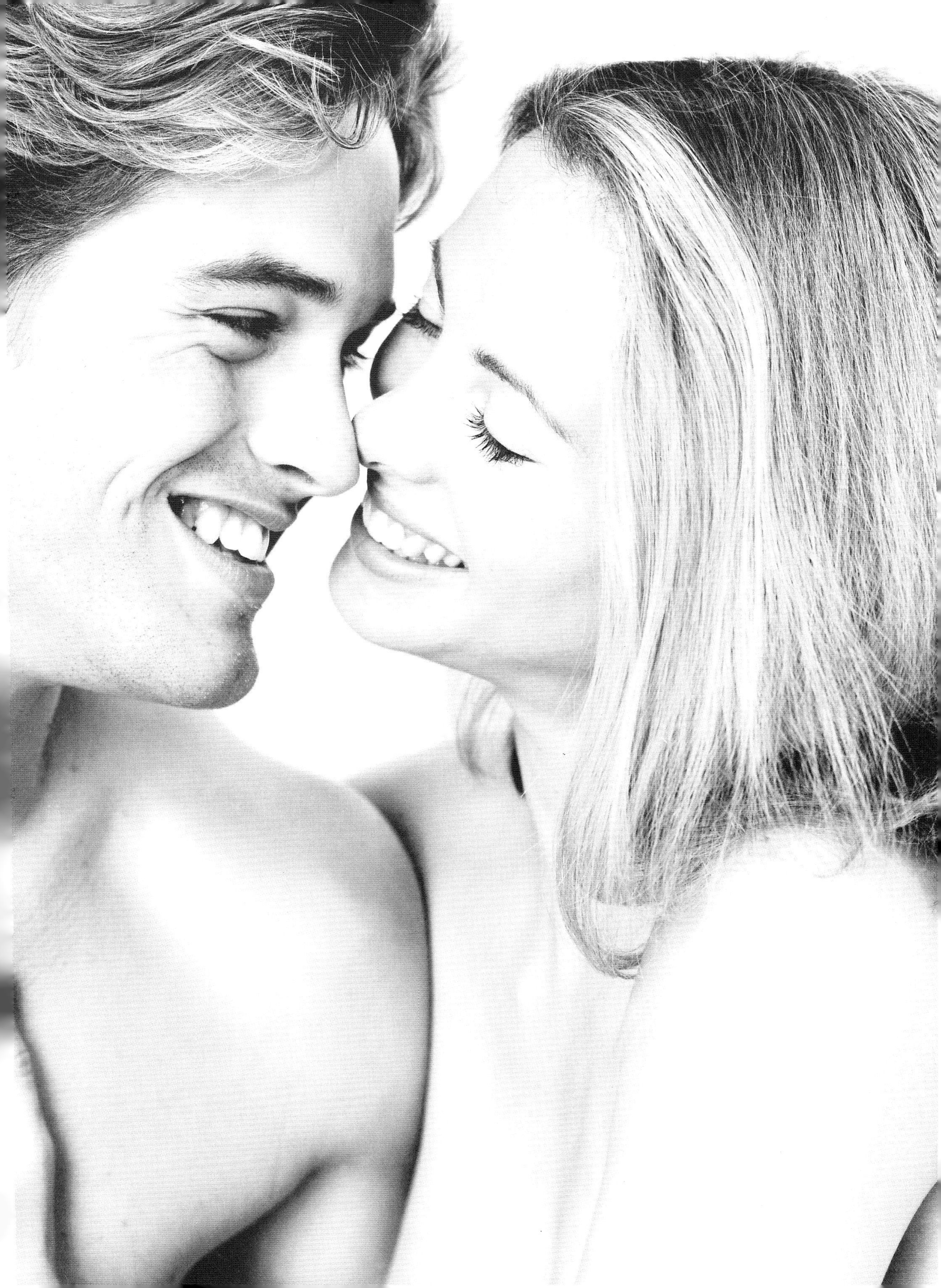

TÉCNICAS

Masajear significa tocar y el tacto conlleva la comunicación. El modo como tocamos a nuestra pareja le transmite nuestros sentimientos, alterando los suyos propios y, también, los nuestros, pues su respuesta llega, a su vez, a nosotros. La calidad de nuestro tiento puede convertir el masaje en una experiencia hermosa, evocadora e imaginativa.

Sin embargo, e independientemente del cariño y la ternura que podamos sentir por nuestra pareja, el masaje supone un aprendizaje del modo de tocar que debe dominarse para que su práctica sea adecuada. Los tres tipos básicos de manipulación son: el roce suave, el amasamiento y la fricción.

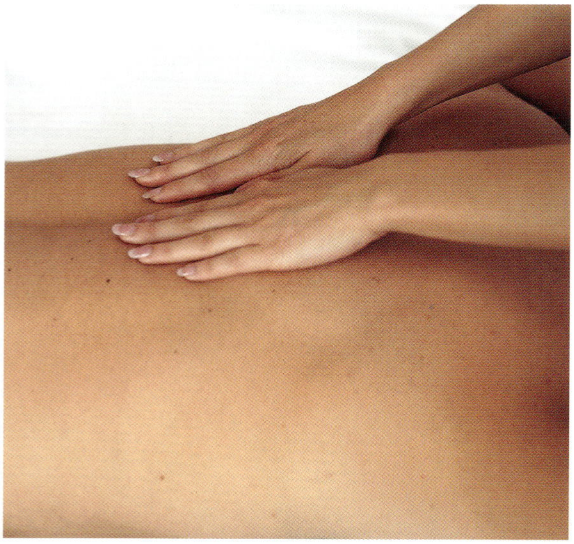

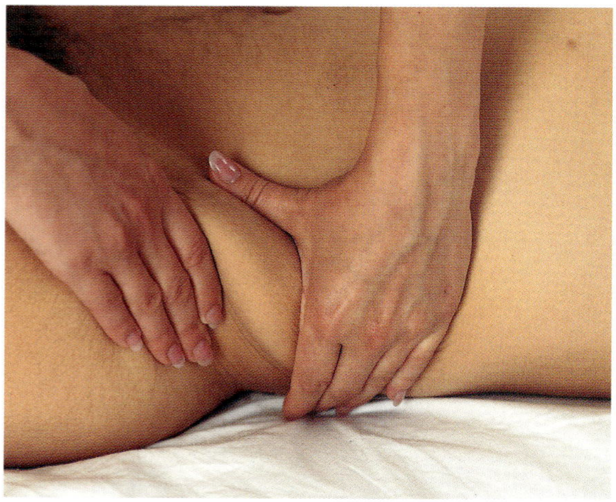

El roce suave se utiliza en la aplicación del aceite y nos ayuda a conocer el cuerpo de nuestra pareja. Los movimientos realizados en el amasamiento son enérgicos e imitan los que se utilizan para amasar pan, por ejemplo, y son ideales para liberar la tensión. El proceso de fricción consiste en presionar áreas específicas, más bien pequeñas, lo que proporciona una sensación de descanso agradabilísimo.

Roce suave
Se trata de la primera manipulación que debemos efectuar al iniciar todo masaje. Se utiliza para aplicar el aceite y extenderlo sobre la piel, lo que significa establecer el primer contacto con el cuerpo de nuestra pareja, y una exploración del mismo. Coloque las manos planas con los dedos relajados encima del cuerpo de su pareja y deslícelas hacia abajo con suavidad, tratando de localizar posibles nudos de tensión (superior izquierda). Permita que sus dedos se separen mientras usted da la vuelta para regresar y, gradualmente, aparte las manos hasta rozar la piel únicamente con las yemas de los dedos. Generalmente, la presión debería aumentar a medida que acercamos las manos a la zona del corazón. Esto tiene un efecto relajante, que se hace sentir en los nervios situados en las regiones subcutáneas, y contribuye a que la sangre fluya de nuevo hacia el corazón.

Amasamiento
Este tipo de manipulación, adecuado para zonas más musculosas, se realiza mediante un contacto más enérgico. Apriete la piel entre sus dedos y hunda el pulgar en la carne, lejos de usted. Con los dedos, empuje la carne de nuevo hacia usted (inferior izquierda). Como si amasara una pasta, mueva alternativamente las manos, apretando, empujando y levantando la carne. El amasamiento libera las fibras musculares, estimulando la circulación. Con firmeza, pero sin exagerar.

Fricción
En este caso, los pulgares se utilizan para ejercer una presión específica sobre las articulaciones, el tejido más profundo y los músculos que rodean los huesos. Con la yema del pulgar, empuje hacia abajo y realice pequeños movimientos de rotación para mayor penetración (fotografía página de la derecha). La fricción tiene un efecto analgésico y estimula la circulación sanguínea.

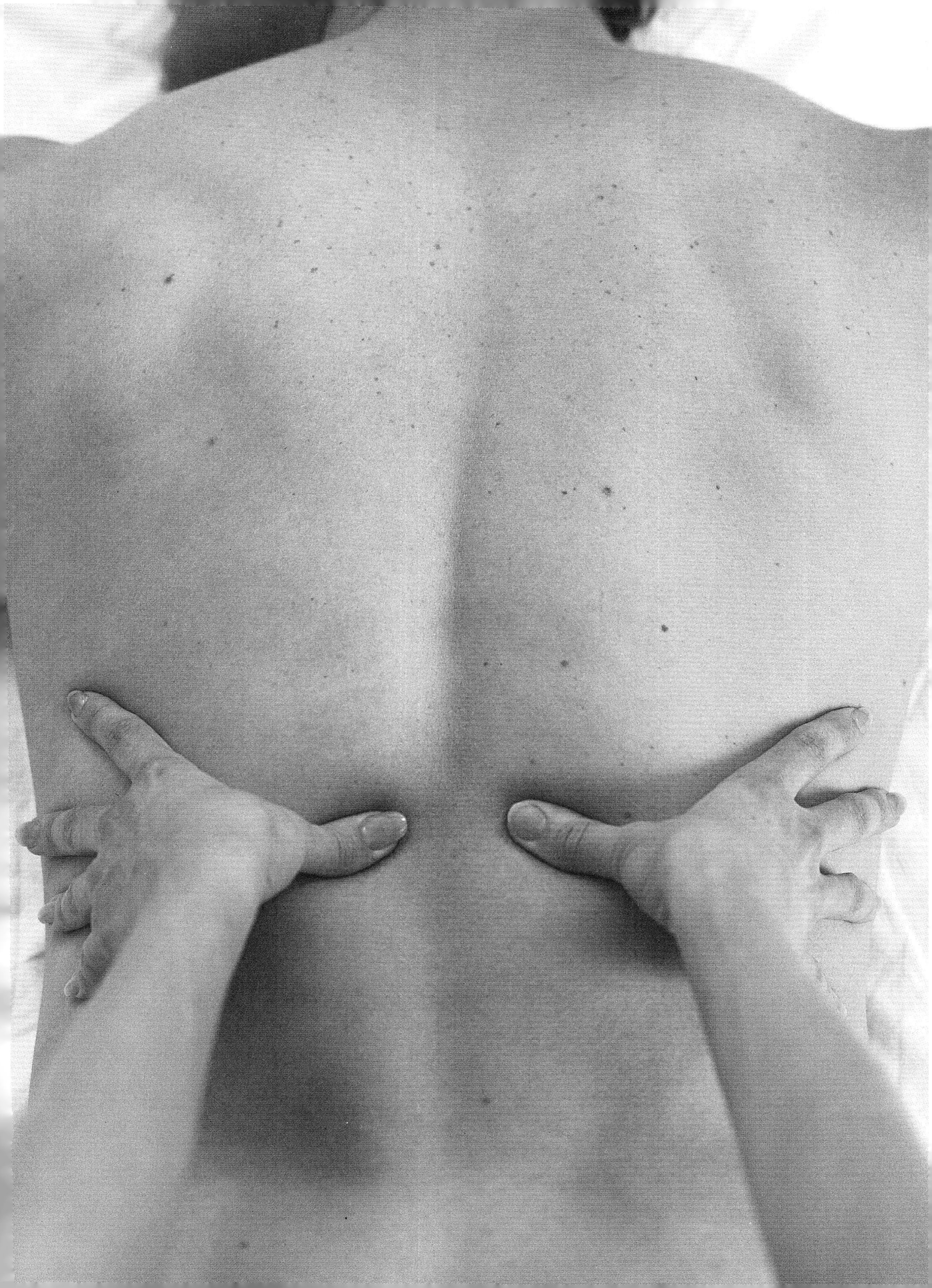

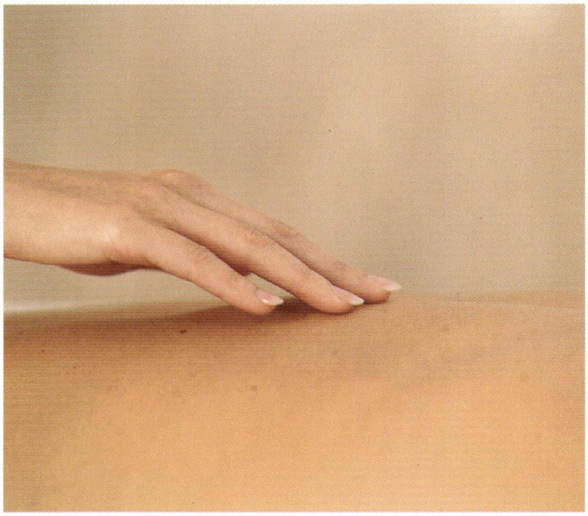

Las yemas de los dedos

La superficie cutánea de nuestro cuerpo contiene billones de terminaciones nerviosas sensibles al más mínimo contacto. Nosotros podemos incrementar dicha sensibilidad pasando suavemente la mano por encima de la piel. Utilizando las yemas de los dedos recorra la piel de su pareja. Despacio y dulcemente, acaricie las zonas más delicadas de su cara y pásele los dedos por entre el cabello. Mientras realiza este ejercicio con los dedos, procure mantener la muñeca flexible y relajada, e intente que la interrupción del contacto no sea demasiado brusca. Una caricia progresivamente convertida en roce permite realizar con más suavidad la transición del movimiento de una zona del cuerpo a otra.

La palma de la mano

La palma de la mano puede utilizarse en contactos preliminares y para «planchar» la espalda realizando movimientos que vayan desde ambos lados de la columna hacia fuera. También puede emplearse para tratar zonas donde es necesaria una mayor presión, por ejemplo, a lo largo de los muslos. Si usamos la palma de la mano de un modo suave y delicado podemos conseguir que la sensación de contacto sea muy intensa y afectuosa. Los movimientos pueden ser circulares e incluso puede colocarse una mano sobre la otra para ejercer mayor presión en el centro. Una pequeña variación consiste en ladear ligeramente la mano aumentando así la presión. Este movimiento es muy eficaz en el tratamiento de la zona escapular.

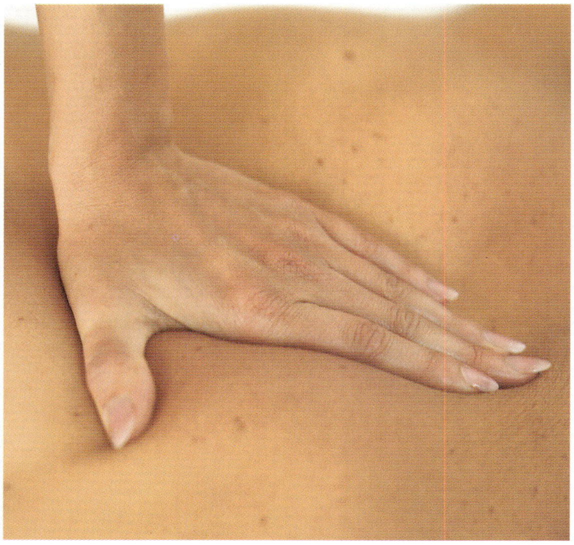

Movimiento de arrastre de los pulgares

Con la yema de los pulgares, además de presionar, podemos realizar un movimiento continuo de arrastre. Incline los pulgares ligeramente hacia un lado y aprovechando toda su longitud, empuje el músculo hacia delante. Cada desplazamiento del dedo debe ser lo suficientemente corto para que, usando los pulgares de un modo alternativo, logremos que el receptor experimente una sensación de continuidad. Este tipo de movimiento puede utilizarse en el masaje de la columna vertebral, las plantas de los pies y las palmas de las manos, o para masajear, con suavidad y movimientos descendentes, la nariz. La presión debe ejercerse únicamente con los pulgares y el resto de los dedos puede permanecer extendido o recogido en forma de puño.

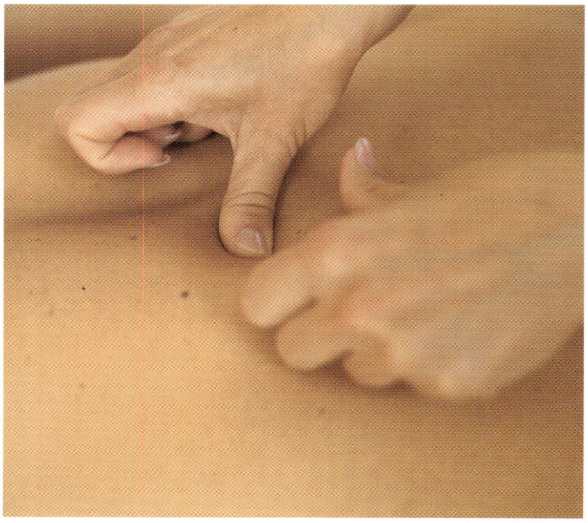

Nudillos

Cierre la mano formando el puño y coloque el pulgar dentro o fuera del mismo. Doble la muñeca hacia delante de modo que los nudillos sobresalgan y se apoyen sobre la zona de la superficie del cuerpo que se ha elegido. Empuje hacia abajo y efectúe un movimiento de rotación. Asegúrese de que la presión ejercida es la adecuada. Los nudillos se utilizan sólo en zonas musculosas y más resistentes, especialmente en las nalgas y, con mucho cuidado, en otras como las plantas de los pies. Si al realizar el contacto con los nudillos movemos los dedos ligeramente y alteramos la intensidad de la presión, conseguiremos que la sensación producida sea muy agradable. Durante este ejercicio procure mantener la muñeca firme, para conseguir movimientos más eficaces.

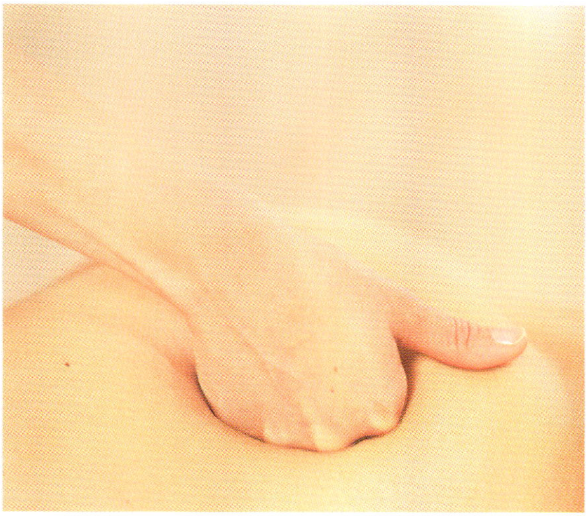

La parte tenar de la mano

Doble la muñeca hacia atrás, levante un poco los dedos y la palma de la mano y, con la eminencia de la palma que va hasta la base del pulgar, empuje el músculo hacia delante, lejos de usted. Podemos usar la parte tenar de la mano en zonas donde la presión ejercida deba ser mayor, por ejemplo, en los músculos del muslo o para realizar movimientos rotatorios en áreas firmes y carnosas, como las nalgas. El mismo contacto es útil cuando queremos tentar y apretar superficies musculares, sin que con ello perjudiquemos la sensibilidad táctil. Mantenga los codos ligeramente doblados para que los hombros, el codo y la muñeca formen un ángulo.

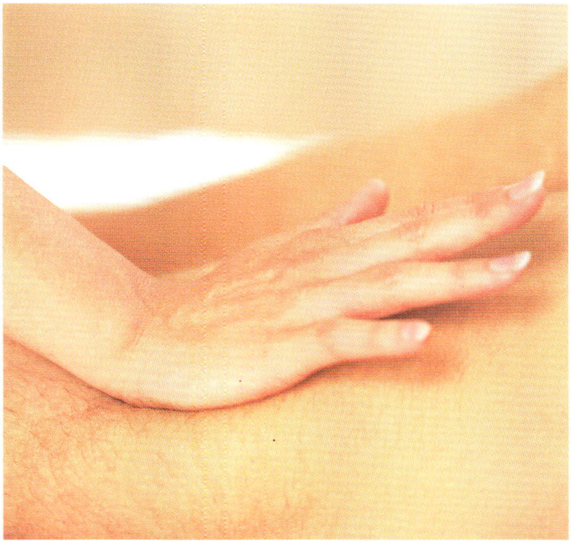

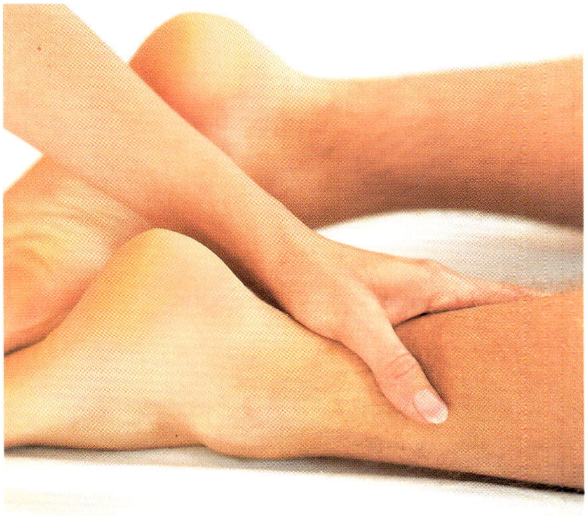

Boca de tigre

Con este nombre se conoce, inspirándose en la forma en que se aborda el contacto, la posición colocando la mano, inicialmente, con los dedos pulgar e índice bastante separados. Esta posición, también conocida como «V», se utiliza, tras el roce suave, para friccionar los músculos en toda su longitud. Coloque el dedo pulgar y el índice, uno a cada lado del músculo, ajustando el ángulo que quede entre ellos a su forma. Empuje hacia delante tomando distancia entre usted y sus manos y procure que el ángulo formado por los dedos pulgar e índice, se acomode al volumen en aumento del músculo. Empuje tan lejos como le sea posible, a lo largo del mismo y ejerza una presión firme pero no demasiado fuerte.

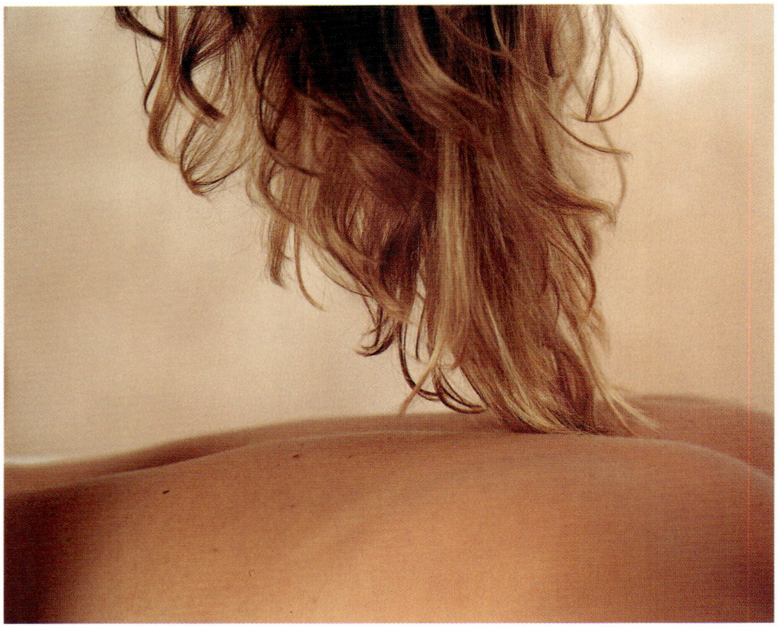

Sea creativo

Al realizar el masaje sensual tenemos la oportunidad de ser creativos tanto en relación al contacto con nuestra pareja como con nuestro propio cuerpo.
La sensación que produce el cabello al rozar la piel, por ejemplo, es particularmente agradable.
Utilizar nuestro propio cuerpo para acariciar a nuestra pareja, propiciar un leve roce de piel o a veces sólo un acercamiento tentador, puede resultar extremadamente excitante.
Al efectuar un masaje, téngase en cuenta todas las partes de su cuerpo para establecer contacto, lo que estimula los sentidos de su pareja y aumenta el propio placer.

Dentro de la gama de los movimientos más tradicionales existe un versátil abanico de posibilidades en sus manos (Vea pág. 20). Cada una de las diferentes partes de la mano tiene capacidad para trabajar provocando sensaciones muy variadas. Puede buscar obtener un efecto sutil, o efectos más precisos. Las diferentes partes de la mano se utilizan para incrementar la presión, tocar ligeramente o juguetonamente al receptor. Ensaye estas alternativas con su pareja y deje que su confianza y habilidad crezcan a medida que aumenta su experiencia. Cuando dé un masaje no se limite simplemente a mover las manos. Utilice la totalidad de su cuerpo de un modo imaginativo, y consiga que aumente el placer para ambos, venciendo posibles tendencias inhibidoras.

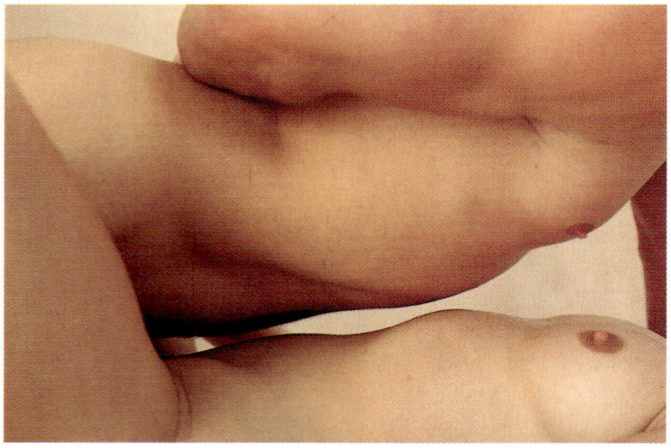

Mediante la excitación y el deleite provocados por las caricias y los roces, logramos un contacto corporal íntimo y delicado. Si acariciamos a nuestra pareja con la totalidad de nuestro cuerpo obtenemos una experiencia maravillosa: la vivencia de sí mismo y la vivencia del otro. Además, hasta la sensación que produce el cabello al rozar la piel y recorrerla, es una sensación inesperada e insólita.

De un modo instintivo, cada uno de nosotros tiene un modo diferente de tocar y transmitir un mensaje. Tanto si nos sentimos amorosos como relajados, sensuales o con ganas de jugar, expresamos espontáneamente nuestros sentimientos. Las partes del cuerpo que utilizamos para expresar nuestro afecto pueden ser muy diferentes de las que usamos, por ejemplo, en la excitación erótica. Durante un masaje amoroso, cuando la receptividad y los sentidos se enaltecen, funcionan estos otros matices. A través de la excitación erótica se entremezclan las bromas y el juego, y los sentimientos de amor se afirman constantemente. Durante el masaje sensual, usted ofrece el regalo de su total concentración, de una experiencia ante la que su pareja no puede sino reaccionar. Se trata de un modo muy íntimo de expresar lo que el uno siente por el otro. Y, como ocurre con toda conversación, cada masaje es único y distinto.

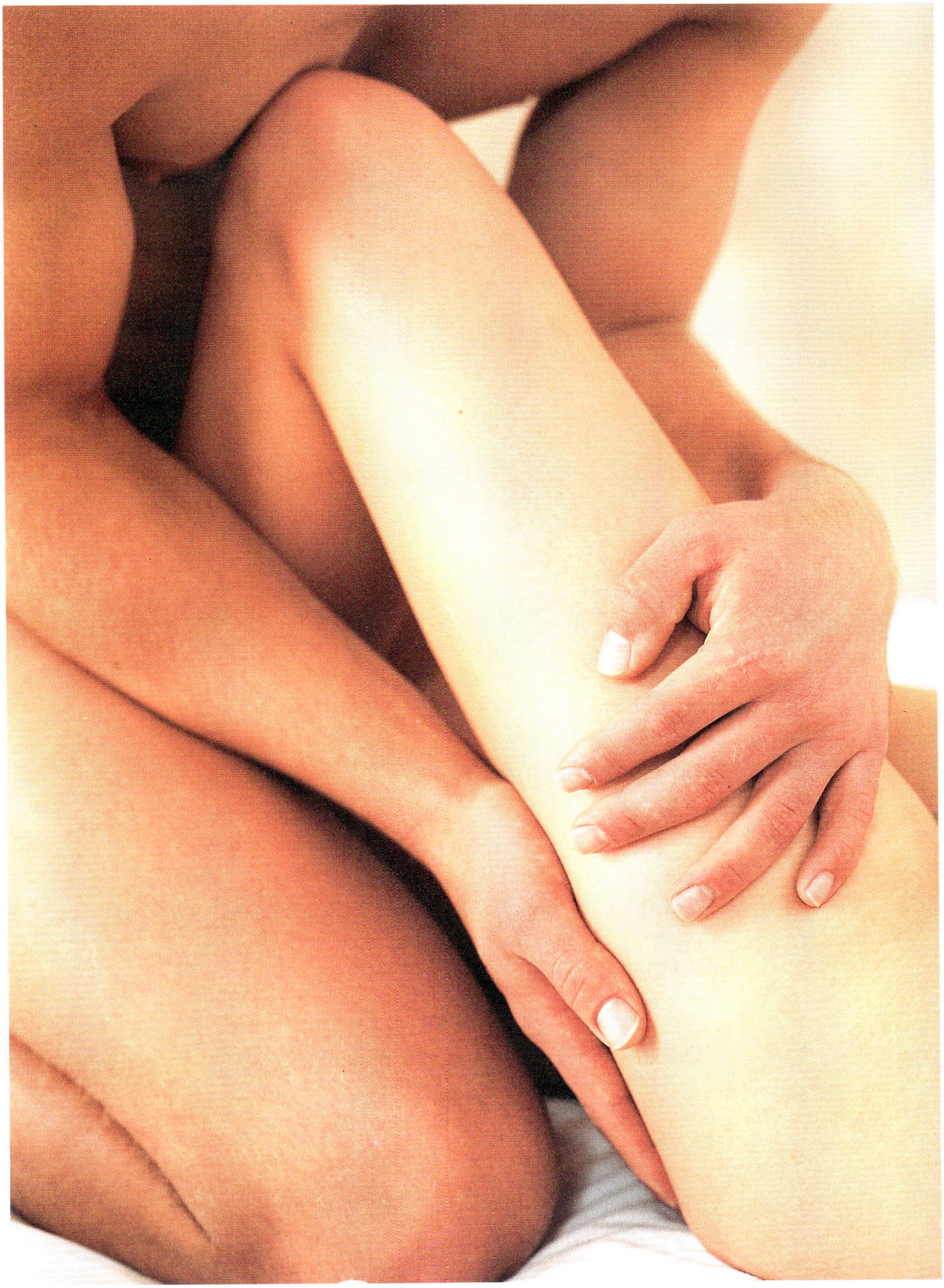

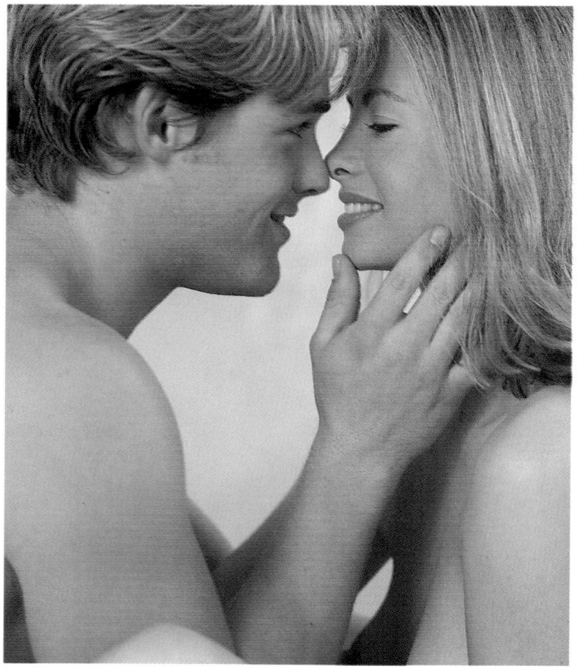

El toque amoroso. *Mediante este tacto mostramos lo cerca que nos sentimos del otro y la ternura que despierta en nosotros.*

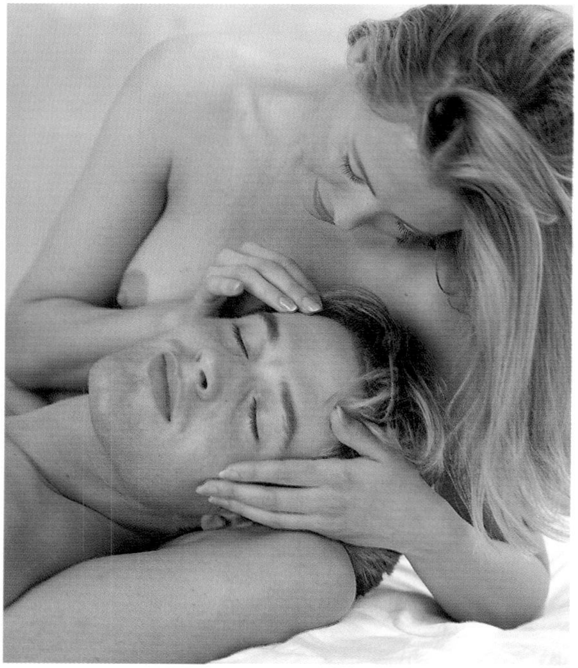

El toque relajante. *Suave y calmadamente, con delicadas caricias, confortamos a nuestra pareja, liberándola de toda tensión.*

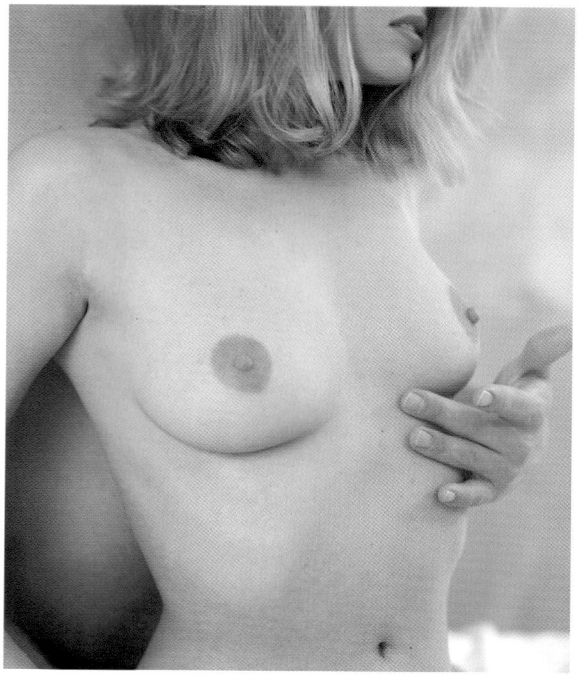

El toque erótico. *Utilícelo para excitar a su pareja, estimulando tanto su cuerpo como sus fantasías sexuales.*

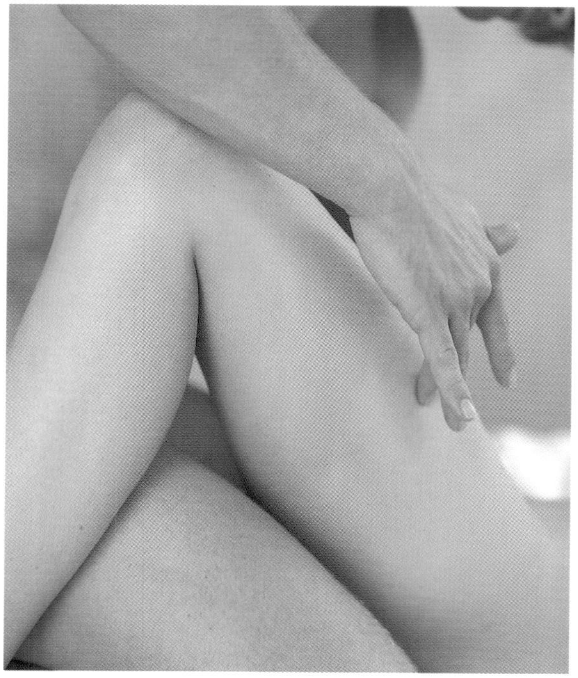

El toque sensual. *Sentimos a nuestra pareja a través de nuestra piel, y, al mismo tiempo, le proporcionamos un inmenso placer.*

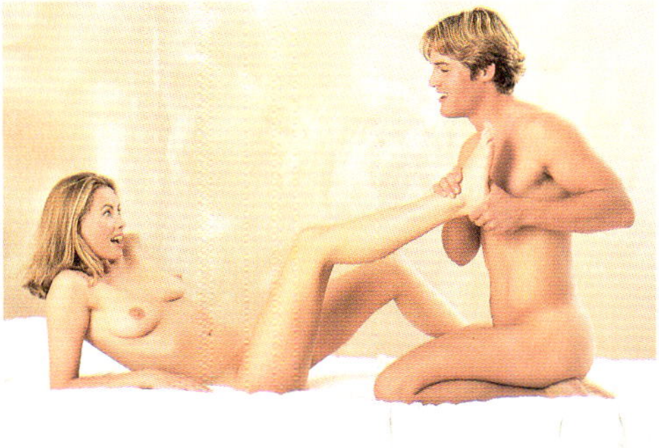

El toque estimulante. *Puede iniciarse como una sorpresa para alertar y avisar a nuestra pareja. Se trata de un contacto vigorizante cuyo pulso recorre todo el cuerpo. Alerta los sentidos y tiene un efecto vivificante inmediato.*

El toque juguetón. *Utilícelo simplemente por diversión, para hacer reír al otro, para jugar juntos y dejarse ir. Al bromear conseguimos deshacernos rápidamente de cualquier sentimiento más grave, liberamos posibles tensiones y restablecemos las fuerzas de un modo natural. Toque a su pareja del modo en que lo hace normalmente y utilice también las manipulaciones del masaje. Por encima de todo intente que el masaje se desarrolle en un ambiente amable y divertido a fin de que la experiencia resulte atractiva. Abordando el masaje con ánimo aventurero haremos de una atmósfera libre y alegre un ingrediente vital. Experimenten tocándose el uno al otro y entréguense totalmente al placer.*

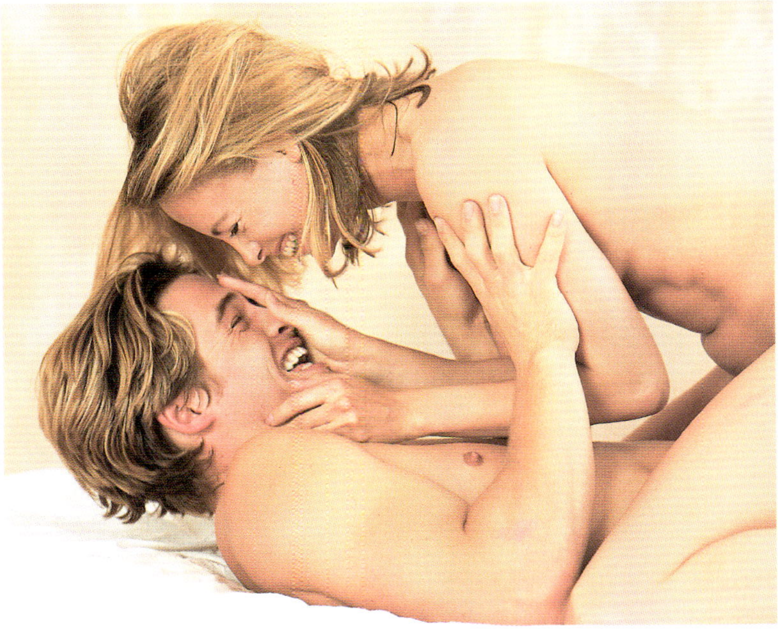

Masaje de RELAJACIÓN

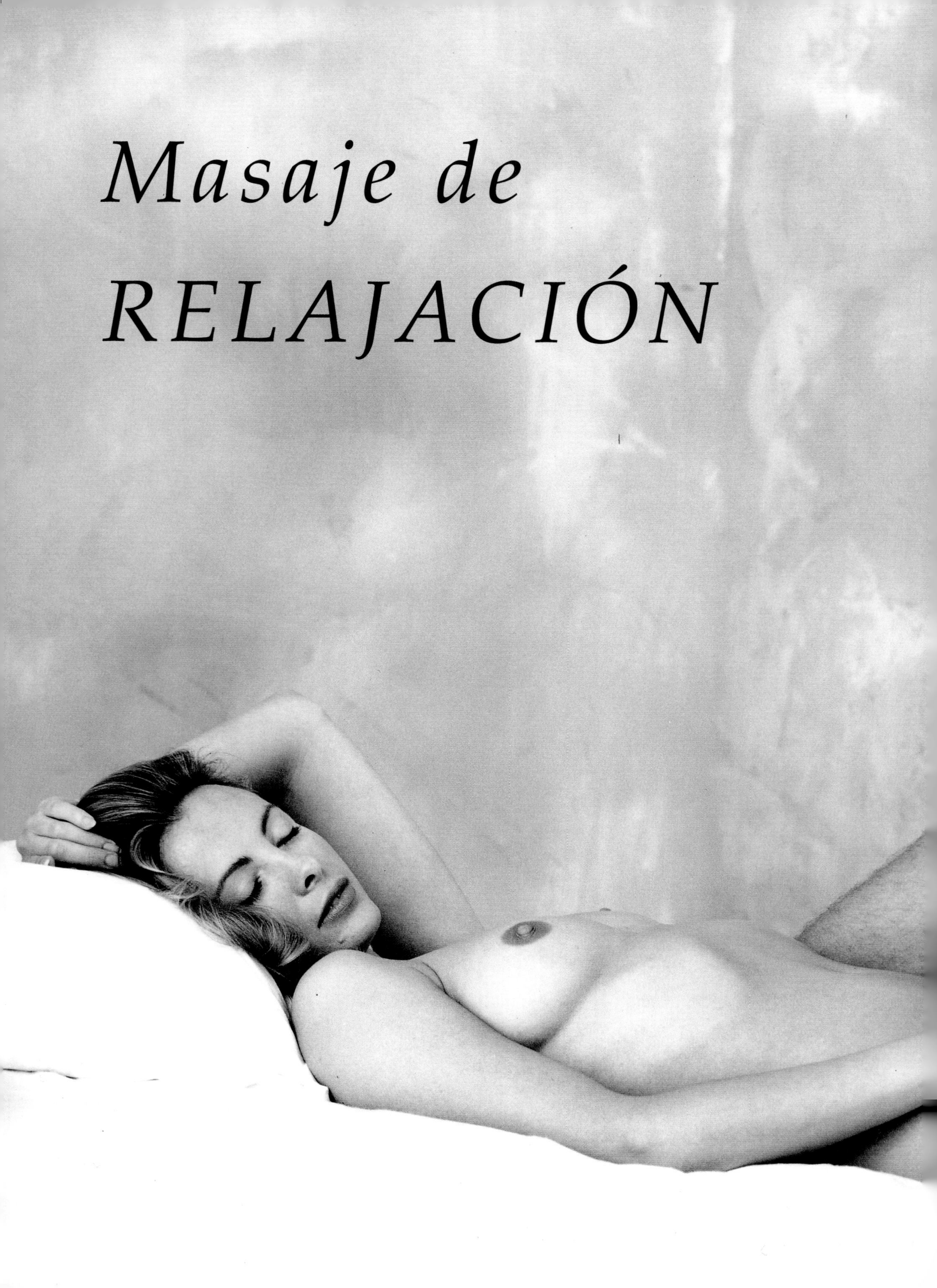

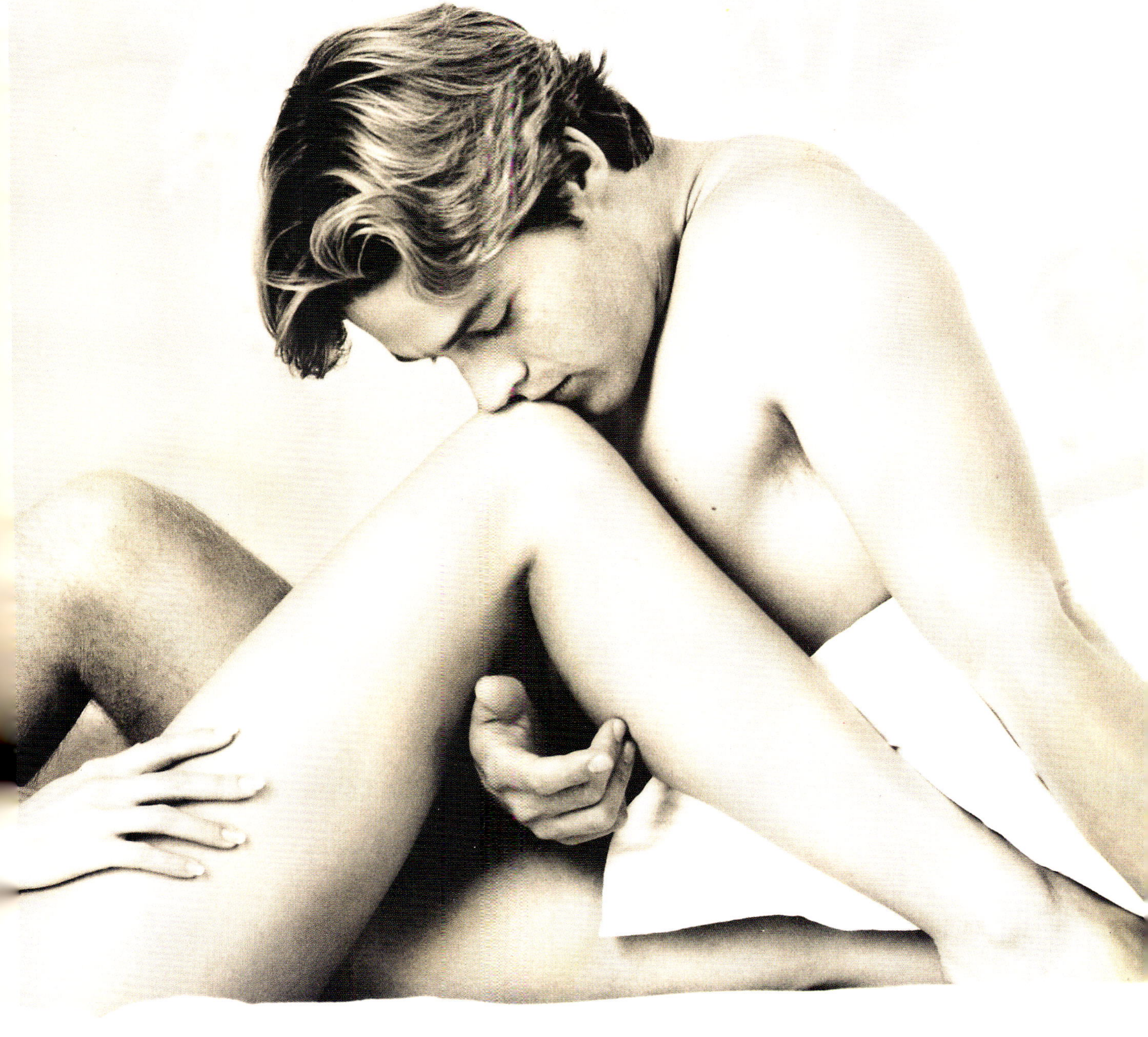

UN MASAJE DE RELAJACIÓN

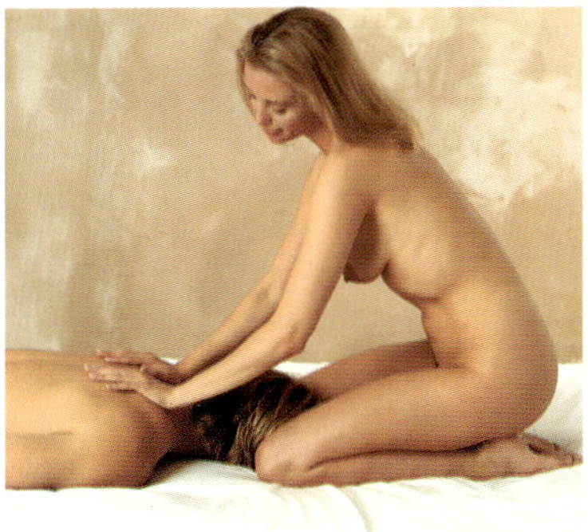

Ante todo, asegúrese de que se siente con ánimo para efectuar el masaje y compruebe que las condiciones ambientales sean las adecuadas. Realice los ejercicios de relajación (Vea págs. 14-17) para prepararse a sí mismo y poner a punto el cuerpo y la mente. Cerciórese de tener el aceite a mano, de haber conectado el contestador automático y de contar con espacio suficiente como para sentirse cómodo.

Cuando damos un masaje, especialmente si somos principiantes, es importante que, desde un principio, nos sentemos correctamente y cuidemos la corrección de nuestras operaciones. Siéntese sobre los tobillos, arrodíllese sobre un cojín

1. Liberar la tensión

Para iniciar el masaje, arrodíllese junto a la cabeza de su pareja, inclínese hacia delante y coloque las manos sobre sus hombros (superior derecha). Durante unos instantes, limítese a sentir su contacto. Imagínese que su propia energía se transmite al cuerpo de su pareja. A través de sus manos, averigüe cómo se siente su pareja y si está tensa o relajada. Tras impregnarse las manos con el aceite, deslícelas lentamente sobre la espalda, en sentido longitudinal (inferior izquierda), amoldando sus manos al cuerpo de su pareja. Cuando alcance la parte inferior de la espalda, separe las manos (inferior centro) y, realizando un movimiento continuo, suba nuevamente hasta llegar a los hombros (abajo). Repita este ejercicio varias veces para reducir la tensión y finalice cada movimiento pasando las manos sobre los brazos, hacia abajo. Se trata de un ejercicio introductorio, muy ligero.

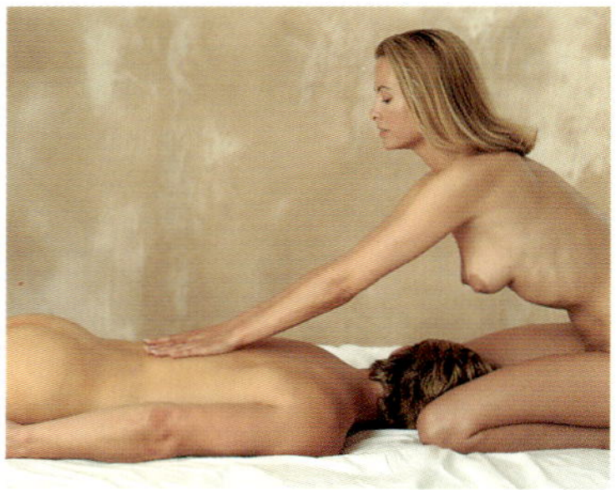

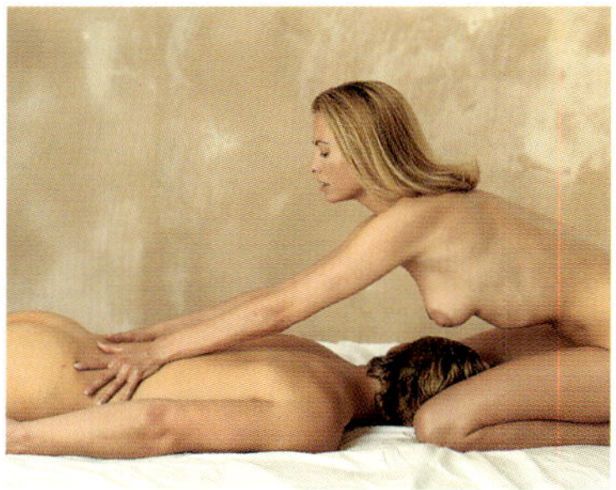

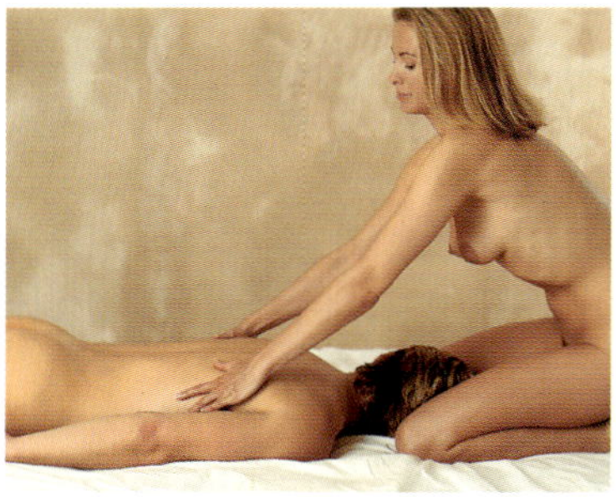

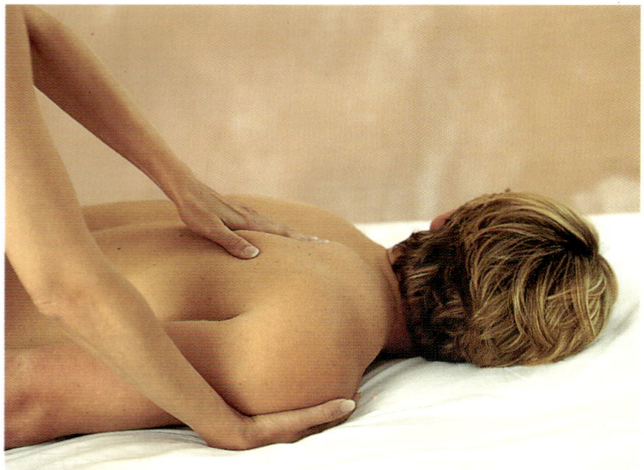

2. Amasar, apretar y empujar

Arrodíllese a un lado de su pareja y coloque una mano debajo y la otra encima de su hombro, cerca del omóplato. Con suavidad, masajee los músculos que rodean el omóplato, al tiempo que, con la mano que ha colocado debajo del hombro, lo empuja ligeramente hacia usted (izquierda). Coloque las manos por encima del hombro y empiece por el extremo exterior en dirección al cuello, y ejecute un suave movimiento de amasamiento (derecha). Apriete y empuje para reducir la tensión. Una vez haya llegado al cuello, regrese al punto de partida y empiece de nuevo.

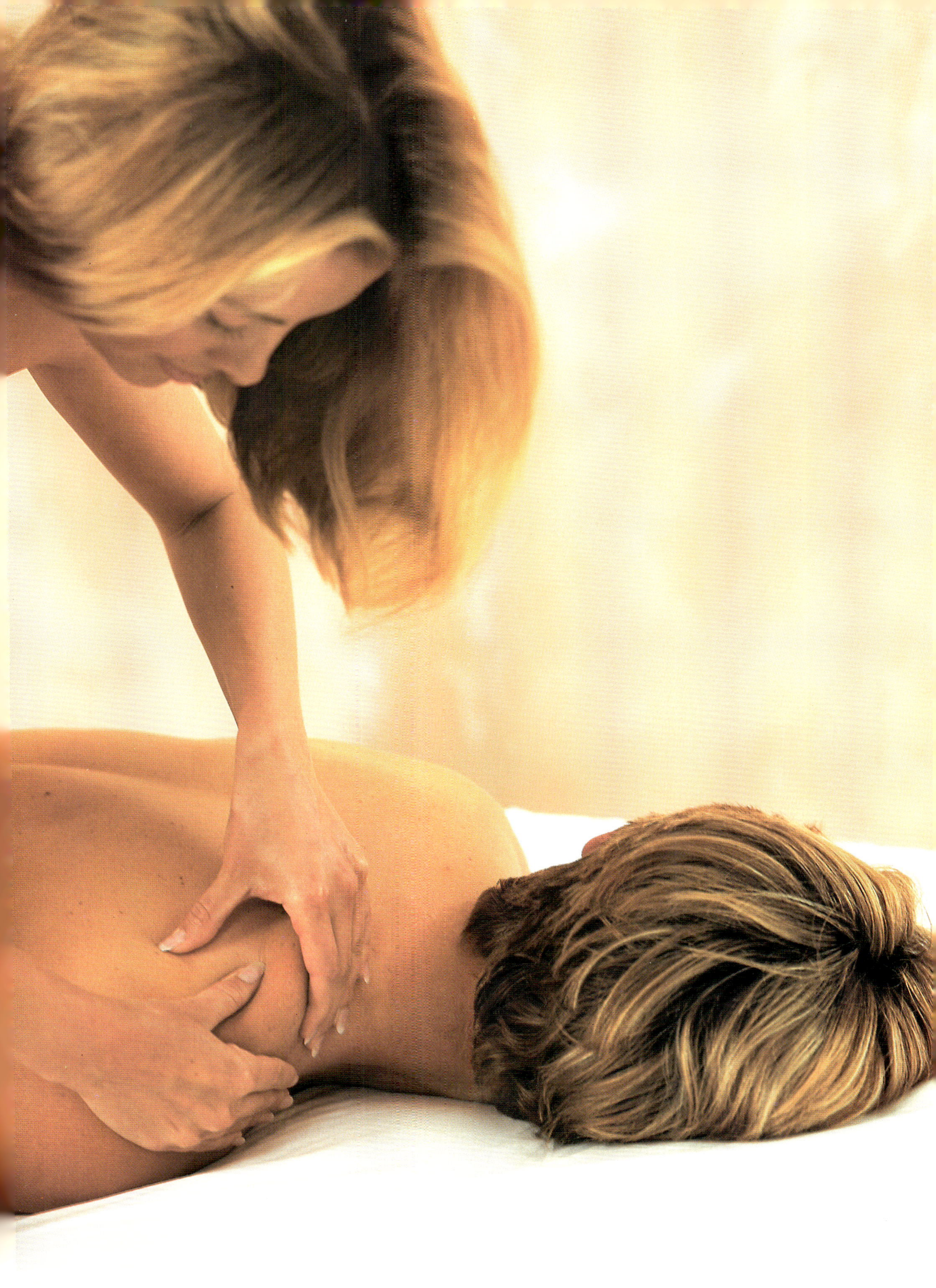

o sobre una sola pierna mientras mantiene la otra flexionada, pero asegúrese de que, en la medida de lo posible, su espalda esté erguida. Los brazos deben transmitir los movimientos, nunca originarlos. Cuando efectuamos un masaje, todo nuestro cuerpo participa y el movimiento brota desde las caderas. Procure no esforzarse ni estirarse al masajear a su pareja, sobre todo cuando su cuerpo es mayor que el suyo. En este caso, cambie de posición y utilice todo el peso de su cuerpo. Excepto al iniciar el contacto y durante el descanso final, sus manos deben permanecer en constante movimiento. La manipulación debe ser rítmica y continua.

«Escuche» el cuerpo de su pareja, permanezca atento a los cambios que vayan produciéndose en el mismo y observe el modo en que responde a sus caricias. Desde el principio, compruebe con su pareja que la presión que se imprime al masaje es la adecuada, e insista para que le indique modalidades y zonas de preferencia, y si desea que prolongue algún ejercicio. Cuando nos masajean, las emociones y los pensamientos acuden y desaparecen de nuestra mente como lo hacen las nubes en el cielo. Sea receptivo y capte con sensibilidad el ánimo de su pareja, si ésta desea compartir esas impresiones con usted o, si por el contrario, prefiere permanecer en silencio y relajada.

BENEFICIOS DEL MASAJE DE RELAJACIÓN

Aún cuando gozamos de buena salud, nos enfrentamos con problemas de estrés y de tensión. Lo ideal sería que tras soportar un

3. *Arrastre de los pulgares*

De nuevo arrodíllese junto a la cabeza de su pareja. Utilizando un movimiento de arrastre de los pulgares, manipule el triángulo formado por la base del cuello y los hombros de su pareja. Empiece en el ángulo donde concluyó el ejercicio de amasamiento y empuje hacia abajo. Realice este movimiento varias veces, deteniéndose siempre unos dos centímetros antes de llegar a la espina dorsal.

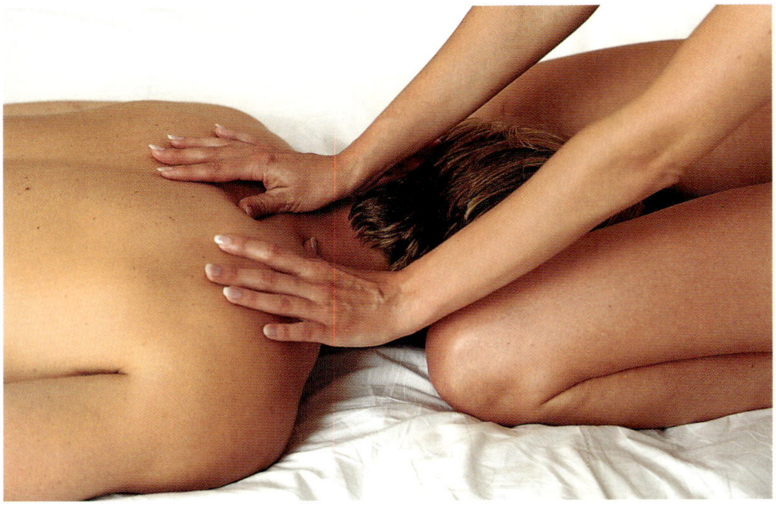

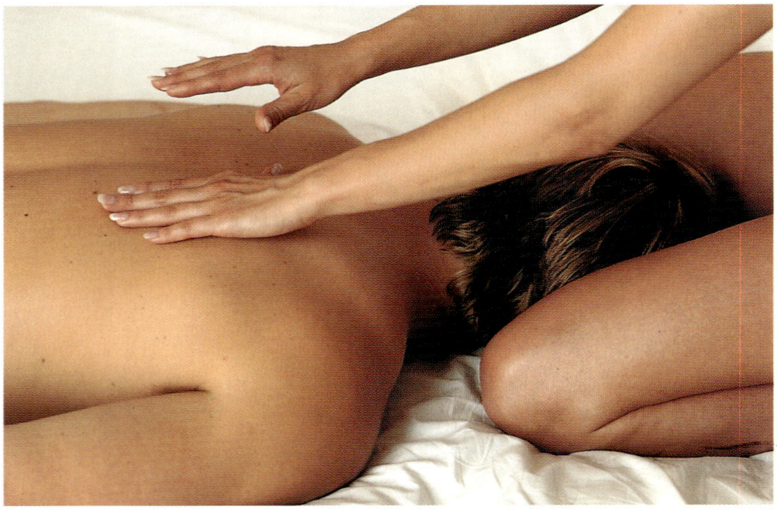

4. *Movimiento de arrastre a lo largo de la columna*

En este movimiento, continuación del anterior, los pulgares recorren la longitud total de la columna, hasta llegar a la parte inferior de la misma. Luego, y antes de llegar al hueso pélvico, se retorna hacia arriba y se repite el movimiento varias veces. Este ejercicio de arrastre, realizado de un modo continuo y rítmico, disminuye la tensión.

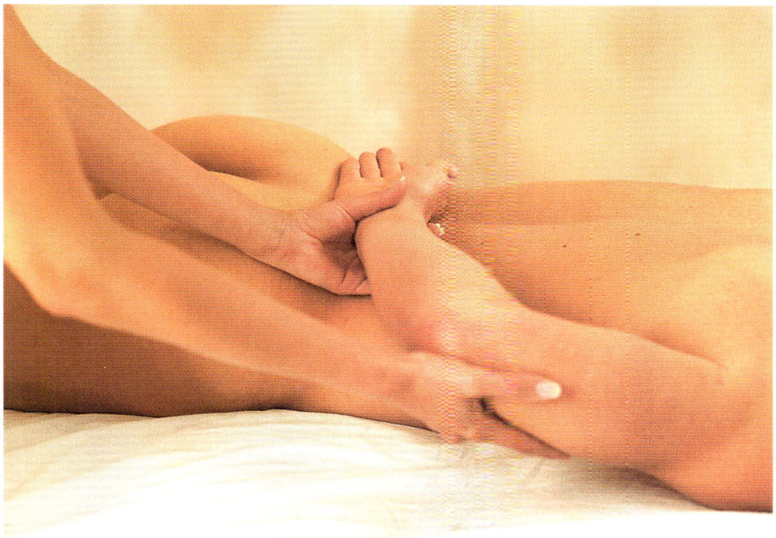

5. Hombro y brazo

Arrodíllese a un lado de su compañero y cójale el brazo sujetándolo por el codo y la muñeca (izquierda). Colóquele el brazo detrás de la espalda para que el omóplato sobresalga. Con una mano sustente el hombro por debajo y con la otra masajee la zona del omóplato (inferior izquierda). Sírvase de la palma de la mano, rodee el entorno del hombro iniciando el movimiento en su parte superior y masajeando la articulación. Tras completar el ejercicio varias

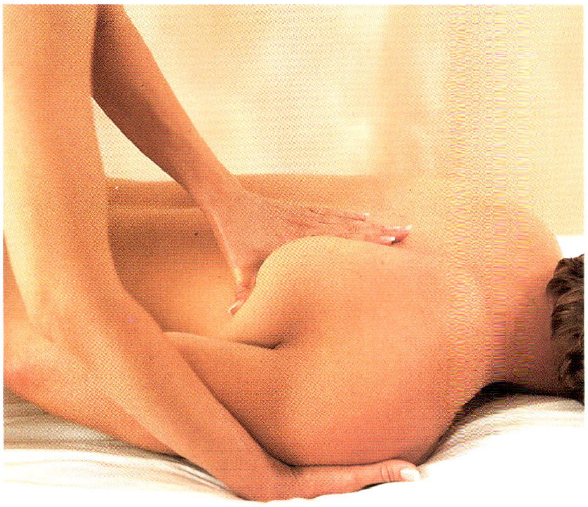

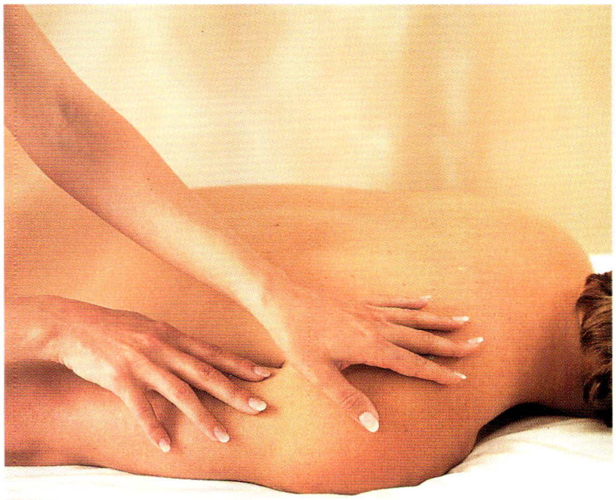

veces, deslice la mano hacia el lado, donde se encuentra la otra mano. Coja el brazo y sujetándolo de nuevo por el hombro y el codo, vuelva a colocarlo, lentamente, junto a su pareja. Con una mano tras otra, empezando en el hombro hasta llegar a las puntas de los dedos, acaricie suavemente el brazo de su pareja (superior derecha). Repita este movimiento varias veces, ligera y delicadamente, pero de un modo definido. De nuevo, arrodíllese delante de la cabeza de su pareja y pídale que la gire lentamente mientras usted, con las manos, le ayuda. Una vez la cabeza vuelta hacia el otro lado (derecha), pueden repetirse los mismos ejercicios con el otro hombro.

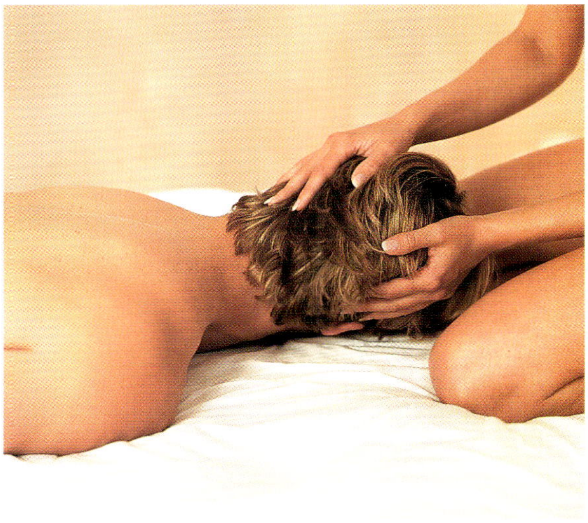

cúmulo de tensiones pudiéramos liberarnos de ella. Sin embargo, con nuestro estilo de vida sedentario y restringido, de continuas demandas y presiones, el estrés tiende a acumularse. Esto repercute negativamente en nosotros. Nos volvemos nerviosos, agitados, intranquilos, y nuestras mentes, incapaces de desconectar, están en un estado permanente de inquietud. Físicamente estamos tensos, y nuestros músculos pueden perder elasticidad y entumecerse; quizás padezcamos dolores de cabeza, problemas de espalda y notemos una reducción de nuestra capacidad de movimiento.

Lo hermoso acerca del masaje es que se trata de un tratamiento natural, es agradable y además puede tener un profundo efecto en nosotros. Al masajear los músculos, reducimos cualquier congestión. Al descongestionar las fibras musculares, contribuimos a la eliminación de productos de desecho a través de la sangre y la linfa. El masaje estimula la circulación, puede disminuir la presión sanguínea y tiene un efecto tonificante de los nervios. Los nervios se relacionan directa y estrechamente con nuestros órganos, por lo que, a menudo, mediante el masaje, podemos regular el funcionamiento de nuestro cuerpo, haciéndolo más efectivo. La energía que inicialmente acumulábamos en forma de tensión es liberada y, como resultado, nos sentimos mucho mejor. Gracias al efecto que el masaje tiene sobre el sistema nervioso, nuestra mente puede relajarse lo que nos produce una profunda sensación de bienestar.

6. Roce suave de las nalgas

Tras masajear la parte superior de la espalda, efectúe el roce suave de las nalgas. Para iniciar el movimiento, vierta un poco de aceite en sus manos y colóquelas sobre las nalgas, justo debajo de la cintura. Moldee las manos de modo que se adapten a la zona y deslícelas sobre la piel, hacia fuera y dando la vuelta siguiendo el contorno de las caderas. Con movimientos amplios recorra la curva de las nalgas y, siguiendo el surco divisorio, deslice las manos hacia arriba para empezar de nuevo.

Este toque ayuda a la sensibilización de las nalgas, preparándolas para los ejercicios más profundos que se efectúan a continuación. El masaje de las nalgas, además de ser muy agradable, conribuye a liberar la tensión que, a menudo, se acumula en ellas sin que lo notemos. Utilice las manos para averiguar si los músculos de su pareja están en tensión y compruebe cómo empiezan a relajarse gracias a sus caricias.

Las nalgas están conformadas por los músculos glúteos, músculos fuertes que permiten que la presión aplicada en esta zona sea razonablemente firme. Recuerde que al iniciar el ejercicio debe colocar las manos en una especie de posición divisoria, y luego puede extender los dedos para abarcar la mayor superficie posible. Puesto que muchos de nosotros nos pasamos sentados la mayor parte de nuestra vida, este ejercicio resulta enormemente satisfactorio.

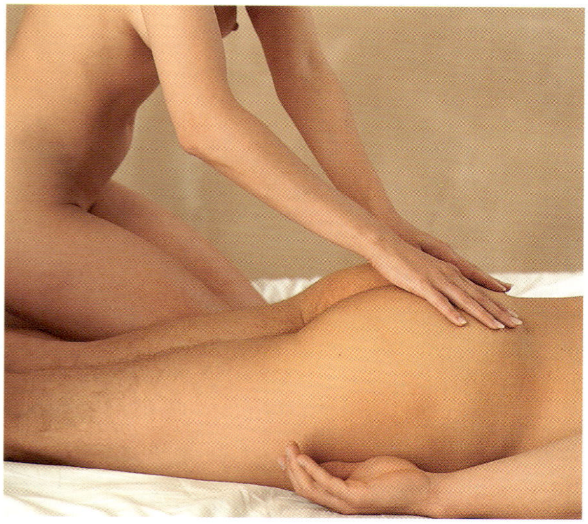

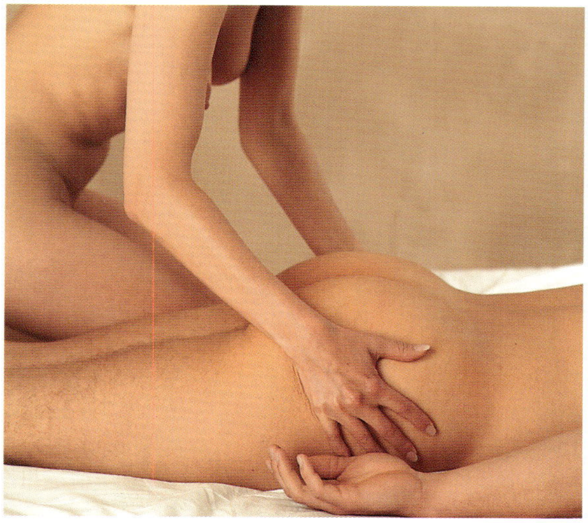

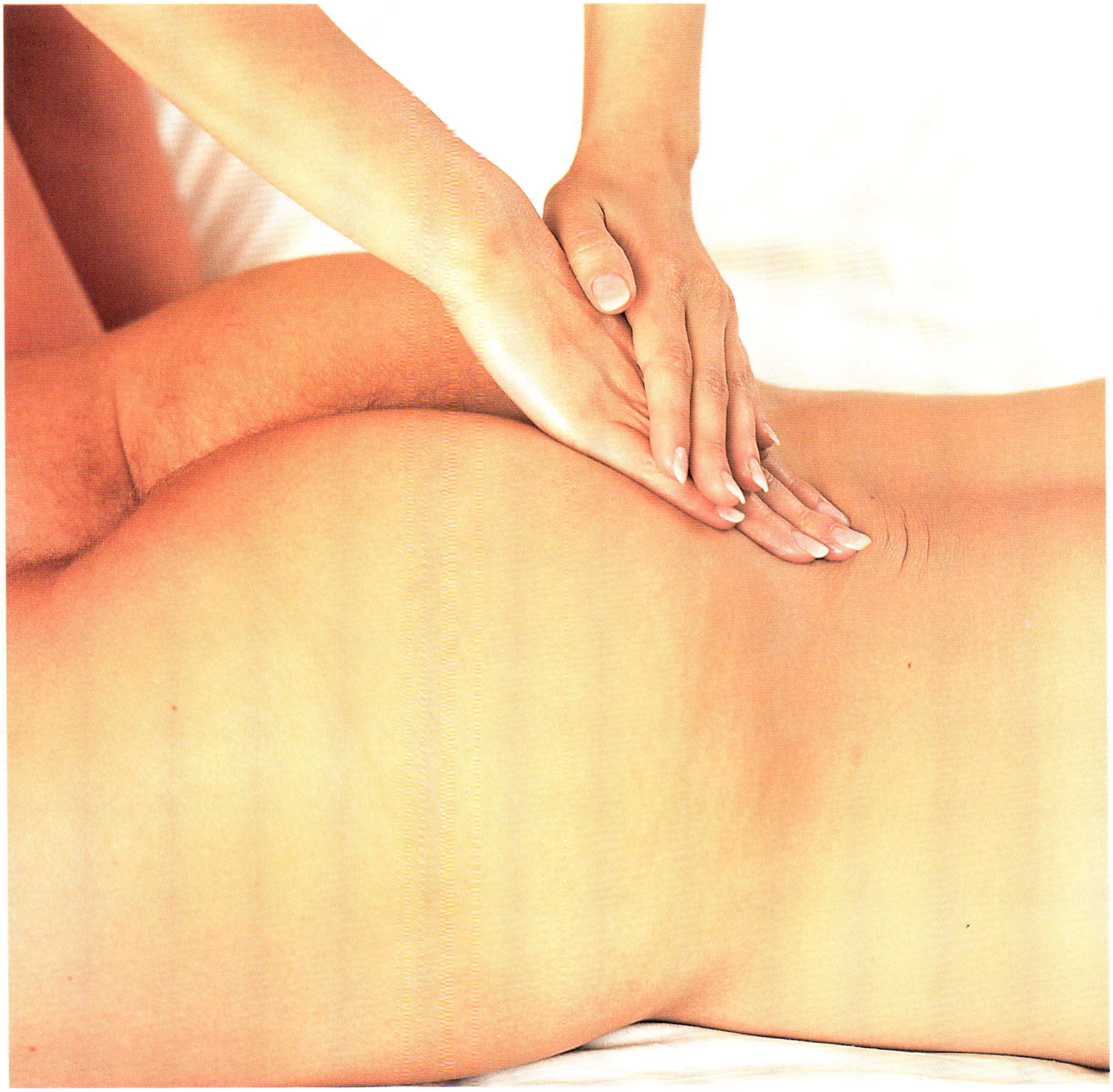

7. Rodeando el sacro

Para conseguir una presión más firme, coloque ambas manos, una encima de la otra, sobre el sacro de su pareja. El hueso sacro, en forma de triángulo, acaba justo donde empieza el surco divisorio de las nalgas. Con las manos, describa amplios círculos alrededor del sacro, en sentido contrario al de las agujas del reloj. Mantenga los dedos bien apoyados sobre el hueso y aplique una presión uniforme y más bien leve. Mediante este toque se logra disipar gran cantidad de tensión. En la zona sacra se halla un importante nervio central, que inerva las piernas.

Realizando este ejercicio relajamos los nervios por lo que nuestra pareja sentirá un gran alivio en los miembros inferiores, caderas y en la parte inferior de la espalda. Compruebe en todo momento que la presión ejercida es la adecuada y asegúrese de presionar la carne con las yemas de los dedos. Al describir los círculos, nuestros movimientos deben ser amplios y lentos, y proporcionar una gran satisfacción, tanto al que recibe el masaje como al que lo da. Tras completar varias veces los círculos, sentirá cómo se relaja toda el área. Es el momento de dedicar de nuevo a las nalgas nuestra atención.

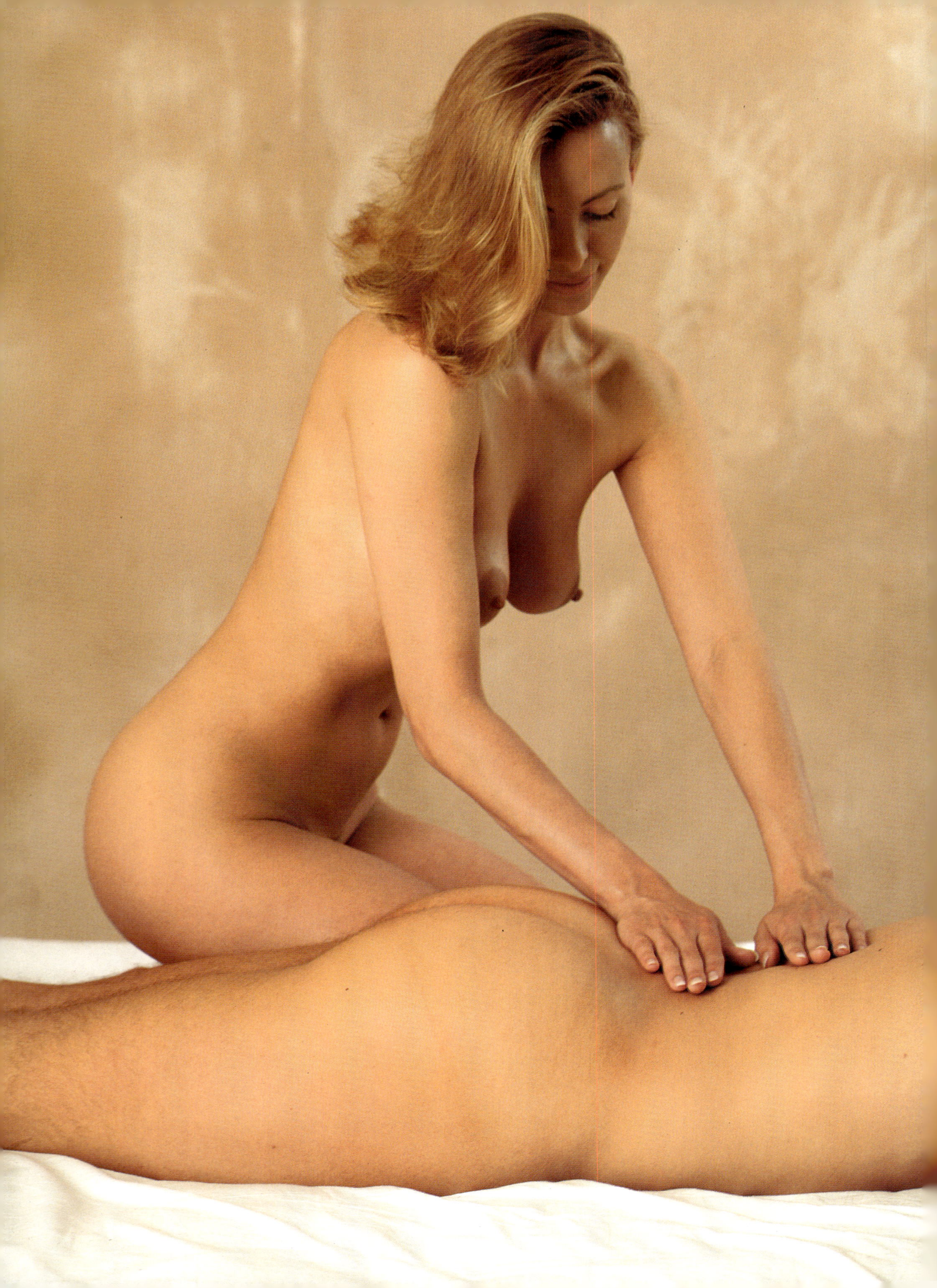

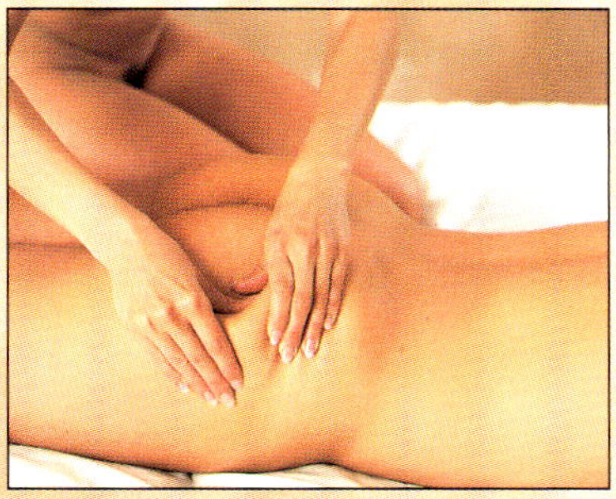

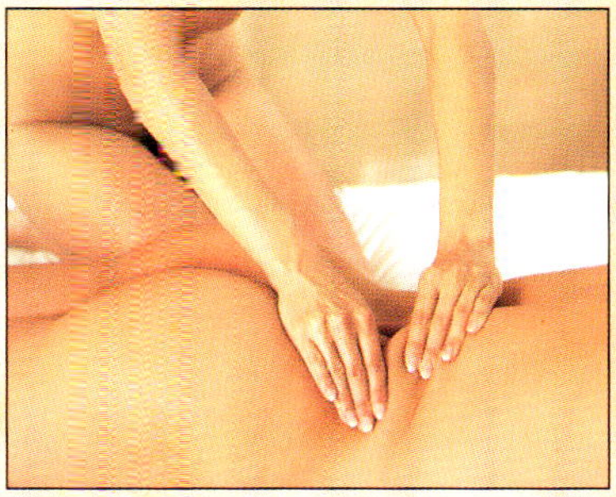

8. Amasamiento de la espalda

Arrodíllese junto a su pareja e inclínese sobre la nalga que queda al otro lado. Empiece a amasar, empujar y comprimir la carne (arriba). En esta zona, una presión rápida y uniforme resulta muy agradable. Con naturalidad, desplace las manos hacia arriba, amasando la carne (superior derecha) siguiendo la columna vertebral a unos dos centímetros de distancia, y hasta llegar al cuello. A pesar de que el movimiento efectuado en esta zona debe ser menos profundo, su efecto continuará siendo muy satisfactorio. Cambie de lado y repita ambos toques. A continuación, regrese hacia abajo, usando los pulgares (arriba). Con las yemas de los dedos, presione a intervalos regulares los músculos que recorren ambos lados de la columna, de arriba a abajo. Dedique especial atención a la zona situada entre los omóplatos y, desde aquí, vaya descendiendo sin dejar de utilizar los pulgares. Estos últimos toques, realizados a lo largo de la parte inferior de la espalda, deben ser lo bastante rápidos y ligeros, y ejercerse con una presión leve (debajo). Desde aquí, deslice los dedos hacia abajo hasta llegar a la parte inferior de la columna. A continuación ascienda hasta colocar las manos a la altura de la espalda de su compañero, sobre la columna (fotografía a doble página). Permanezca durante unos instantes en esta posición, simplemente en reposo. Es éste un modo muy delicado y suave de completar el masaje de la espalda.

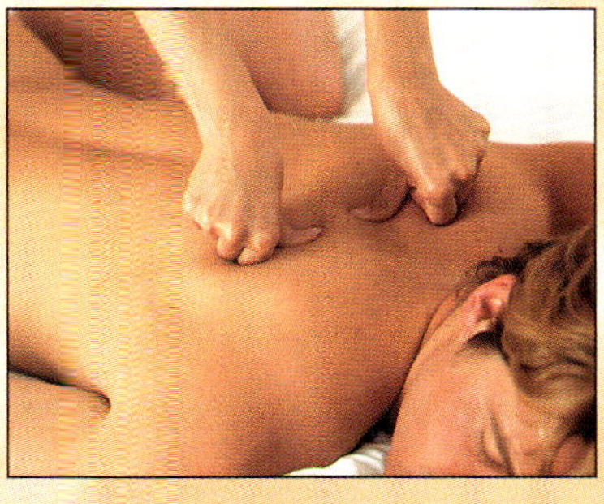

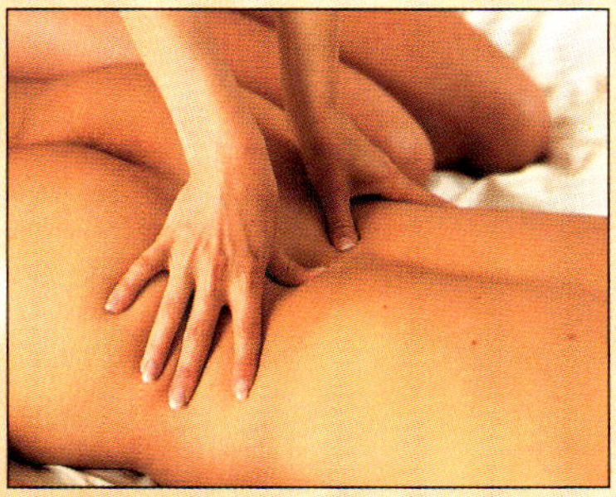

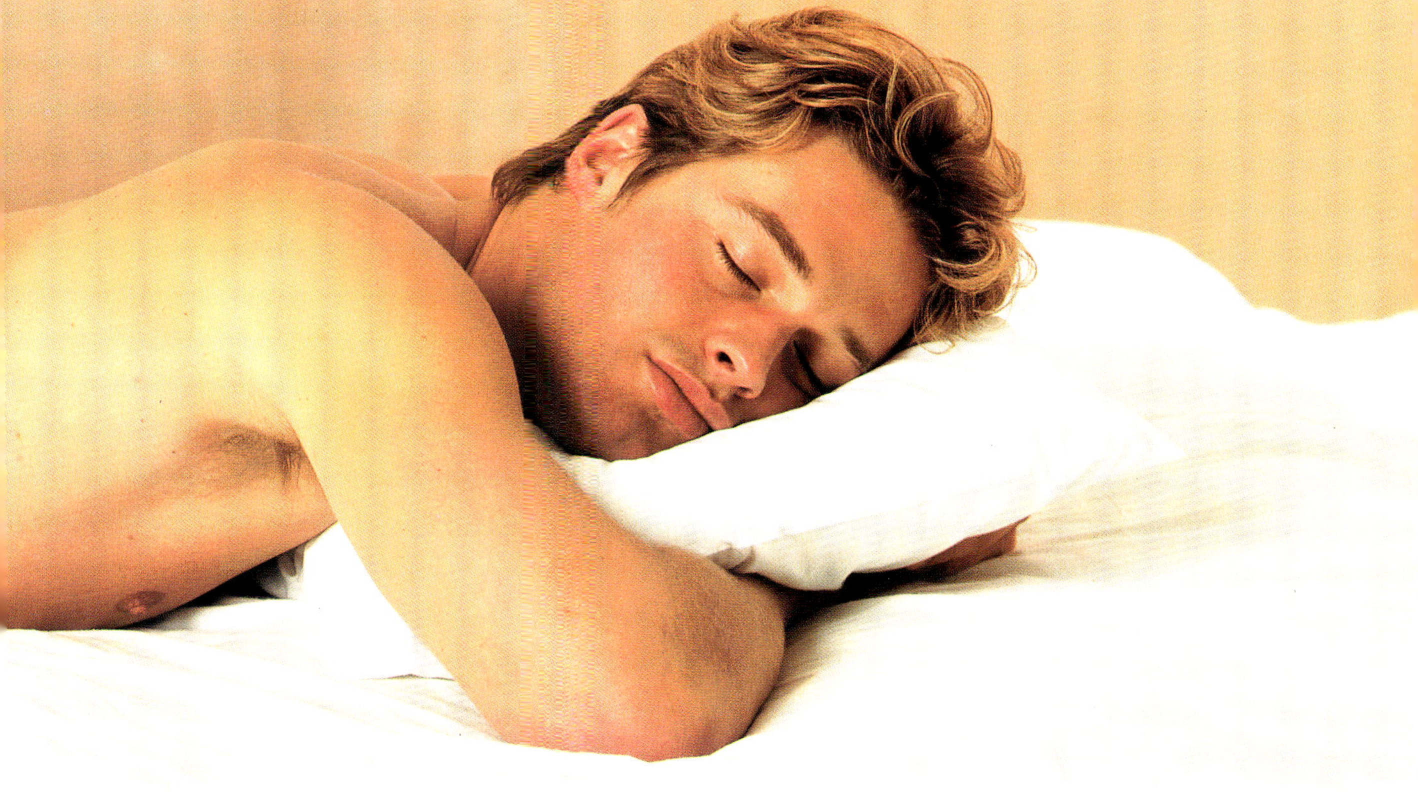

El placer de dar

La verdadera esencia del masaje es quizás el contacto humano que se posibilita. A menudo nos basta con que nos toquen y confirmen así nuestra presencia. Cuando damos un masaje, debemos procurar no hacerlo de un modo metódico. Se trata de un proceso de reunión y comunicación y no de apartamiento. Mediante el masaje conseguimos volver a sentirnos bien con nuestro propio cuerpo al redescubrir el placer que podemos obtener gracias al mismo. Al sentirnos renovados, vemos el mundo de otra manera y las cosas más simples son capaces de provocar nuestro entusiasmo. Nosotros, como masajistas, podemos hacer mucho por nuestra pareja. El masaje es un arte y aprenderlo es maravilloso. Dar también resulta muy relajante, pues mientras

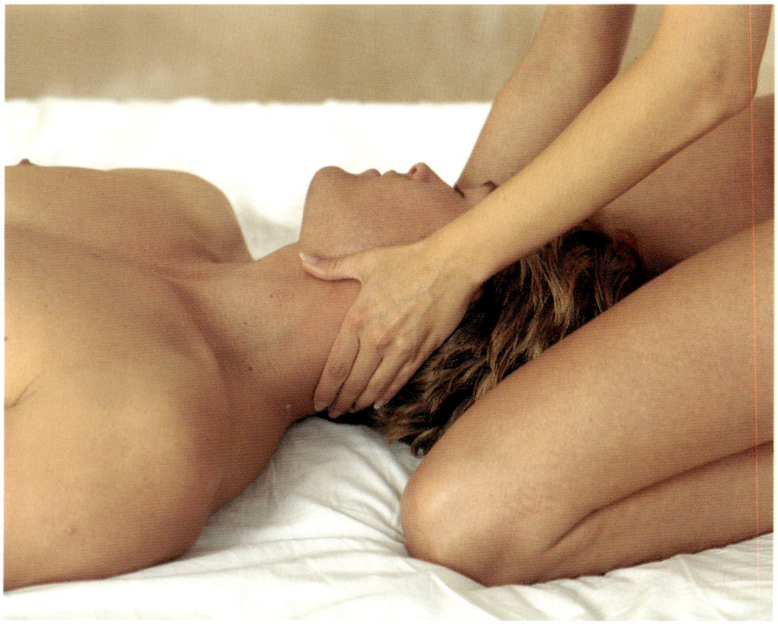

9. Rotación de la cabeza

Aplíquese un poco de aceite en las manos. Su pareja debe recostarse de espaldas con el cuello bien recto. Colóquele las manos a ambos lados de la cabeza, rodeando la base del cuello, mientras los dedos se tocan por detrás del mismo. A continuación, utilice la mano izquierda para inclinar a un lado la cabeza de su pareja, dejando que la mano derecha sirva de apoyo. Este movimiento debería realizarse con naturalidad. Si su pareja está tensa, anímela para que se relaje. Repita el mismo ejercicio con la mano derecha, volviendo la cabeza de su compañero lentamente hacia el otro lado.

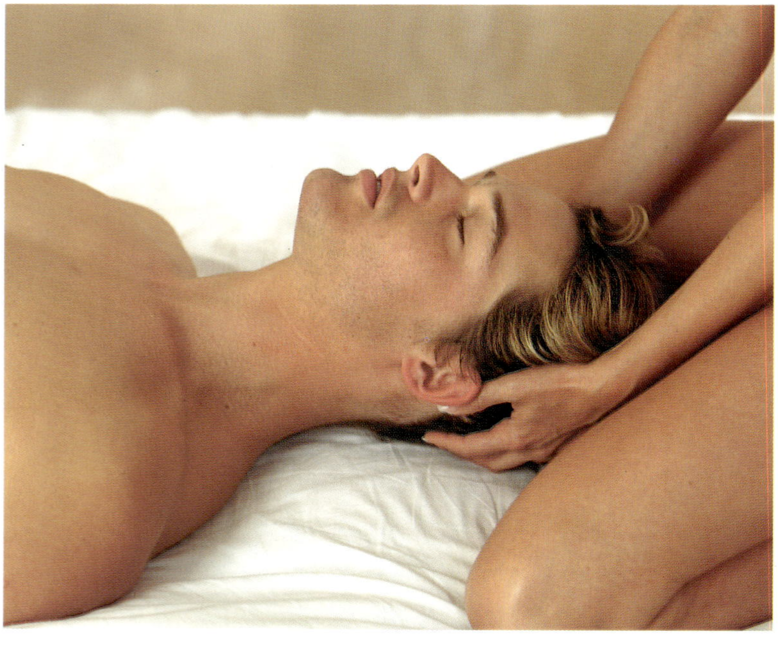

10. Tirar del cuello

Deslice las manos por debajo del cuello de su pareja apoyando firmemente las palmas en su nuca, y con suavidad tire de él hacia usted, procurando mantener los dedos bajo la depresión que forman los huesos del cráneo. El sentido de este tirón debería producirse en dirección a la espina dorsal; más que tirar hacia arriba, por lo tanto, tendríamos que hacerlo hacia abajo. Realice este ejercicio una sola vez.

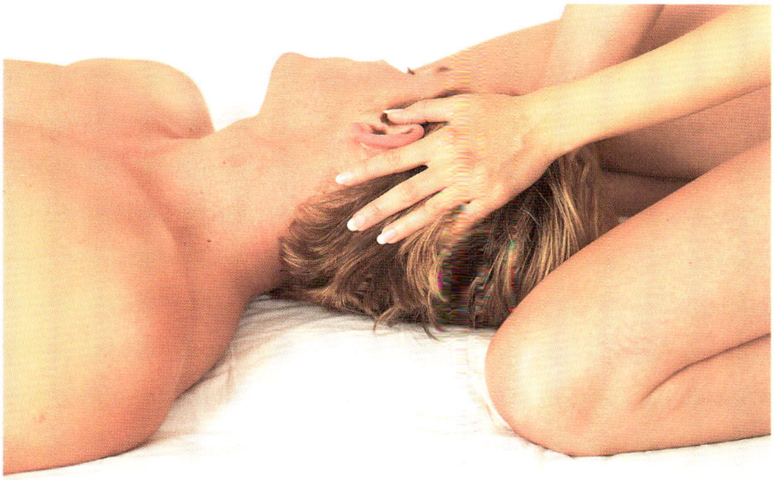

11. Volver la cabeza
Para hacer volver la cabeza a su pareja, coloque cada mano a los lados de la misma, con los pulgares sobre las orejas y el resto de los dedos detrás. A continuación, sostenga la cabeza entre sus manos y vuélvala hacia un lado con lentitud, hasta que descanse cómodamente sobre su otra mano. Lo hermoso de recibir un masaje es que, por una vez, no es necesario que realicemos esfuerzos de ningún tipo.

12. Empujar los hombros
Mientras la cabeza de su pareja sigue vuelta hacia la derecha y descansa sobre su mano derecha, deslice la izquierda por debajo del cuello y a lo largo del hombro. Cuando llegue al extremo exterior del mismo, empuje suavemente hacia abajo, para que los músculos se estiren agradablemente. Para intensificar la sensación de estiramiento, tire ligeramente hacia usted con la mano derecha. Este ejercicio también debería realizarse una sola vez.

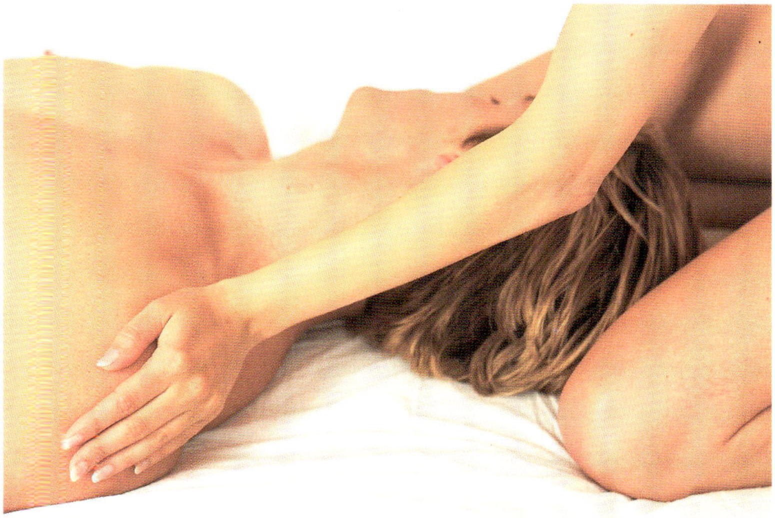

13. Rotación del cuero cabelludo
Vuelva a colocar la mano izquierda en la cabeza de su pareja, mantenga los dedos separados entre sí y en esta posición presione el cuero cabelludo con las yemas de los dedos. A continuación, sírvase de toda la mano para describir un movimiento circular en la misma zona. Sienta como la piel se desplaza sobre el hueso a medida que usted realiza este ejercicio. Vuelva la cabeza de su pareja hacia el otro lado para repetir los toques 12 y 13.

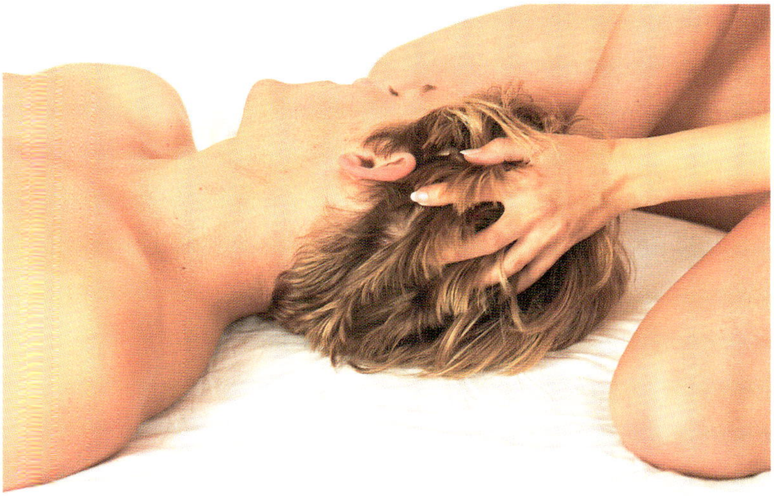

efectuamos el masaje, liberamos de tensiones nuestro propio cuerpo. Durante el tiempo que dura el masaje, el masajista se convierte también en responsable, y como tal debe asegurarse de que dispone de todo lo que necesita.

Un masaje de relajación constituye una experiencia completamente distinta, gracias a la cual podemos averiguar nuevas cosas acerca de nuestra pareja. Aprender a conocer sus tensiones significa también conocerla mejor a ella. Poder liberarla de esas tensiones es un don de inestimable valor. El masaje debe ser motivo de diversión, una experiencia durante la cual nos relajemos dejando que el placer fluya entre masajista y masajeado, liberando emociones.

Cuando no existen demandas de otro tipo, todos sentimos la necesidad de relajarnos y de que se nos dedique algún tiempo. También deseamos poder permitirnos el lujo de recuperar nuestro equilibrio interno al tiempo que nos deshacemos de las tensiones y el estrés acumulados. Durante el masaje de relajación, cuando uno intenta relajar al otro y éste se deja relajar por el primero, se crea una atmósfera especial, llena de gracia, intimidad y confianza. Al ponernos literalmente en manos de nuestra pareja, intensificamos el nivel de entendimiento entre ambos. Al mismo tiempo, al estar más frescos y mentalmente relajados, también nos sentimos más creativos y más dispuestos sexualmente, ajenos a la frialdad o a la indiferencia.

Cuando realizamos un masaje de relajación, centramos la atención en nuestra pareja y en el deseo de ayudarla. A pesar de tratarse de un masaje sensual muy placentero, su efecto es más relajante que excitante. Su pareja no se encuentra bajo la presión de tener que responder, ello no es necesario porque nosotros comprendemos que se siente bien cuando en su rostro aparece una sonrisa de satisfacción y alivio.

Para que el masaje de relajación tenga éxito, su pareja debe querer relajarse. No sirve de nada que realicemos todos los ejercicios si la persona que está recibiendo el masaje no se siente dispuesta. Es una decisión que hay que tomar antes de empezar y es la contribución más importante de su pareja en el masaje.

14. Completando el masaje de relajación
Tras trabajar el cuero cabelludo y el cuello de su pareja, presiónele la frente con las yemas de los pulgares. Deslice ambos pulgares hacia arriba, describiendo una línea recta que parta de entre las cejas y llegue hasta el nacimiento del pelo. Continúe efectuando el mismo movimiento avanzando por entre el cabello hasta alcanzar el centro de la cabeza. Con este ejercicio, además de liberar la tensión acumulada en la frente, disminuimos la tirantez de la mandíbula. Complete el masaje sosteniendo entre las manos la cabeza de su pareja para, de este modo, reposar durante unos instantes.

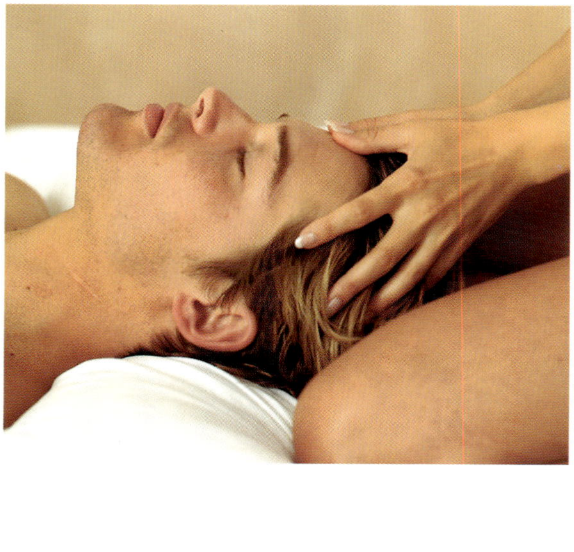

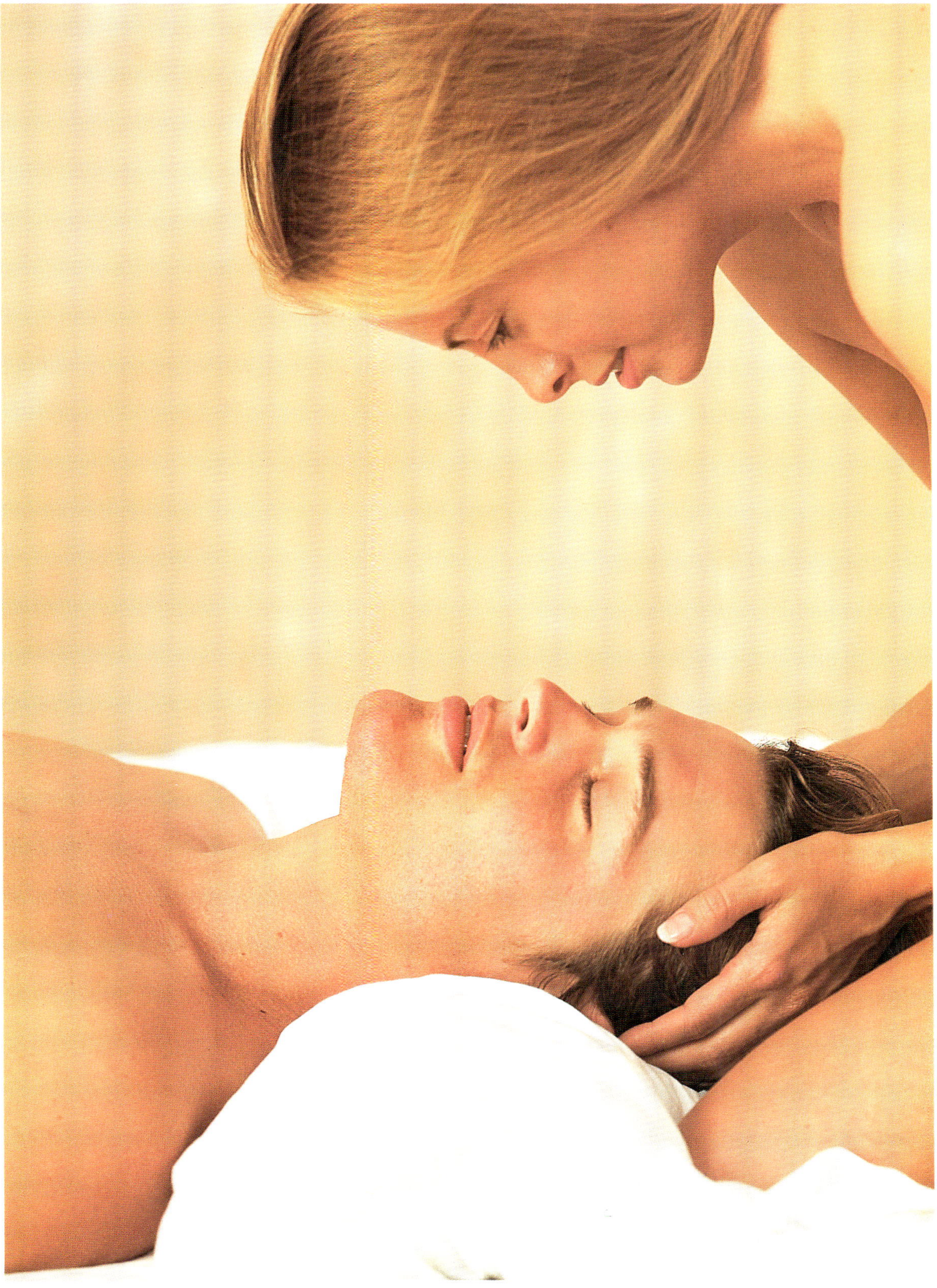

Masaje sensual COMPLETO

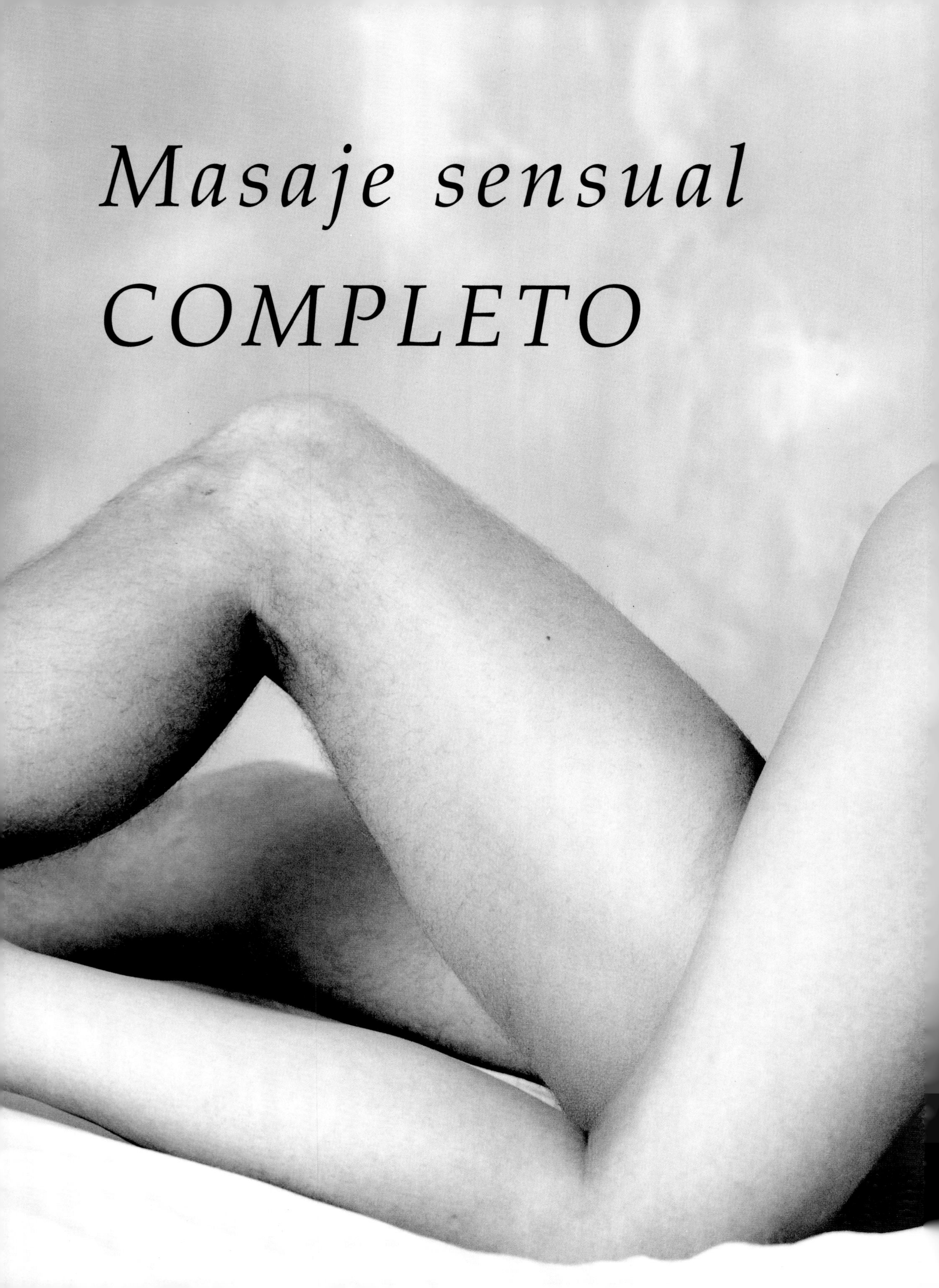

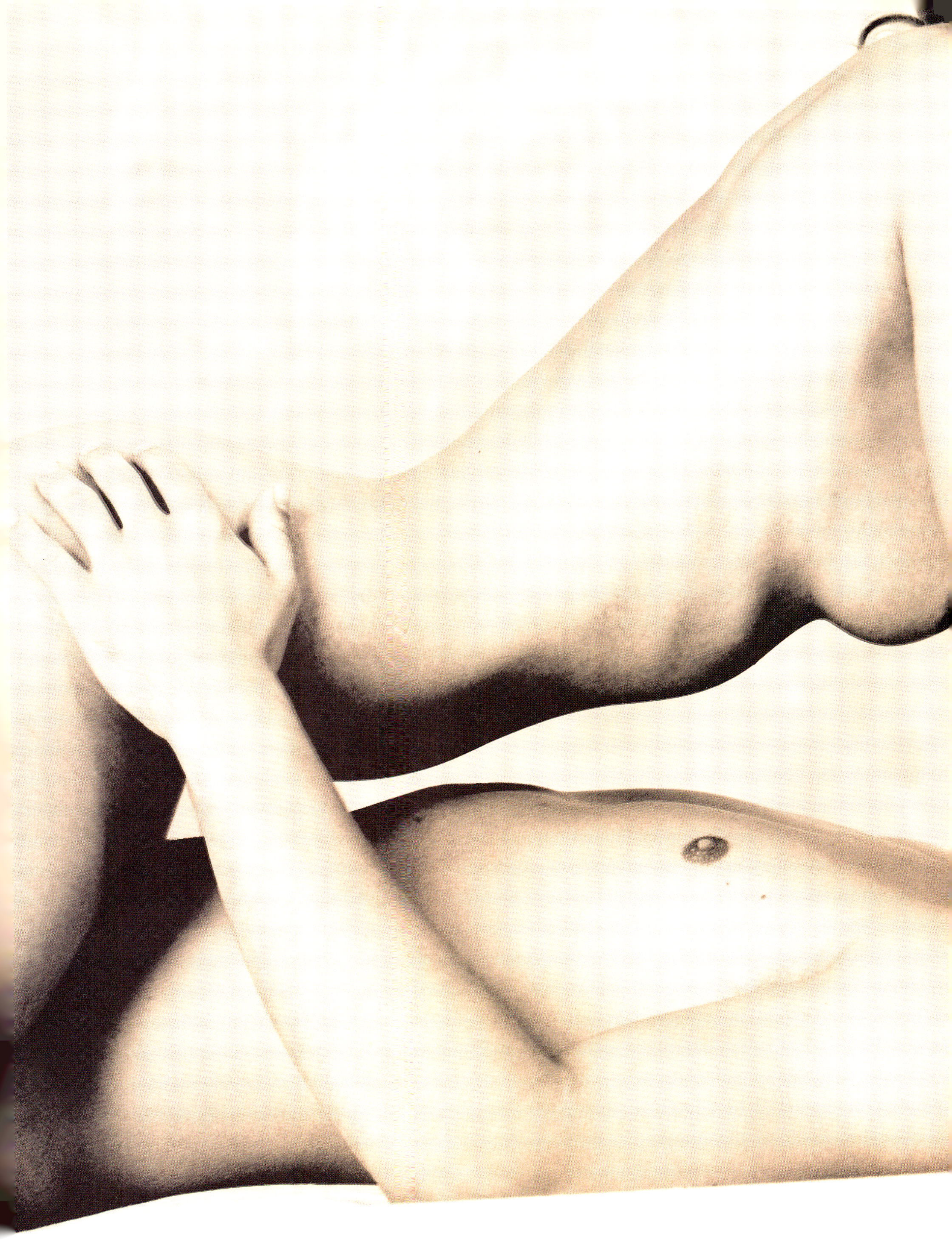

UN TOQUE SENSUAL

Para realizar un masaje sensual completo no hay más que ampliar los movimientos con los que, a esta altura, usted ya está familiarizado. Aparte de los toques que utilizamos en la relajación, el masaje sensual incorpora específicamente las caricias y los movimientos destinados a excitar y a estimular a nuestra pareja. Al tiempo que relajamos su cuerpo, con nuestros movimientos realzamos e intensificamos sus sentidos. Cuando usamos las manos, las puntas de los dedos juguetean sobre la piel de nuestra pareja, rozándola, separándose lentamente, luego acercándose y prometiendo más. Durante el masaje, deje que sus manos se apoderen de los sentidos de su pareja y se deslicen con delicadeza sobre su piel conquistando sucesivos objetivos.

Cuando realizamos un masaje sensual, el roce, el modo de tocar, la manera de mover las manos..., todo cambia. Se trata de una poderosa combinación de caricias suaves y reconfortantes, de presiones firmes cuya vibración penetra los músculos, y de toques llenos de seducción. Los cambios siguen un ciclo donde se va de hito en hito y cada movimiento, rítmico y suave, abre paso al siguiente. Para relajar a su pareja utilice toques lentos y tranquilizadores para explorar su cuerpo y liberarlo de cualquier tensión. La presión, aunque leve, debe ser firme, definida. Los toques que utilizan una presión más profunda llegan directamente al interior del cuerpo, reduciendo posibles tiranteces de los músculos. El alivio que produce este tipo de contacto es notable. Para que los toques sensuales sean más intensos, procure que sus movimientos sean más leves y menos definidos y, al acabar, aparte la mano lentamente, prolongando el contacto. Por ejemplo, tras comprimir un músculo, separe lentamente la mano y a continuación deslice los dedos sobre la piel, delicadamente. Se trata de un movimiento final, apenas perceptible. Sírvase de las manos para aumentar la excitación de su pareja, y luego manténgalas inmóviles, tratando de liberar los sentimientos que haya podido provocar en su cuerpo.

Cuando realizamos un masaje de relajación, nos movemos con cautela, concentrándonos en el beneficio terapéutico que nuestra pareja pueda obtener. Sin embargo, cuando dé un masaje sensual, si deja que todo su cuerpo participe, logrará que su pareja experimente su mismo goce y entusiasmo. Las caricias sensuales y el libre contacto de su piel contribuirán a realzar la sensibilidad de su pareja, aumentando el placer. Al efectuar el masaje, preste atención a las posibilidades que le ofrece cada toque, explórelas y sea creativo en el momento de esos contactos. Cada caricia debe constituir una fuente de placer para su pareja, y por ello es importante prestar atención a las respuestas de su cuerpo. Generalmente, cuando algo no funcione, usted lo detectará de inmediato, pero, de todos modos, pídale a su pareja que le cuente con sinceridad sus reacciones durante las distintas fases. Lejos de restar eficacia al masaje, ello favorecerá la comunicación. Llegará un momento en que ambos estarán tan compenetrados que tanto las necesidades de su pareja como sus respuestas

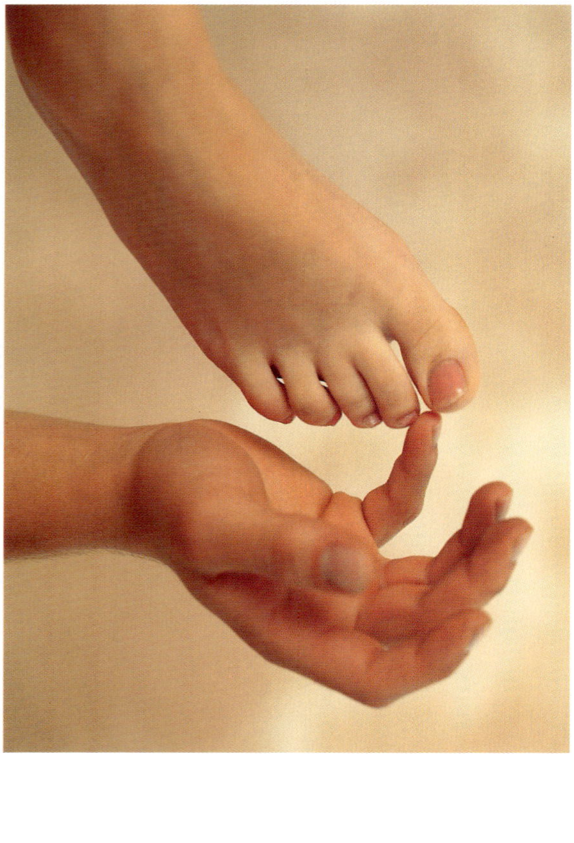

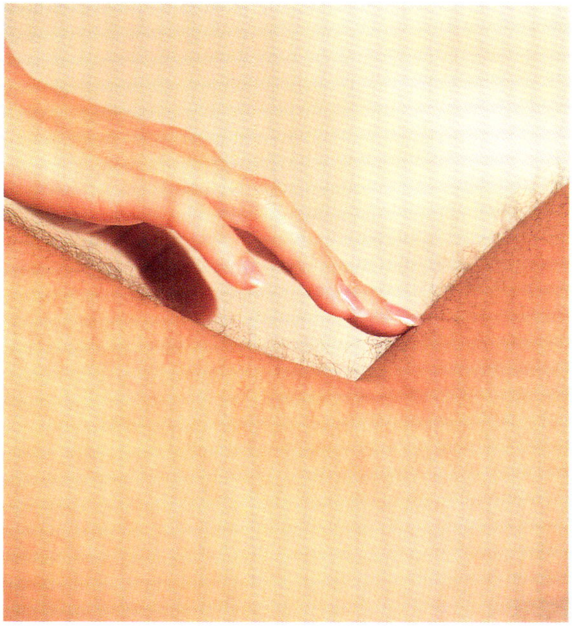

a las mismas, se producirán de un modo inmediato. Al principio necesitará practicar un poco. Aunque las manos aprenden de un modo tan rápido que sorprende, lo más importante son los sentimientos que brotan del corazón. Si realiza el masaje simplemente para regalar a su pareja, logrará que ésta le confíe a usted su cuerpo. La confianza es un ingrediente vital del masaje y crece a medida que aumenta la experiencia. El masaje debe constituir una afirmación de su pareja. Como usted mismo puede comprobar, no existe nada tan intensamente erótico. Al realizar el masaje, excite y complazca a su pareja utilizando su propio y único sonido: el de su respiración. Para su pareja, no puede existir nada más agradable que saber que usted también disfruta masajeándola. Lo mismo nos ocurre cuando somos nosotros los que recibimos el masaje. No olvide manifestar su satisfacción y aprecio.

A través del masaje sensual, en un proceso continuo de descubrimiento, revitalizamos cada una de las zonas que componen nuestro cuerpo. Las partes más blandas y más escondidas son extremadamente sensuales y erógenas. Por ejemplo, el pliegue interior del codo, la garganta o la parte anterior de la rodilla se estremecen rápidamente al tocarlas. De todos modos, y a pesar de que algunas partes del cuerpo son más excitables que otras, el masaje sensual convierte todo el cuerpo en una zona erógena. Dedique todo el tiempo necesario a explorar el cuerpo de su pareja y disfrute con cada descubrimiento. Utilice el proceso de masaje para crear e inventar y para despertar el cuerpo de su pareja al erotismo. Tocando a su pareja de un modo sensual, exalta los sentidos como si los electrificara y así la sensibilidad del uno hacia el otro aumenta de intensidad.

En las páginas siguientes hallará una guía completa para realizar, paso a paso, un masaje sensual. Cada movimiento es un prólogo en relación al siguiente hasta explorar y recorrer la totalidad del cuerpo, tanto por delante como por detrás. También hallará incluidos los ejercicios de relajación. Utilice esta serie de movimientos como guía, pero sírvase de su propia experiencia e ideas y, en especial, del conocimiento que sólo usted posee sobre su pareja. La información más general puede ayudarle a descubrir nuevos aspectos acerca de su propio cuerpo y el de su pareja. Todo está ahí simplemente para que usted pueda utilizarlo. Disfrute dando vida a estos ejercicios.

LA ESPALDA

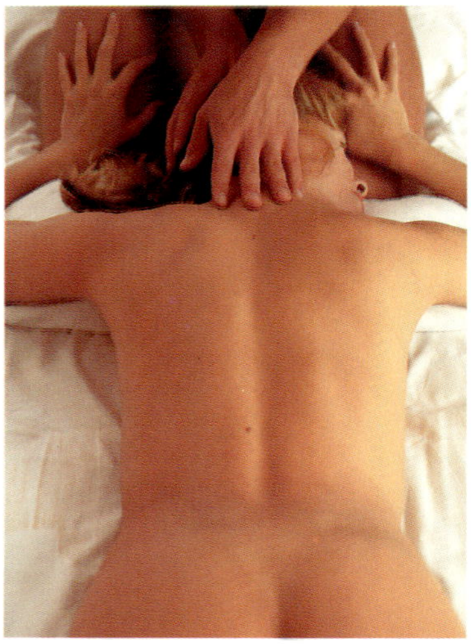

La espalda es una zona que se presta al masaje. La pueblan multitud de nervios y poderosos músculos, y, más que ninguna otra parte del cuerpo, parece ser capaz de experimentar el placer y la magia de un buen masaje. Cuando la espalda goza de buena salud, nos proporciona vigor, protección, flexibilidad y fuerza. Además de constituir una importante fuente de placer sensual, afecta el modo en que caminamos y nos movemos, nuestra postura y la manera que tenemos de sentarnos. Al masajear la espalda todo nuestro cuerpo se beneficia y se renuevan nuestras propias relaciones vitales. Empezar el masaje sensual por la espalda resulta sumamente efectivo pues, una vez está relajada y excitada, todo el cuerpo reacciona.

Preparación del masaje

Al igual que ocurre con el masaje de relajación, los pasos con los que iniciemos el masaje sensual marcarán el tono del resto del proceso. Todo primer contacto es de primordial importancia. Manténgase totalmente receptivo hacia su pareja y tenga en cuenta su estado de ánimo, su aparente calma o su excitación interior. Sienta como se manifiesta y crece su expectación ante la experiencia. Dispóngase a darlo todo de sí mismo. Palpe el cuerpo de su pareja mientras sus manos lo acarician durante el primer roce suave. Sienta las sensaciones que usted produce en

1. Roce suave de la espalda
Antes de empezar el masaje, arrodíllese frente a la cabeza de su pareja (arriba) y, delicadamente, apártele el cabello de la cara. Antes de iniciar ningún toque, con mucha moderación, apoye los dedos sobre su cabeza y su cuello. Deje que sus dedos perciban a su pareja, mientras usted siente como si sus propios sentimientos se concentraran en sus manos. Vierta en ellas un poco de aceite para iniciar el roce suave de la espalda (derecha). Cuando deslice las manos hacia abajo, observe en especial la curva que dibujan los músculos bajo la piel, así como el color y la textura de ésta. Permita que sus manos cubran y moldeen el cuerpo de su pareja y asegúrese de que, al rodear los contornos de su cuerpo, la presión sea leve. Deslice las manos hacia abajo hasta alcanzar la parte inferior de la espalda, (foto página siguiente) y acaricie a continuación las nalgas y las caderas con las yemas de los dedos. Luego separe las manos para volver a la parte superior del cuerpo y al recorrer las costillas y los omóplatos efectúe una moderada presión. Repita este toque varias veces para abarcar toda la espalda. Con este ejercicio conseguirá liberar la tensión acumulada en la zona y revitalizar la piel. Antes de finalizar el movimiento, deslice delicadamente las manos hasta la cabeza de su pareja y, con las yemas de los dedos, frótele el cuero cabelludo.

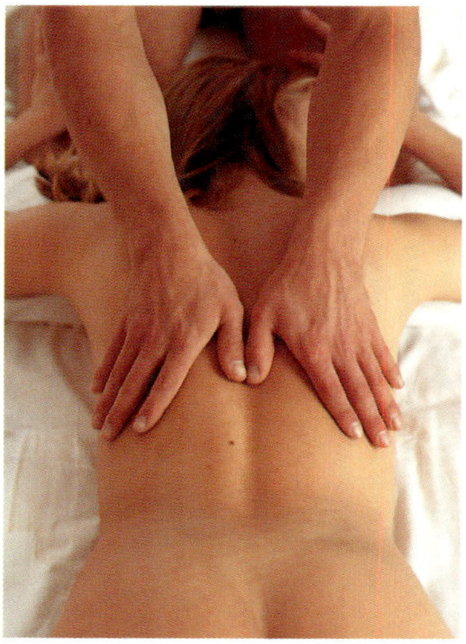

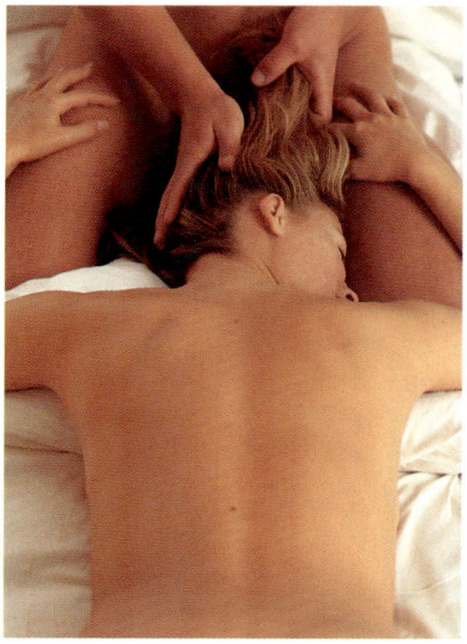

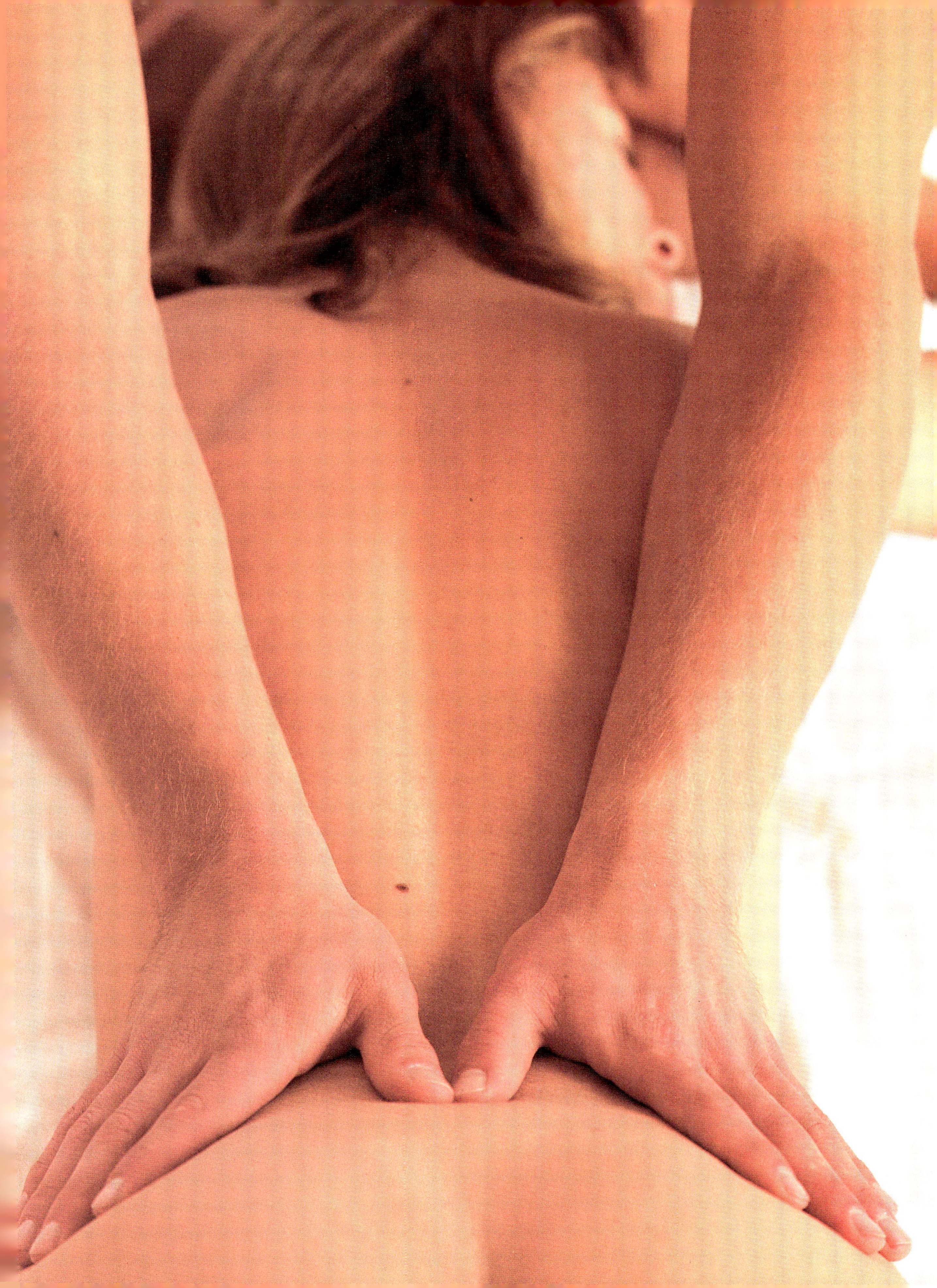

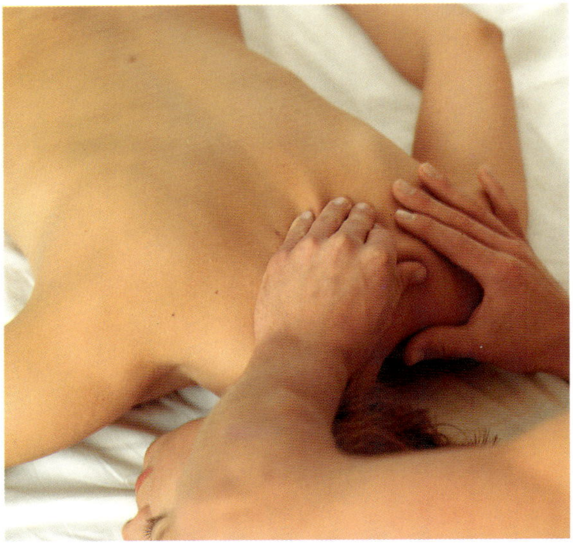

2. *Amasamiento*
Tras efectuar el roce suave de la espalda, utilizaremos los pulgares para amasar con suavidad la parte superior del hombro y, al mismo tiempo, nos serviremos de las yemas de los dedos para tomar entre ellas pequeñas porciones de piel y carne de esta zona como dando pellizcos. Empiece en el extremo exterior del hombro, siga hasta el cuello y finalice aquí el ejercicio aplicando unos pellizcos más prolongados para despertar los sentidos de su pareja. Siempre debe colocarse frente a su cabeza y masajear la parte del hombro donde el músculo queda expuesto. Mientras amasa el hombro, acaricie el brazo de su pareja o amásele también el cuello. Juegue con sus sentidos variando la presión de sus movimientos.

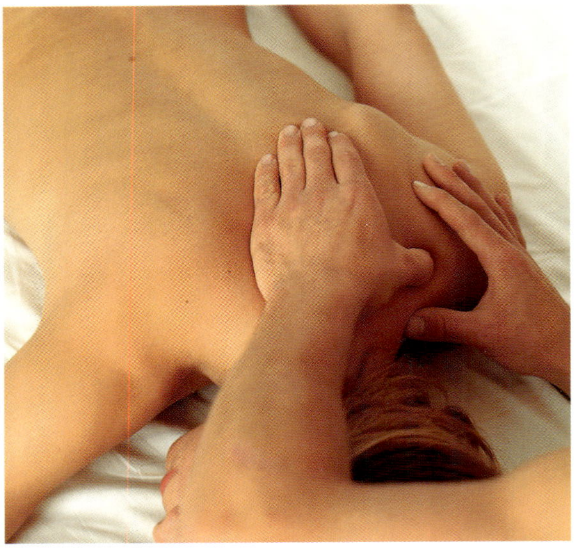

3. *Movimiento circular*
Tras realizar el ejercicio de amasamiento, utilice los pulgares para masajear el músculo que va del extremo exterior del hombro al cuello y describa pequeños semicírculos, con una presión hacia abajo. La intensidad de la presión debe ir disminuyendo a medida que completamos el semicírculo. Para concluir cada movimiento separe el pulgar, despacio y con suavidad, para prolongar el efecto liberador conseguido con el amasamiento. Tras el relajamiento del músculo, debemos procurar disminuir poco a poco la presión intentando no interrumpir el contacto de una manera brusca. Este ejercicio de relajación muscular resulta mucho más efectivo que la aplicación de una presión más intensa.

su pareja al acariciarla. Note la textura de su piel y no deje de observar su tonalidad, elasticidad y calidez. Según los estados de ánimo y de salud de su pareja, o del día que haya tenido, la piel puede haber cambiado respecto a como usted la recordaba. Al deslizar las manos sobre el cuerpo de su pareja, preste atención a sus propios sentimientos. Acepte la invitación de su pareja de acentuar el contacto a través de la piel y pose ambas manos sobre su espalda.

ASPECTOS GENERALES SOBRE EL MASAJE DE LA ESPALDA

La espalda es una zona muy extensa y con áreas diferentes. Al masajearla, hay que tener presente que no puede ejercerse idéntica presión en los hombros que en la parte inferior de la espalda o las nalgas. Es posible que en los hombros y especialmente a lo largo del trapecio (dos músculos situados en la parte posterior del cuello y la parte superior de la espalda) se acumulen grandes tensiones. La presión ejercida en esta zona debe ser moderadamente firme y aplicarse con mucho cuidado. Cuando nos encontramos con músculos tensos, nos sentimos tentados a utilizar una presión más fuerte, pero, si nos excediéramos, los músculos podrían resistirse y la respuesta sería poco efectiva.

Si lo prefiere, antes de empezar el masaje sensual de los hombros, puede incorporar algunos de los ejercicios de relajación (Vea págs. 39-41). Una vez concluido el masaje de los hombros, dedíquese a la zona inferior de la espalda. Explore el área deslizando las manos sobre el contorno del sacro y de las nalgas y caderas. La parte inferior de la espalda es una zona a menudo tensa, y si no aliviamos previamente esta tirantez, es difícil que pueda producirse ninguna otra sensación. Si antes de realizar el masaje sensual, efectuamos algunos movimientos de relajación, distenderemos la parte inferior de la espalda y las nalgas, y lograremos que nuestra pareja se sienta completamente dispuesta a recibir el masaje sensual. La aplicación de una presión más intensa alrededor de las nalgas resulta muy satisfactoria, sensual y erótica. Luego podemos estimular el músculo de la cadera acariciándolo con movimientos relajantes, y finalmente rozar con suavidad la piel, excitándola y especial cuando note elevaciones o tensiones que se manifiestan como nudos. Aproveche la sensibilidad de sus dedos para distinguir la textura y la tirantez de los músculos, y haga que la presión de sus movimientos se corresponda con la respiración de su pareja, con sus suspiros. Desde la columna, los nervios se ramifican hacia el resto del cuerpo y, por esta razón, el presente ejercicio resulta enormemente satisfactorio y relajante. Cuando se acerque a la parte superior del cuello, vuelva a deslizar la mano hacia abajo, hasta la parte inferior de la espalda para desviar la atención de la cabeza y conectar por completo la espalda. Este movimiento reafirma las sensaciones antes provocadas y hace que un

4. Acariciar

Colóquese a un lado de su pareja. Acaricie suavemente los músculos, en dirección a la columna. Use las dos manos alternativamente. Tras completar cada toque, no interrumpa el contacto de un modo brusco; deje que los dedos se deslicen sobre la piel, rozándola suavemente hasta separarse por completo. La dirección de estos movimientos acariciadores debe ser descendente y tienen que realizarse desde el cuello hasta la base de la columna.

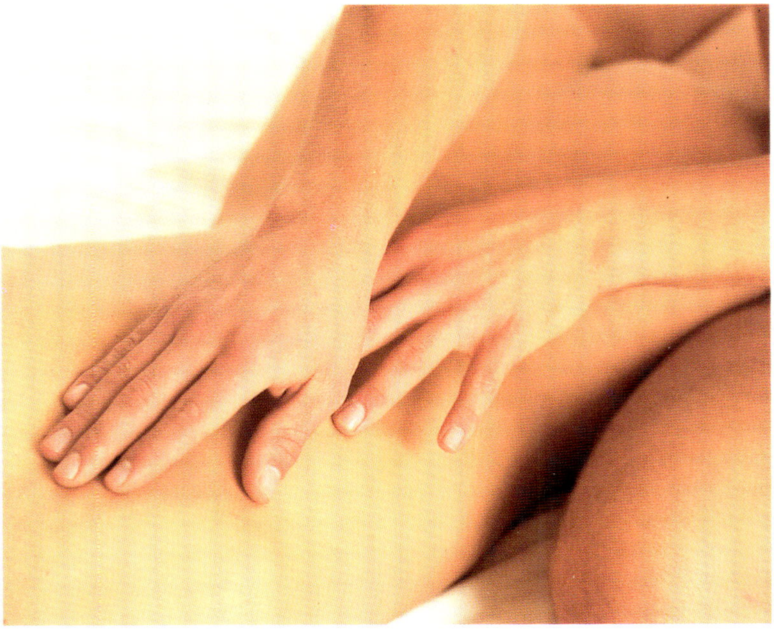

estimulando los sentidos. La combinación de ejercicios relajantes con caricias y movimientos excitantes, es difícilmente resistible.

Ponga especial cuidado cuando llegue el momento de masajear el cuello y la columna vertebral. Ambas partes son muy delicadas y la presión que ejerzamos en ellas debe ser leve. Coloque siempre las manos a unos dos centímetros de la columna vertebral y aplique una presión uniforme a lo largo de las bandas que forman los músculos. Preste una atención agradable estremecimiento recorra todo el cuerpo. Llegados a este punto, podemos continuar masajeando el resto del cuerpo o detenernos y utilizar nuestra imaginación para explorar la espalda de nuestra pareja. La espalda agradece el masaje más que ninguna otra parte del cuerpo. Para efectuar el masaje de la espalda, deberá cambiar de posición varias veces, por ello es preciso que se asegure de contar con espacio suficiente para poder moverse de un lado a otro con comodidad.

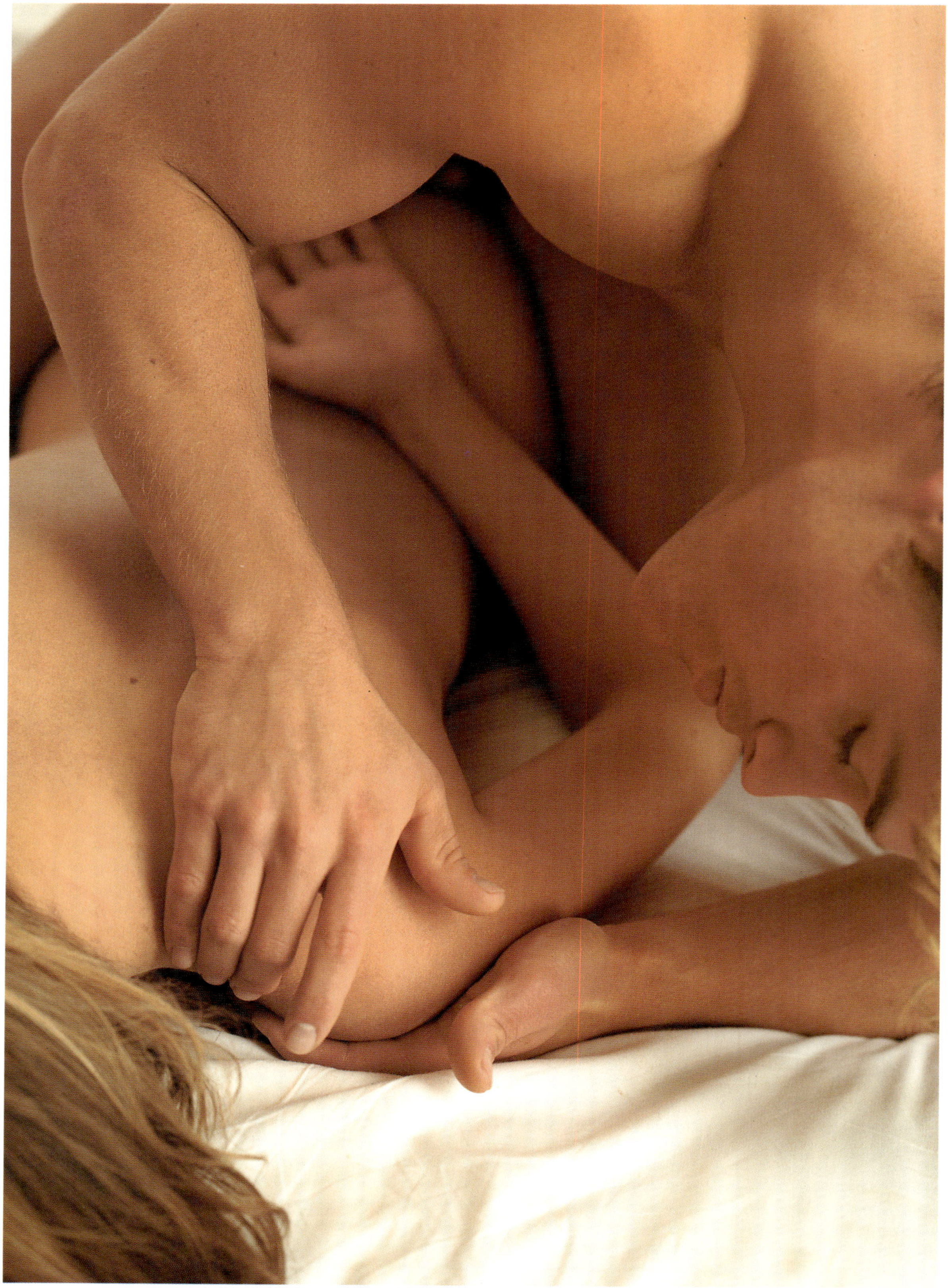

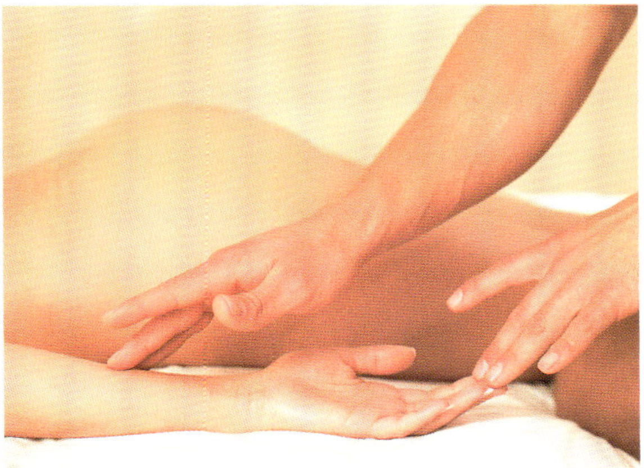

5. *Toques finales: Amasamiento y roce*

Para completar el masaje de la parte superior de la espalda, distienda el músculo que rodea el omóplato colocando el brazo de su pareja sobre la espalda. Deslice una mano bajo el hombro y, con el tenar del pulgar de la otra mano, empuje los músculos del omóplato (fotografía en página opuesta). Mueva la mano describiendo una diagonal hacia la articulación del hombro y oprima el músculo lenta pero intensamente. Disminuya la presión a medida que vaya rodeando el hombro para luego descender por el brazo. Vuelva a colocar el brazo de su pareja en la posición inicial para que descanse sobre la superficie de masaje y acarícielo en toda su longitud, hasta llegar a las puntas de los dedos (arriba). Rozándole los dedos uno a uno, con lentitud y suavidad, conseguiremos que la sensación perdure incluso después de interrumpir el contacto. Despacio y delicadamente, masajee el cuello de su pareja (abajo) para liberar la tensión acumulada en la zona. Sujétele el pelo con una mano mientras vuelve su cabeza. Prosiga el movimiento de amasamiento y repita los mismos ejercicios en el otro lado.

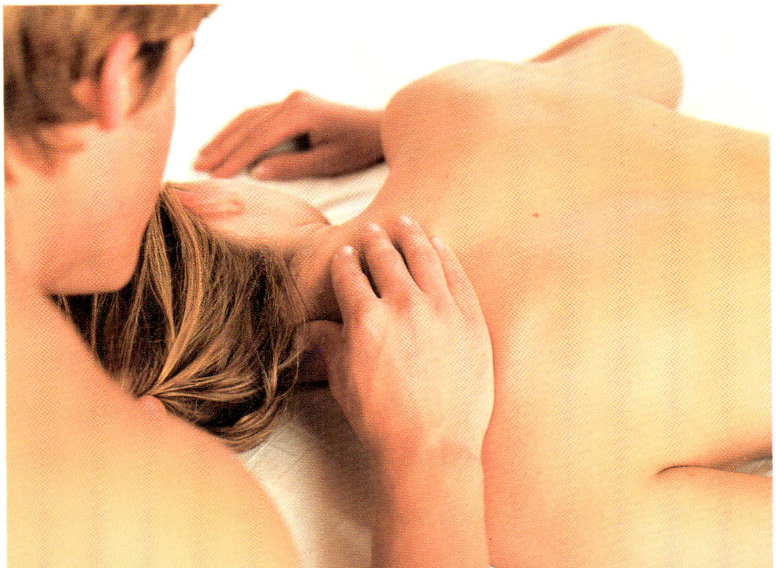

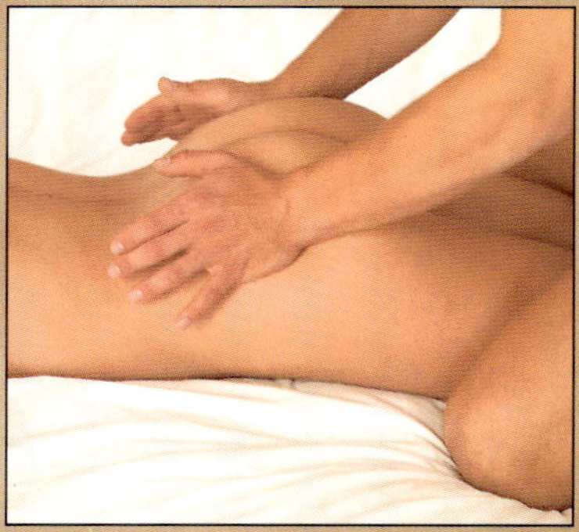

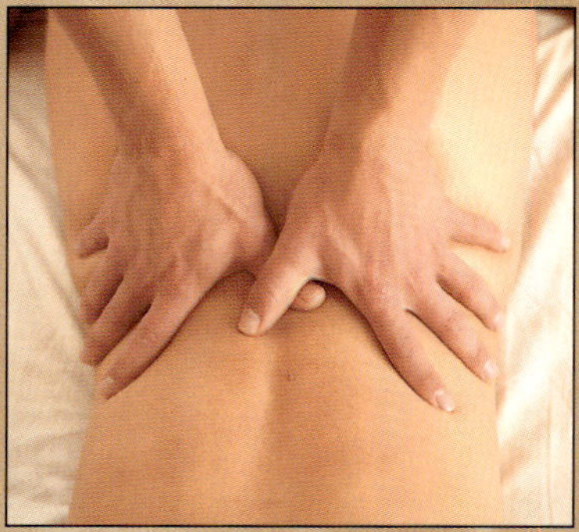

6. Las nalgas

Colóquese en cuclillas sobre las piernas de su pareja y lubrique de nuevo sus manos.

A continuación, empiece rozando suavemente las nalgas (fotografía a doble página). Extienda los dedos y sepárelos entre sí para acariciar el contorno inferior de la espalda, las caderas y la parte superior de los muslos.

Deslice las manos hacia adelante y hacia fuera, moldeando las curvas de la carne, hasta cubrir de aceite cada centímetro de la zona en cuestión. Con el tenar de la mano, presione la nalga hacia abajo y, con un movimiento circular, mueva la mano hacia atrás, hacia arriba y hacia fuera a fin de liberar cualquier tensión (arriba). No deje de notar los hoyuelos y la redondez de las nalgas y finalice el movimiento colocando ambas manos sobre las mismas, amoldándolas a su forma. Seguidamente, colóquese a un lado de su pareja y empiece el masaje sobre la mencionada zona mediante un generoso movimiento de amasamiento. Con el tenar de la mano ejerza presión hacia dentro y hacia usted realizando varios movimientos de rotación, penetrantes y profundos (inferior izquierda). Palpe los músculos y oprima las caderas liberando la tensión y revitalizando el área.

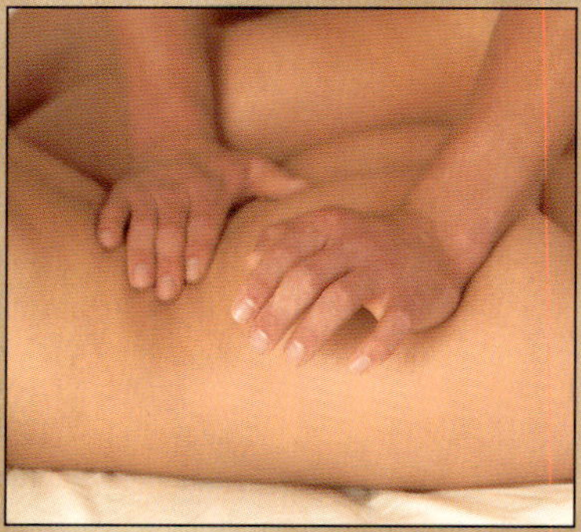

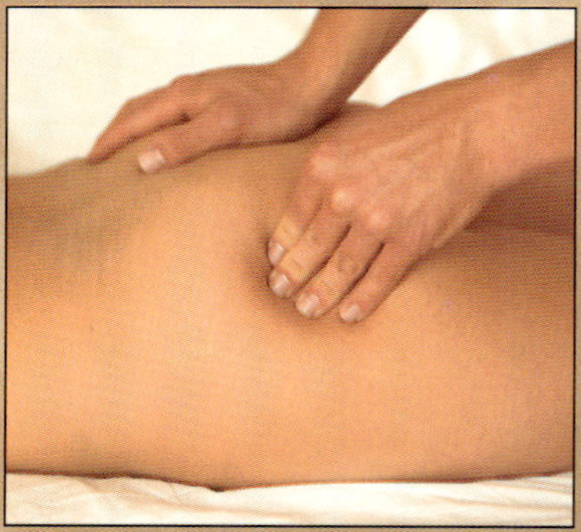

Continúe realizando el mismo movimiento con los dedos (arriba) y deslícelos lentamente hasta llegar a la articulación de la cadera. Con ello conseguiremos que nuestra pareja sienta una inmensa sensación de alivio alrededor de la pelvis y los muslos.

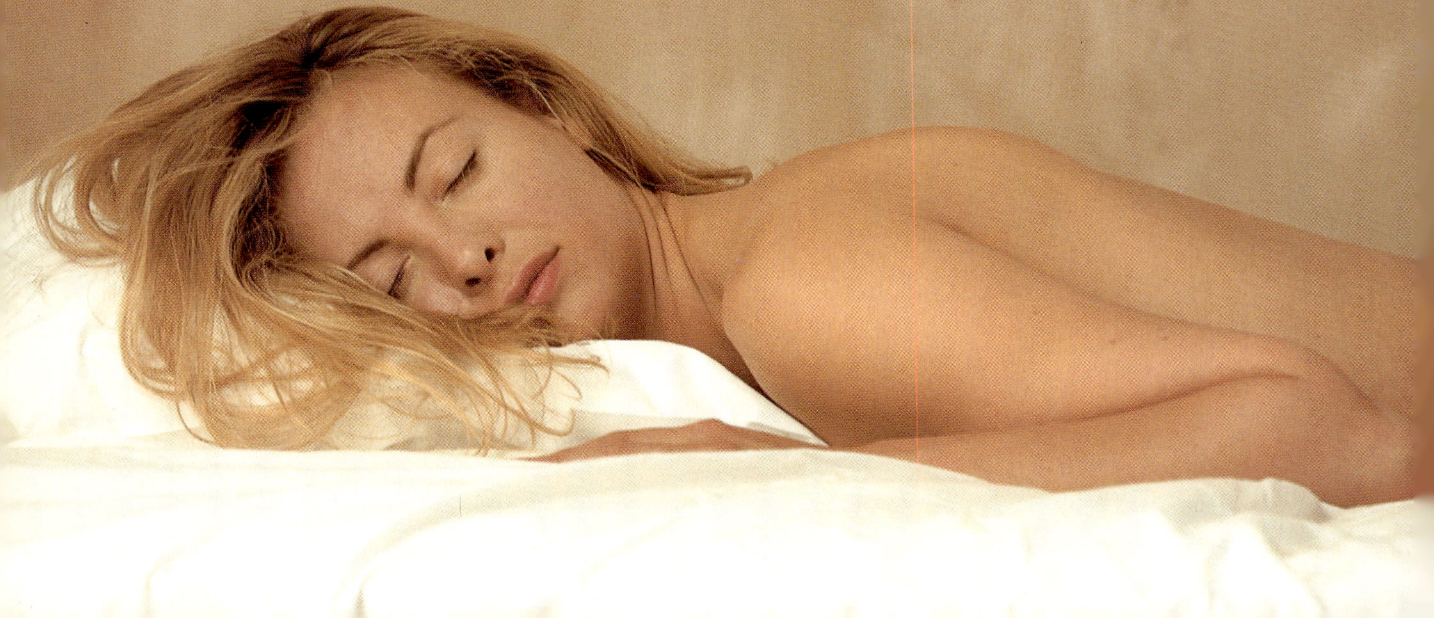

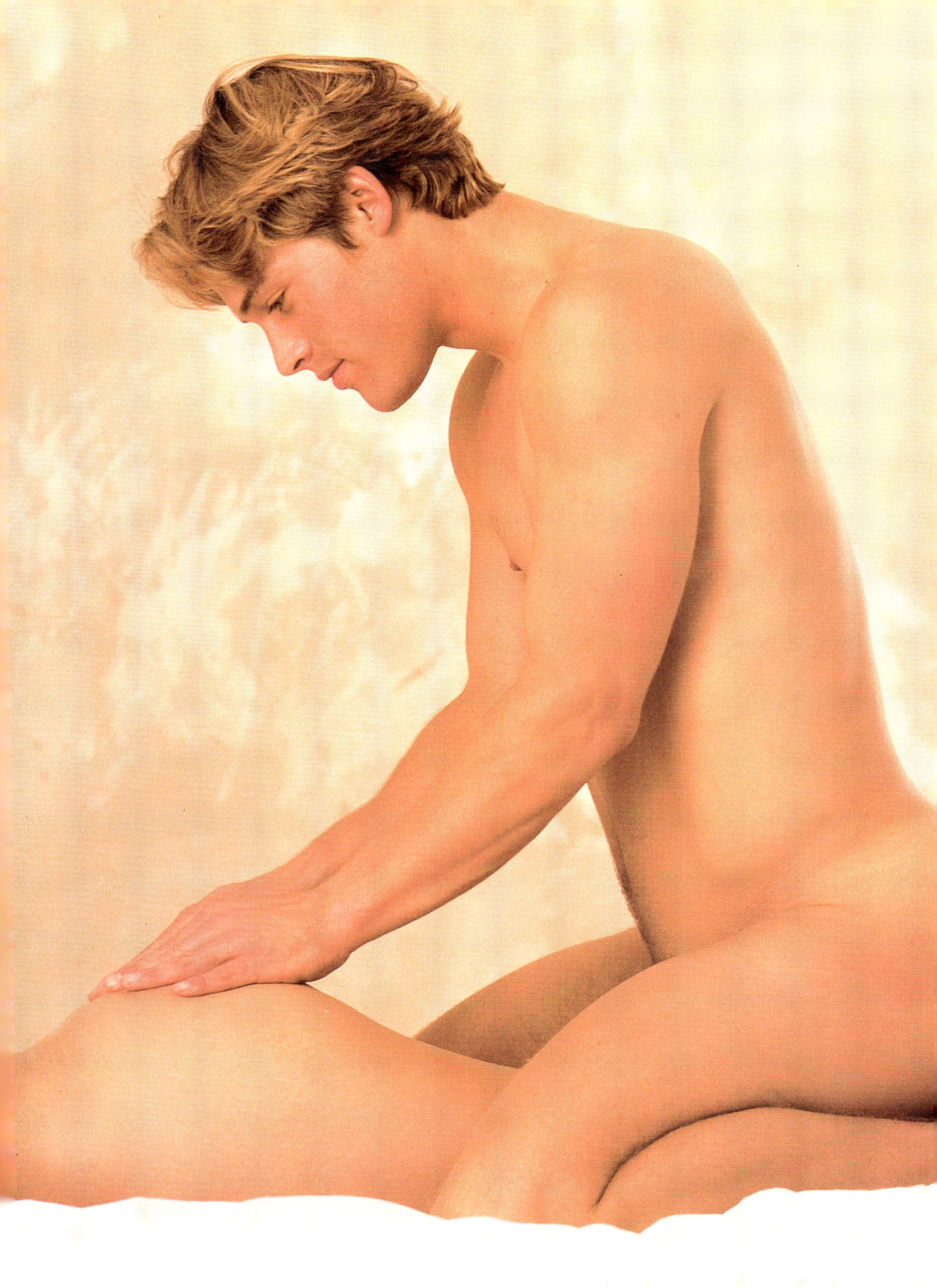

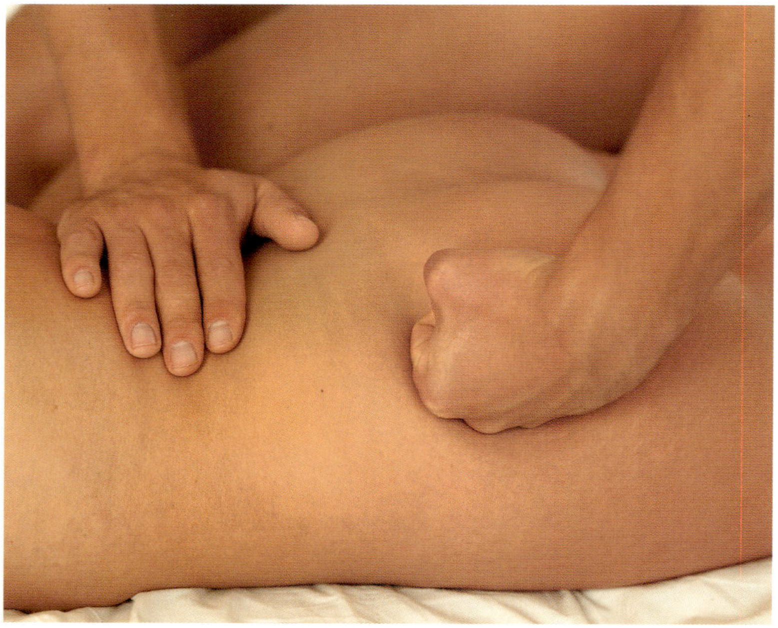

7. Nudillos

Para completar los movimientos mediante los que se ejerce una presión más profunda, doble la mano en forma de puño y empuje los nudillos hacia abajo, con firmeza y a la vez con sensibilidad. A esta altura del aprendizaje, sus manos ya están familiarizadas con la zona, por lo que le resultará más fácil disipar cualquier tensión. Observe cómo reaccionan las nalgas cuando se ejerce presión sobre ellas y se estimulan los músculos glúteos para que se distiendan.

LA ESTIMULACIÓN DEL CUERPO

Todos nosotros parecemos tender a dividir cada cosa en partes diferentes, sin embargo, las distintas regiones de nuestro cuerpo se hallan íntimamente conectadas entre sí. Los brazos necesitan los poderosos hombros para poder moverse y la parte inferior de la espalda afecta directamente a las piernas. La zona más baja de la espalda se prolonga hasta las nalgas, y las costillas dan la vuelta fundiéndose en el ensanchamiento del pecho. Al dar un masaje, prescinda de todo juicio, preferencia o gusto y adopte simplemente una actitud abierta. Cada vez que pasa a mano sobre la piel de su pareja un mundo nuevo se abre para usted, pues cada centímetro tiene algo diferente que revelarnos.

8. Pellizcar

Para realizar este ejercicio, tiraremos de la piel hacia arriba con un movimiento vivaz y estimulante. Con las muñecas relajadas, pellizque la carne entre los pulgares y el resto de los dedos y tire de ella hacia usted. Utilice ambas manos alternativamente para conseguir que los pellizcos se sucedan con rapidez y ligereza. Disfrute viendo como la piel de su pareja se estremece. Este movimiento, con su aire juguetón, estimula y excita a nuestra pareja y hace que un cosquilleo le recorra glúteos y espalda.

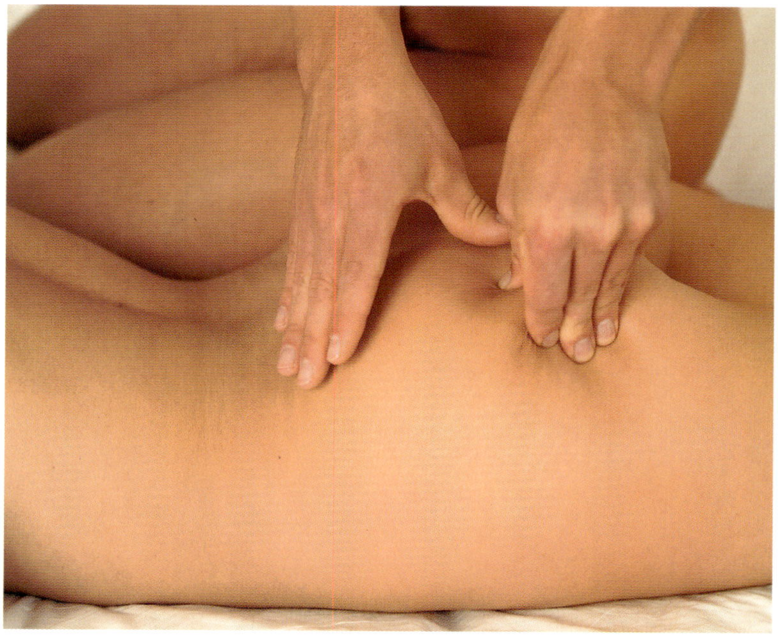

9. Excitación

Tras haber estimulado y revitalizado la zona de los glúteos, acariciaremos suavemente el surco que separa las nalgas con el dorso de la mano. Observe cómo la piel de su pareja se estremece al tocarla. Aproveche este aumento de la sensibilidad y utilice un toque difuso para prolongar las sensaciones eróticas.

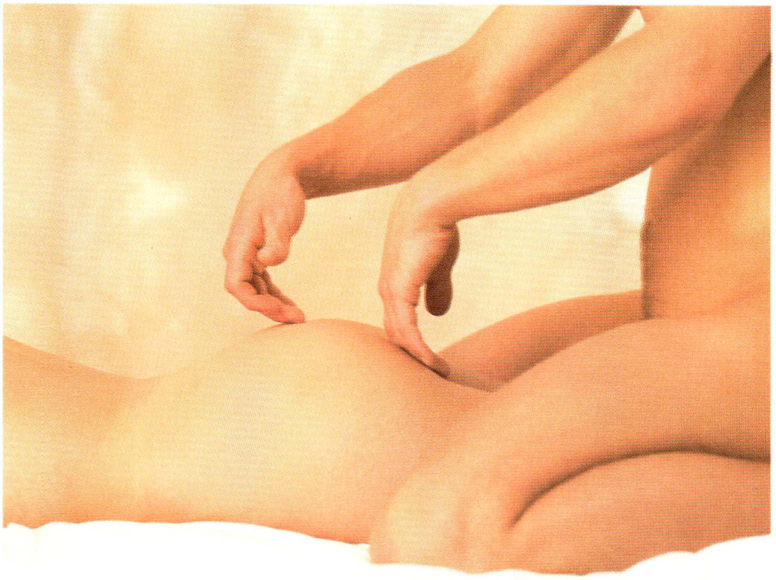

La piel es el órgano más extenso de nuestro organismo. Bajo su superficie se hallan los receptores sensoriales que transmiten los mensajes al sistema nervioso central. Los receptores sensoriales del tacto son muy sensibles y la más ligera presión es capaz de estimularlos. Generalmente, cuando realizamos un masaje, ejercemos menos presión cuando se trata de calmar o relajar el cuerpo de quien recibe el masaje. Durante el masaje sensual, varíe la intensidad de la presión y excite a su pareja para luego calmarla y estimularla nuevamente. Deje que cada movimiento y cada caricia se conviertan en una prolongación del movimiento y la caricia anterior para que, aunque cambiante y alterno, el ritmo siga siendo uniforme. Los sentidos de su pareja la informan acerca del movimiento de sus manos y la mantienen a la espectativa, por esta razón, no debemos realizar ningún movimiento brusco o repentino.

La intimidad del contacto es algo muy especial. Podemos, incluso, a través de él, descubrir y entender más cosas acerca de nuestra pareja. Intente mantener con naturalidad la fluidez del masaje y permanecer alerta ante las reacciones y respuestas de su pareja. Los sentimientos que el masaje produce en nosotros llegan a través de las manos hasta el que da el masaje, y guían sus movimientos, indicándole, entre otras cosas, si debe disminuir o aumentar la presión o cambiar de algún modo sus manipulaciones. Debemos permitir que la excitación de nuestros propios sentidos nos sirvan de fuente de inspiración para nuestros movimientos. Cuanto más intensas sean las sensaciones y más intuitivas las respuestas, mayor será el placer obtenido en el masaje.

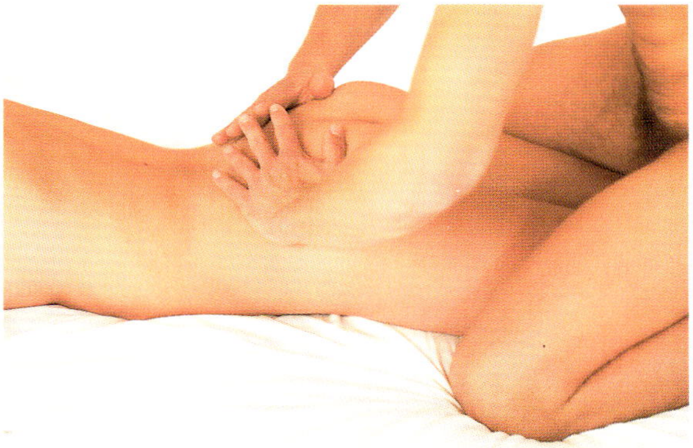

10. Difusión

Cubra el sacro con sus manos y desde ahí deslícelas lentamente hacia los lados, hasta abrazar las caderas. A continuación, mueva las manos hacia abajo acariciando los muslos, pero antes de apartarlas, roce la piel con las yemas de los dedos.

11. «Planchado»
Para realizar este ejercicio, cambie de posición y colóquese de modo que pueda alcanzar con facilidad toda la espalda. Inicie el movimiento colocando las manos a ambos lados de la columna, justo encima de las caderas. El tenar de la mano debe apuntar hacia la columna, mientras que los dedos se extienden hacia afuera. A continuación empiece a separar las manos entre sí, y deslice los dedos por encima de las costillas al tiempo que ejerce una presión firme y uniforme. Utilice la palma de la mano para «planchar» los músculos de la espalda y empujarlos hacia fuera, lejos de la columna vertebral para dispersar la tensión acumulada en los músculos dorsales (grandes músculos que colaboran en el movimiento de los brazos) (derecha). Al desplazar los tenares de la mano hacia los costados, complete el movimiento acariciando levemente la piel de su pareja con las yemas de los dedos añadiendo una sensación más a las de alivio y disminución de la tensión. A continuación, y muy lentamente, arrastre las puntas de los dedos de vuelta hacia la espina dorsal de modo que los tenares de ambas manos queden el uno junto al otro. Sin interrumpir la continuidad, repita el mismo movimiento, pero esta vez empiece con las manos un poco más hacia arriba. Trabaje con un movimiento lento hacia la parte superior de la espalda, manteniendo la presión en los límites externos. Procure que sus movimientos sean amplios y generosos; su pareja se lo agradecerá. Cuando llegue a los hombros, rodéelos con sus manos y empújelos ligeramente hacia arriba y hacia atrás (derecha).

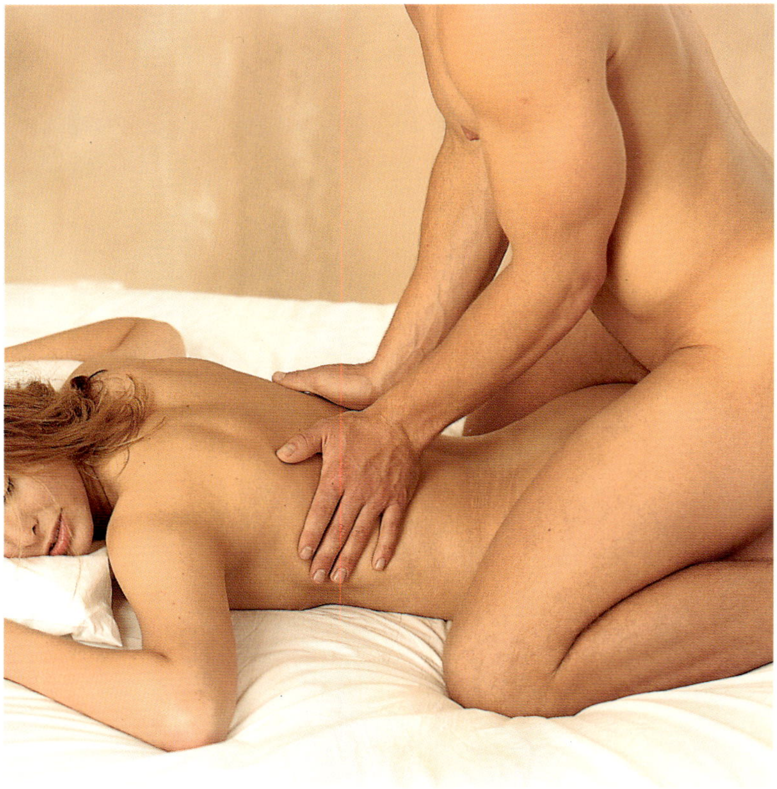

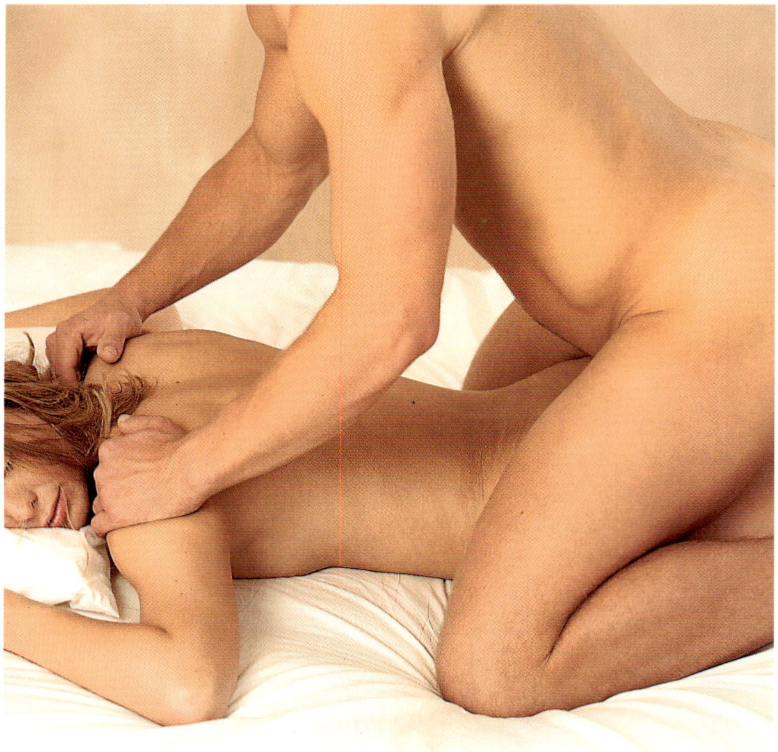

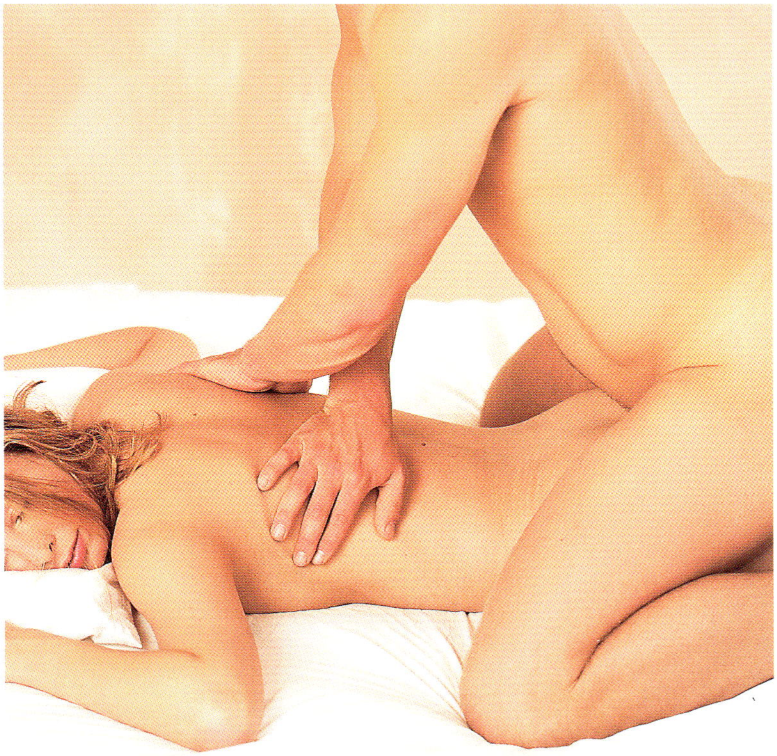

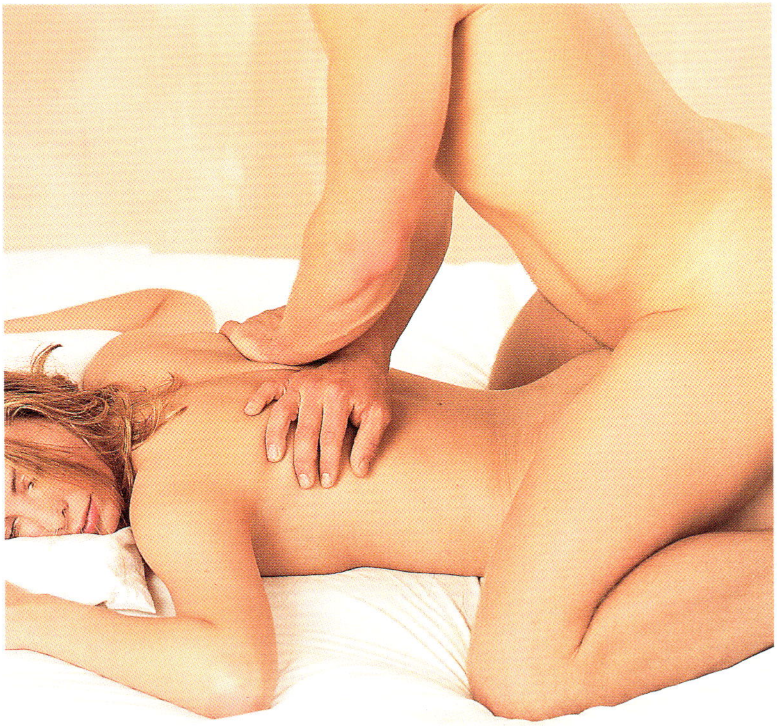

12. «Retorcimiento»

Para completar el ejercicio anterior, deslice ambas manos con las palmas hacia abajo, y apartándolas de los hombros acérquelas entre sí. Gírelas de modo que los dedos apunten en dirección contraria y cruce los brazos por encima de la columna hasta que cada mano rodee el costado opuesto del cuerpo (izquierda). Amolde los dedos a la curvatura que presenta el cuerpo en esta zona y enseguida comience a pasar las manos nuevamente hacia la columna hasta que se crucen en el centro de la espalda (inferior izquierda). Sin dejar de presionar, separe ambas manos y deslícelas hacia sus correspondientes costados moldeando los dedos alrededor de las costillas. Con este ejercicio, primero atraemos los músculos hacia la columna vertebral y después los estiramos muy lentamente apartándolos con suavidad hacia los lados. Todo ello produce un efecto abrazador o de «retorcimiento» que resulta muy agradable. Sin interrumpir el movimiento, acaricie los costados del cuerpo de su pareja con las puntas de los dedos. Gire las manos de modo que los dedos apunten otra vez hacia el centro de la espalda y arrástrelos mientras acerca ambas manos, cruzándolas y deslizándolas, una vez más, hasta los costados. Repita el mismo ejercicio, pero empezando cada vez un poco más abajo, hasta terminar en las caderas. Si al deslizarnos hacia abajo por la espalda de nuestra pareja, mantenemos la continuidad del movimiento, conseguiremos despertar en ella unas sensaciones muy placenteras.

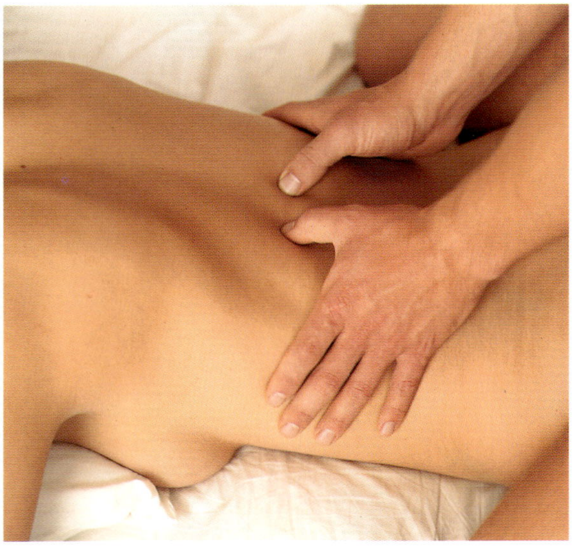

13. Compresión de la columna

Colocado en cuclillas sobre los muslos de su pareja, sitúe las yemas de los pulgares sobre las dos bandas de músculos que corren paralelas a la columna vertebral. Suavemente, empiece a mover los pulgares hacia arriba y presione cuando note algún punto de tensión o el músculo anudado. Utilice los pulgares con delicadeza procurando seguir un ritmo constante al separarlos y volverlos a posar sobre la piel, e intentando no presionar directamente sobre la columna. Este toque, además de disminuir la tensión, produce una agradable sensación en todo el cuerpo.

LESIONES DE LA ESPALDA

Aunque toda lesión debe tratarse médicamente, mediante el masaje podemos aliviar sus efectos. Nunca masajee directamente la zona afectada; es preferible manipular con suavidad los contornos de la lesión. A menudo, los músculos que se encuentran cerca de la zona lesionada se tensan para protegerla. El masaje puede ayudar a disminuir esta tensión, propiciando, de este modo, la recuperación de la lesión. El cuerpo suele compensar la zona dolorida para auxiliarla, por ello, cuando nos duele el hombro derecho, debemos trabajar también con el izquierdo. Si la tensión es la causante del problema, masajee la zona del hombro y sus contornos, como apartando los músculos hacia fuera, lejos de la columna. Empiece realizando movimientos suaves y luego aumente la presión frotando y moviendo el hombro. Cuando el problema está localizado en el hombro, trabaje toda la espalda. Si es el cuello el afectado, empiece trabajando la parte superior de la espalda y luego masajee el cuello desde la base. Por otro lado, si se trata de una lesión de la parte inferior de la columna, frote la región sacra describiendo círculos, (Vea pág. 35) y posteriormente masajee las nalgas y la parte media de la espalda, moviendo siempre las manos desde la columna hacia fuera.

14. Completando la espalda

Durante el ejercicio anterior hemos deslizado los dedos hacia arriba, por ambos lados de la columna. Una vez hayamos llegado al cuello, hemos de modificar la presión del movimiento haciéndola mucho más leve, pues es ésta una zona muy sensible que durante el masaje se encuentra vuelta hacia un lado. Colocando el pulgar a un lado del cuello y el resto de los dedos en el otro, ejerza presión al tiempo que desplaza la mano hacia arriba, hasta la misma base del cráneo. Este ejercicio disminuye la tensión y produce una maravillosa sensación que es posible transmitir a toda la columna si se deja una mano sobre el cuello y se apoya la otra en la parte inferior de la espalda (foto página siguiente).

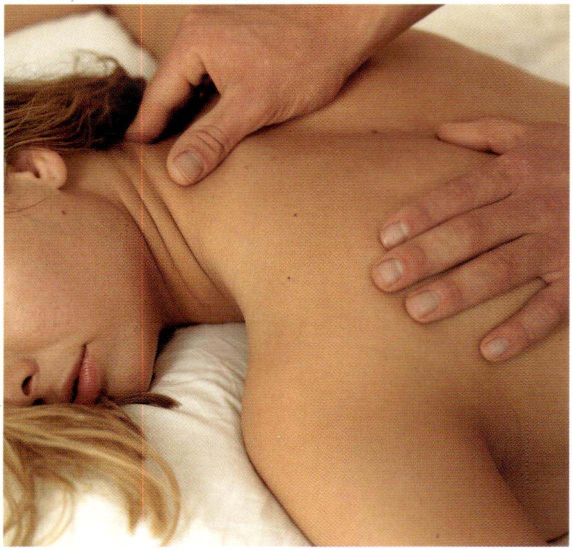

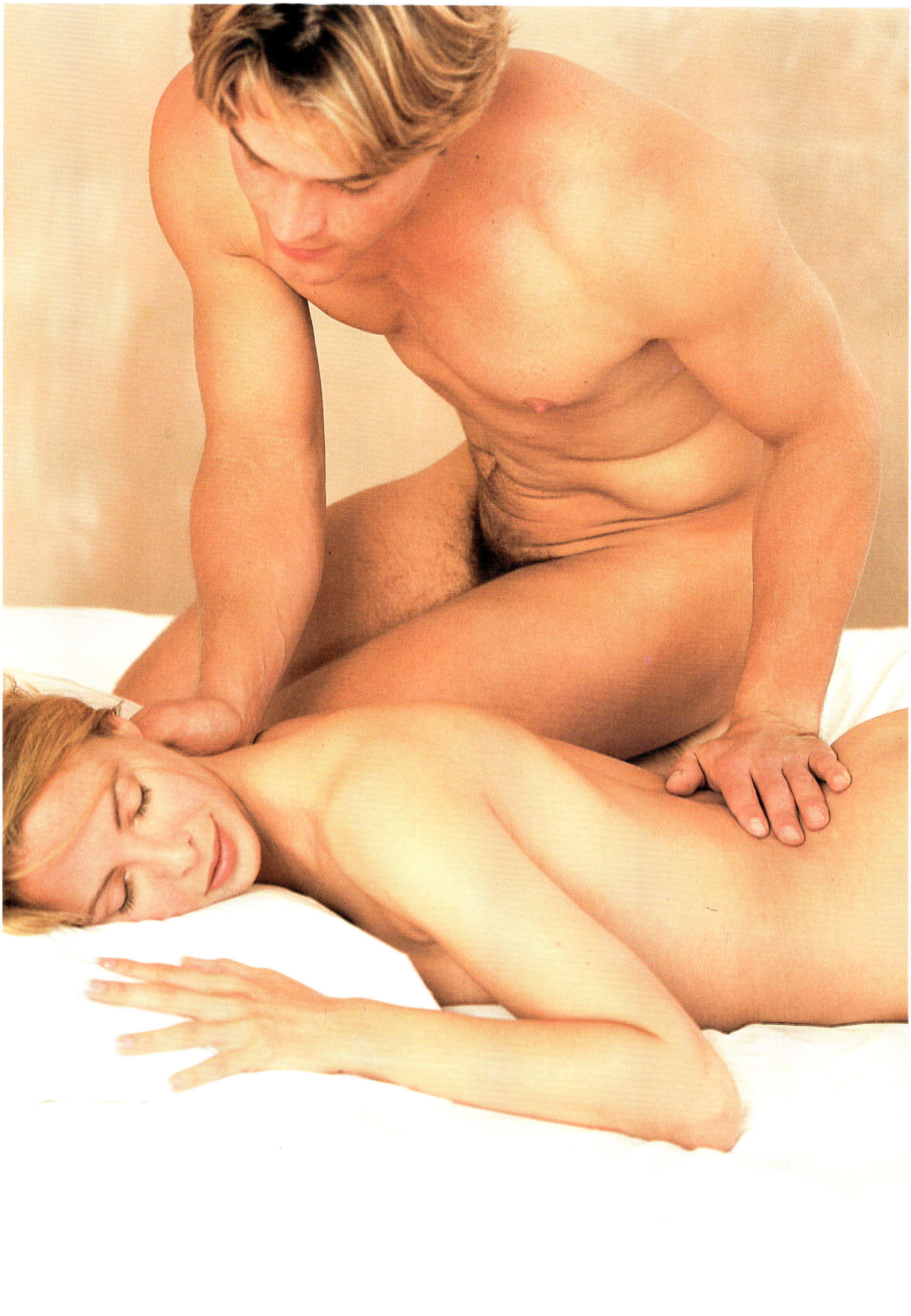

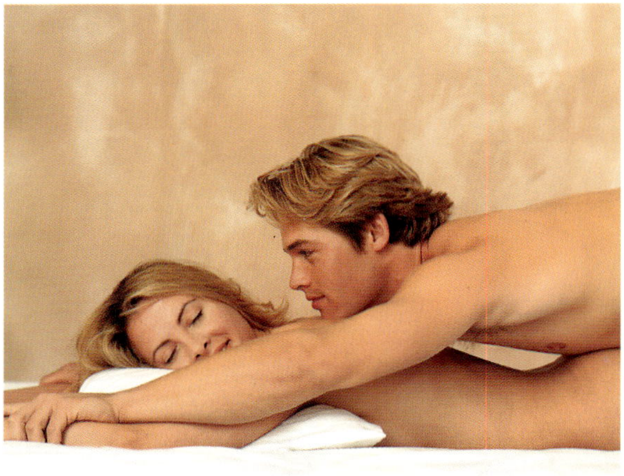

ALGUNOS CONSEJOS PARA LA ESPALDA

Tras realizar los ejercicios anteriores, ¿por qué no dedicar algún tiempo a ser creativos con la espalda de nuestra pareja? Disfrutar de la espalda de nuestra pareja, sintiendo como su piel vibra a causa del placer, es realmente agradable. Acerque su cuerpo al suyo y deslícese sobre él para acariciarla. Es estupendo poder sentir el contacto, piel a piel, de todo el cuerpo. Es tan delicioso, ¡que nos resulta muy difícil separarnos! La relajación, el juego, la inventiva, el goce mutuo..., son cosas que nos resultarán muy agradables tras la intensidad en la que nos sumerge el masaje.

Si se siente un poco más meditabundo, acaricie suavemente la espalda de su pareja y descubra cada detalle de la misma. Se sorprenderá cuando compruebe lo bien que ha llegado a conocer la espalda de su pareja. El masaje hace que nuestra relación aún se estreche más. Deje que sus ins-

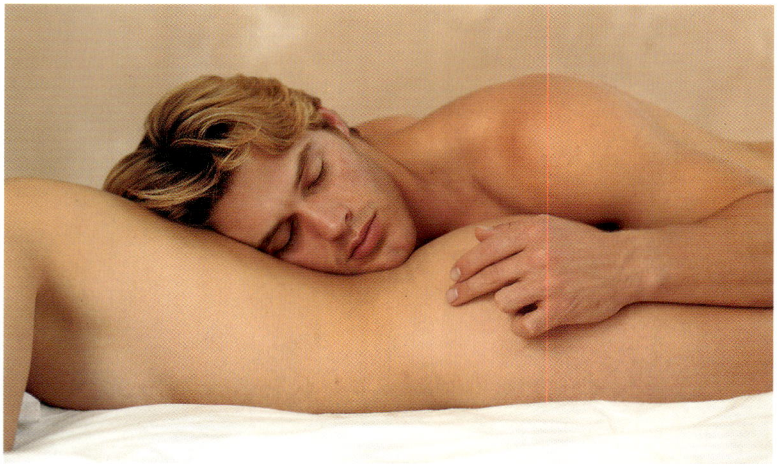

tintos le sirvan de guía, y si cree que ha llegado la hora de hacer una pausa, deténgase y permanezcan ambos en silencio dejando que los sentimientos emerjan. Los movimientos más imperceptibles y los momentos de mayor discreción son, a menudo, los más íntimos. Las suaves curvas del cuerpo de nuestro amante nos proporcionan el soporte para nuestro descanso.

Soplar delicadamente sobre la piel resulta igualmente delicioso. Tras la calurosa presión ejercida con los dedos durante el masaje, es maravilloso sentir sobre la piel la ligereza y la frescura de nuestro aliento. Sople la espalda de su pareja de arriba abajo y, también alrededor de las curvas de la parte inferior. Acerque los labios todo lo posible para que ella pueda sentir la calidez de su aliento y observe como reacciona la superficie de la piel. Abrazando a nuestra pareja conseguiremos prolongar la proximidad de nuestro contacto, y además acariciaremos su cuerpo con distintas partes de nuestra piel.

Con el dorso de la mano, pruebe a describir pequeñas ondas sobre la espalda de su pareja. Acaricie su cuerpo trazando pequeños círculos sobre su torso, con movimientos rítmicos. Estas suaves caricias producirán una intensa sensación de ternura y excitación en su pareja.

Cuando prestamos atención al otro, observando y sintiendo los cambios que puedan ir produciéndose a medida que transcurre el masaje, la intimidad del contacto se hace tan intensa que pronto ya no hay diferencia entre ambos y el cuerpo de nuestra pareja nos es tan familiar como nuestro propio cuerpo. Su pareja perderá toda noción del tiempo y se sumergirá en un mundo de deliciosas sensaciones.

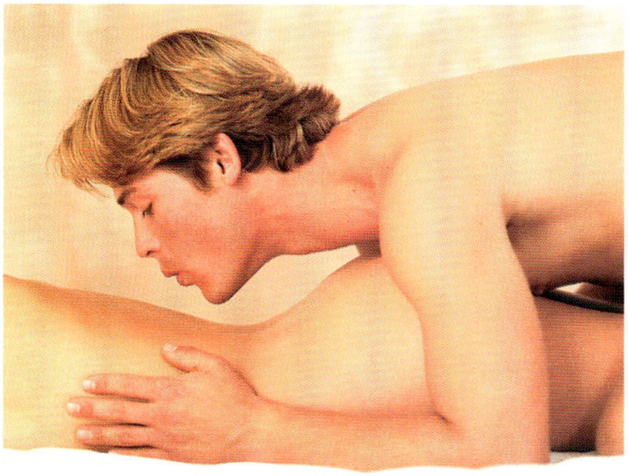

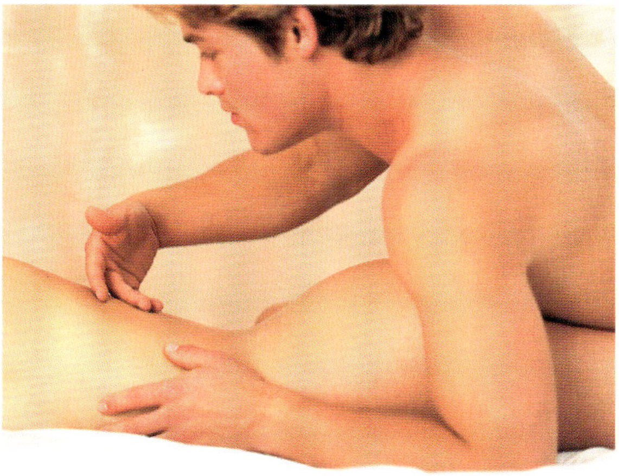

LA PARTE POSTERIOR DE LAS PIERNAS

Siguiendo el orden natural que nos marca el masaje sensual, tras trabajar la espalda, le llega el turno a la piernas.

Las piernas son la parte del cuerpo que descuidamos con mayor frecuencia. A pesar de todo el trabajo que realizan colaborando en la tarea de soporte y desplazamiento del cuerpo, prestamos mucha más atención a la cabeza y a la parte superior del cuerpo, la cual, para algunos, termina justo debajo de las caderas. Sin embargo, las piernas y los pies se merecen que nos ocupemos de ellos pues son los miembros que nos conducen hacia experiencias nuevas y diferentes.

ASPECTOS GENERALES SOBRE EL MASAJE DE LAS PIERNAS

Cuando realice el roce suave de la parte posterior de las piernas, empiece en el tobillo y luego muévase hacia arriba, a lo largo de la pantorrilla y hasta el muslo. Preste mucha atención cuando pase por la parte posterior de la rodilla, pues es ésta una zona muy sensible. La parte interior de los muslos es igualmente sensible. En estas áreas únicamente debemos ejercer una presión muy leve. Si las venas de su pareja presentan irregularidades, tales como varices u otras anomalías, debe limitarse a rozárselas con suavidad. Tenga cuidado y no le haga flexionar los miembros más allá del punto de resistencia. Una vez alcanzado este momento, lo que tenemos que hacer es volver a disminuir la presión. Tras el masaje de las piernas, pueden realizarse algunos ejercicios pasivos (Vea páginas 66-67) para desentumecer músculos y articulaciones. Entre todos los movimientos, escoja los óptimos para su pareja. Un ejercicio que produce una gran sensación de alivio consiste en elevar las piernas y bajarlas muy despacio y con suavidad.

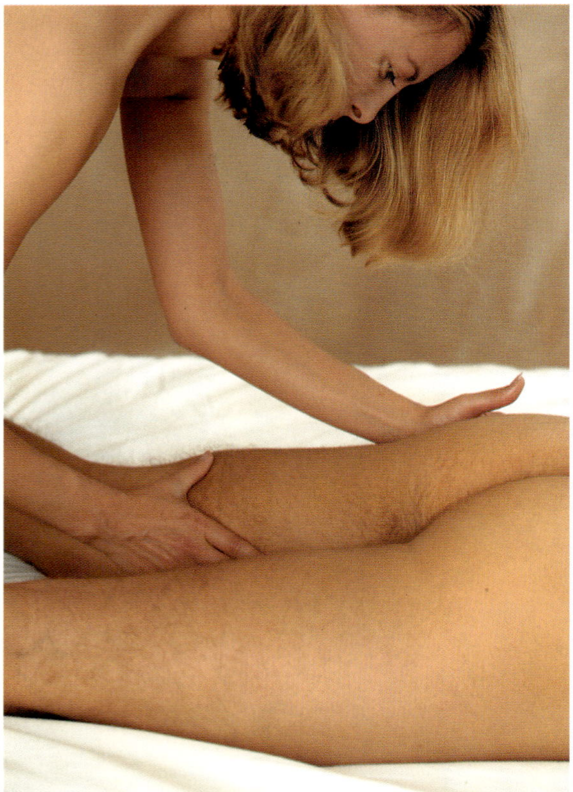

1. Roce suave de las piernas

Aplíquese en las manos un poco más de aceite y arrodíllese frente a los pies de su pareja. A continuación inicie el roce suave de las piernas empezando en el tobillo (fotografía pág. siguiente). Deslice ambas manos por la pierna hacia arriba, pasando por encima del muslo y la nalga (izquierda). Puede realizar primero el roce suave de una pierna y luego el de la otra o trabajar con ambas a la vez, todo depende de si su postura le permite alcanzar las dos piernas y al tiempo mantener el equilibrio. Acaricie la pierna en toda su longitud sin interrumpir el contacto, aumentando la presión en la parte superior de la misma y permitiendo que las manos se amolden a la forma curva y de abanico de los músculos. Incluya en su movimiento nalgas y caderas, y también la parte interna de los muslos, zona muy sensible y fácilmente excitable. Cuando pase las manos hacia abajo, arrastre levemente las puntas de los dedos sobre la parte anterior de la rodilla y la pantorrilla, siguiendo la forma de los músculos. Roce con los dedos el tendón que llega hasta el talón y, luego, acaricie el pie con la mano al tiempo que da la vuelta para volver a iniciar el mismo toque.

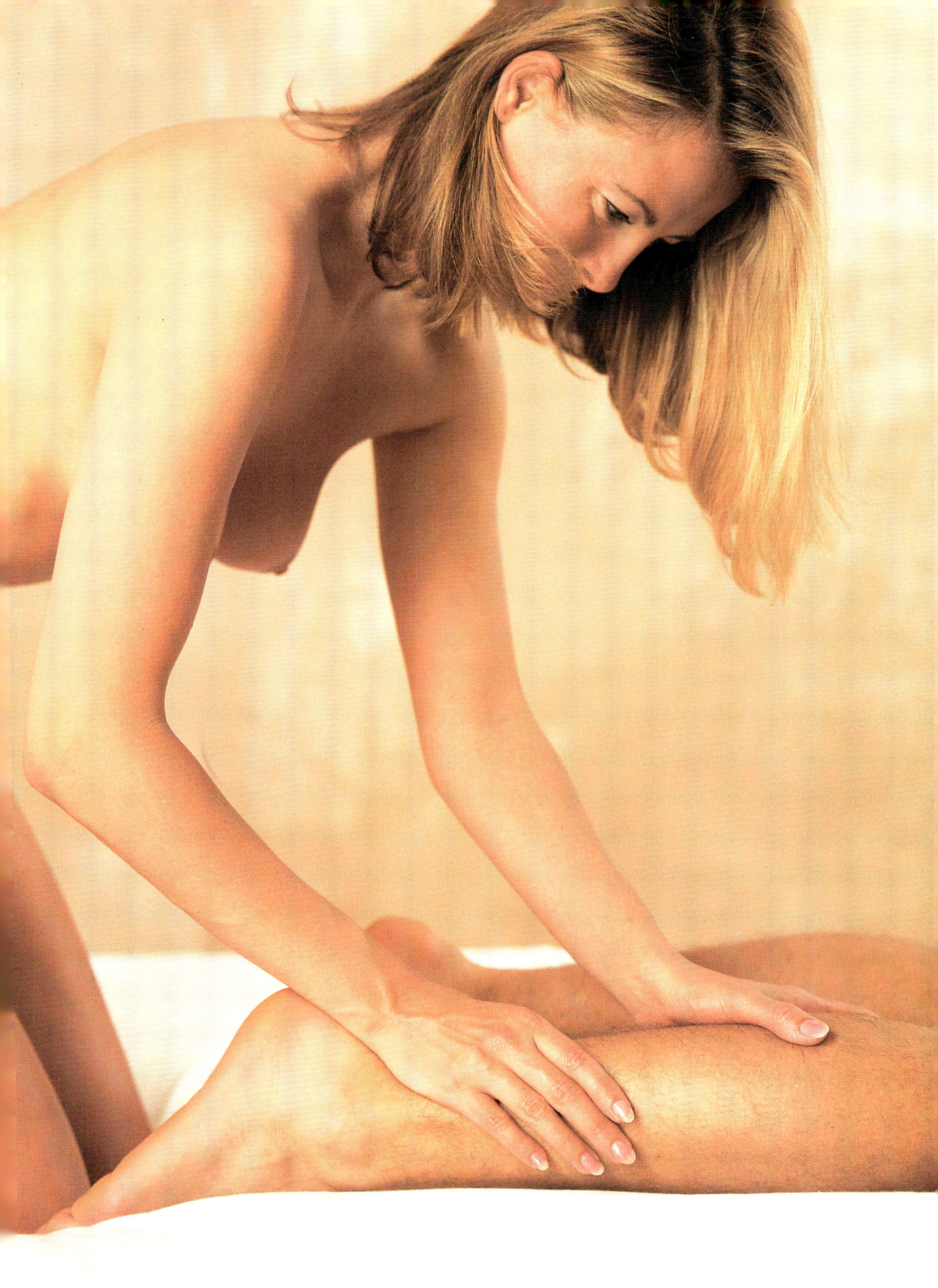

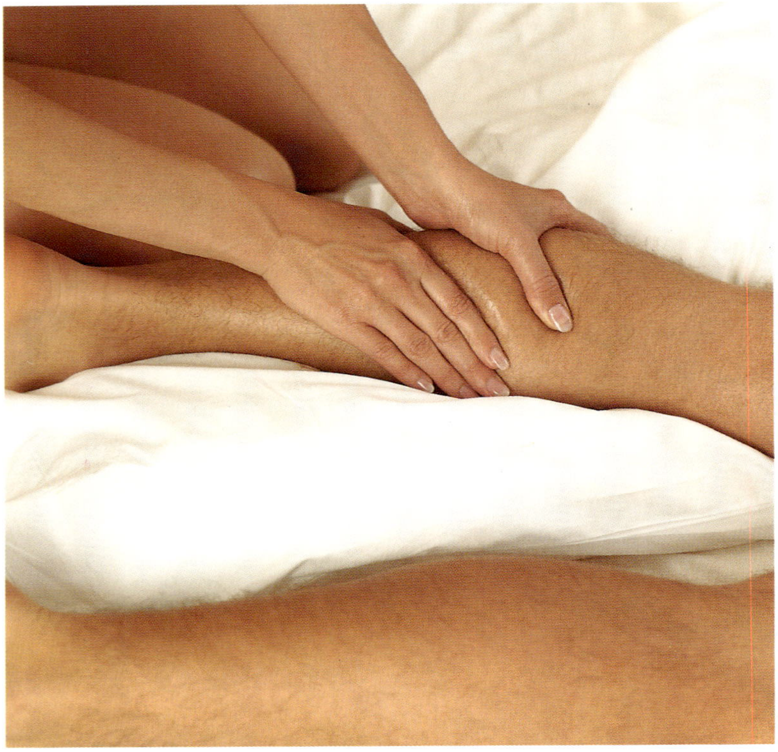

2. Compresión de la pantorrilla

Forme con sus manos la «boca de tigre» (Vea pág. 23) y agarre la pierna, justo por encima del tobillo. Con el pulgar a un lado de la pierna y el resto de los dedos en el otro, comprima los músculos que se ensanchan formando la pantorrilla. Vaya abriendo la mano para abarcar bien el músculo, cada vez más ancho, y disminuya la presión a medida que se acerca a la rodilla. Los movimientos de compresión colaboran en la eliminación de toxinas, especialmente del ácido láctico. Cuando más desarrollados están los músculos, mayor es la concentración de toxinas; si es éste el caso de su pareja, utilice ambas manos.

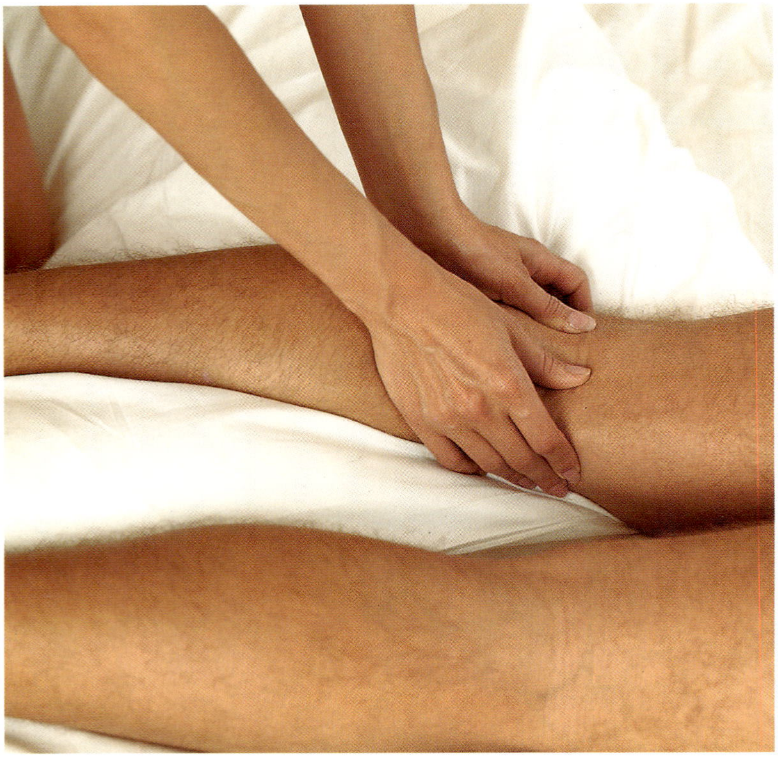

3. La parte posterior de la rodilla

Se trata de un área extremadamente sensible a la que hemos de dedicar especial atención. Coloque ambos pulgares en el centro de la región poplítea de la rodilla, que es más bien ligeramente cóncava y, presionando ligeramente, empiece lentamente a separarlos entre sí. Cuando los pulgares se acerquen a los extremos de la articulación, describa pequeños círculos presionando hacia abajo, despacio y con suavidad.
A continuación, deslice los pulgares hacia arriba, siguiendo los hoyuelos naturales de la carne. Para completar el movimiento, arrastre los pulgares por encima del muslo y apártelos lentamente.

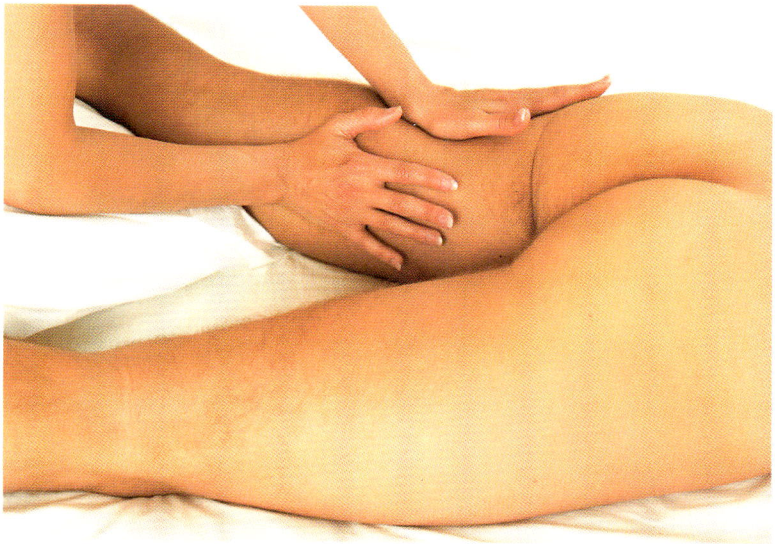

4. Compresión del muslo

Sitúese cerca de los muslos de su pareja. Coloque ambas manos sobre el mismo muslo y utilice las palmas para presionar los músculos. Procure que la presión que ejerce en la cara interna del muslo sea más leve, teniendo en cuenta que ésta es una zona muy sensible. Si la musculatura está desarrollada, utilice el tenar de la mano para comprimir los músculos que se encuentran en la parte posterior y en la cara externa del muslo. Prolongue la presión hasta los glúteos y el contorno de las caderas.

A PROPÓSITO DE LAS PIERNAS

En las piernas se encuentra el hueso más largo del cuerpo, el fémur, y una de las articulaciones más complicadas, la de la rodilla. El nervio ciático, uno de los nervios periféricos más importantes, baja pasando por la pelvis y recorre la parte posterior de la pierna hasta llegar al pie. Cualquier afección dolorosa de este nervio repercute, generalmente, en la parte inferior de la espalda. Los músculos de la pierna son particularmente fuertes. Entre ellos se encuentran tres largos músculos (sóleo y gemelos), situados en la parte posterior del muslo. Los pies proporcionan tanto movilidad como soporte estable, aunque sean los huesos de la pierna los que aguanten directamente el peso del cuerpo. Las piernas son unos miembros extremadamente fuertes y muy sensibles. Las partes posterior y externa del muslo reaccionan positivamente ante una presión firme, mientras que la parte interna del muslo y de la nalga es más delicada. La estimulación de esta zona puede resultar muy erótica. En los músculos de la pantorrilla puede aplicarse una presión razonablemente firme aunque, si se trata de una mujer, debería ser mucho más leve. Tanto los pies como los tobillos agradecen la libertad de movimiento que disfrutan durante el masaje, una libertad que, muy a menudo, les es negada.

5. Acariciando el muslo

Con el dorso de los dedos acaricie el muslo hacia arriba, en dirección a la región glútea. Esta parte de los dedos es muy sensible por lo que usted disfrutará también realizando este toque. Mantenga la presión lo bastante leve como para que resulte excitante y estimulante. Concluya cada pasada rozando las nalgas de su pareja con los dedos. Haciéndolo así conseguirá que las sensaciones producidas con sus caricias asciendan por la columna vertebral.

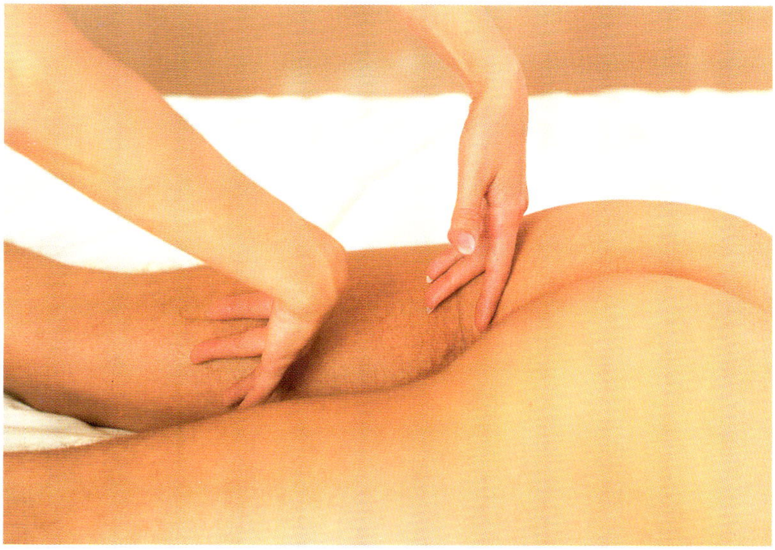

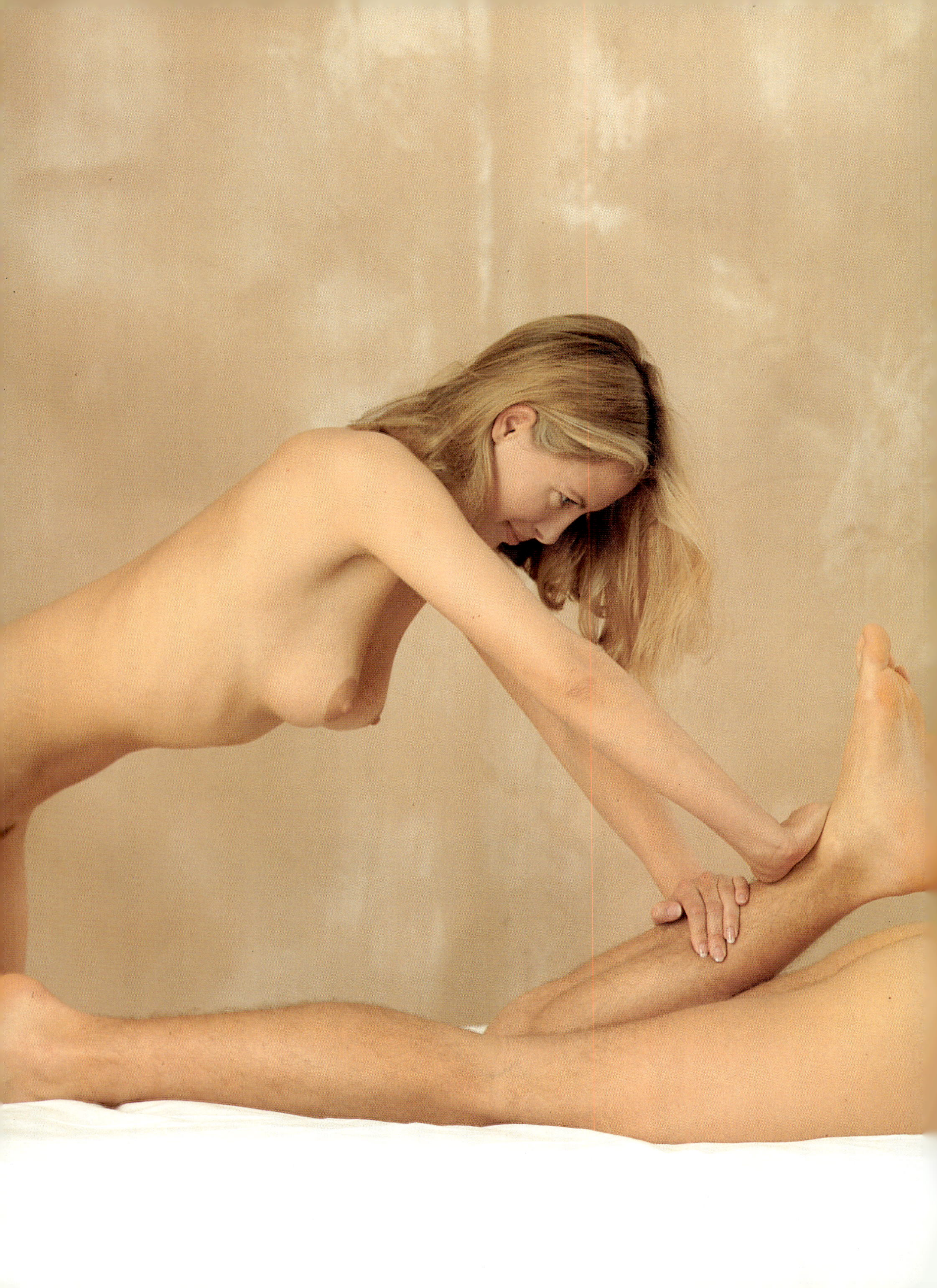

6. Estiramiento y rotación

Con movimientos amplios, generosos y enérgicos, empiece a amasar la parte posterior del muslo de su pareja (abajo). Limite la presión a la zona externa y posterior, y procure disminuirla aún más cuando manipule la cara interna respetando las arterias de la pierna. Frote y comprima los músculos del muslo; conseguirá reducir la tensión que almacenen haciendo que las sensaciones producidas con el masaje recorran toda la pierna hasta llegar al pie. A continuación deslice las manos lentamente hasta el pie, coloque una de ellas sobre el mismo y la otra alrededor del talón. Luego, si levanta un poco la pierna y tira de ella hacia usted, conseguirá que la sensación de estiramiento se extienda a las caderas y a la parte inferior de la espalda (arriba). Seguidamente levante un poco más la pierna y, muy despacio y sin forzarla, hágala girar varias veces hacia ambos lados (superior derecha). Sostenga el pie por el tobillo y por su parte superior procurando que sean sus manos las que soporten todo el peso de la pierna. Este ejercicio proporciona una agradable sensación en los músculos posteriores del muslo. Para completar el estiramiento del muslo empuje la pierna flexionándola hacia la nalga (fotografía a doble página). Continúe presionando con los brazos hasta notar que ha alcanzado el punto en que la pierna ofrece cierta resistencia a la flexión. Finalmente, y sin soltar las manos, vuelva la pierna a su posición inicial.

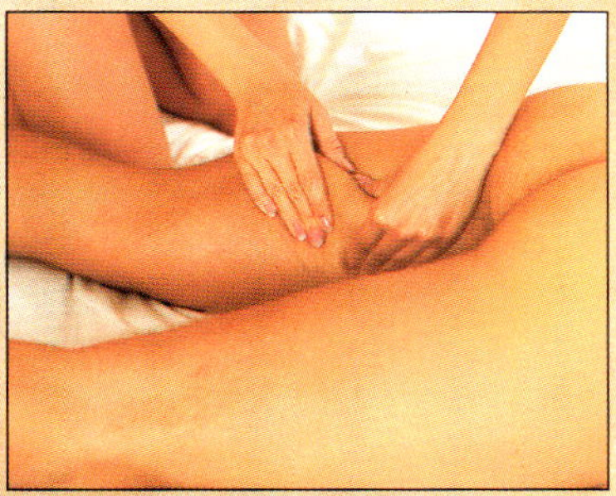

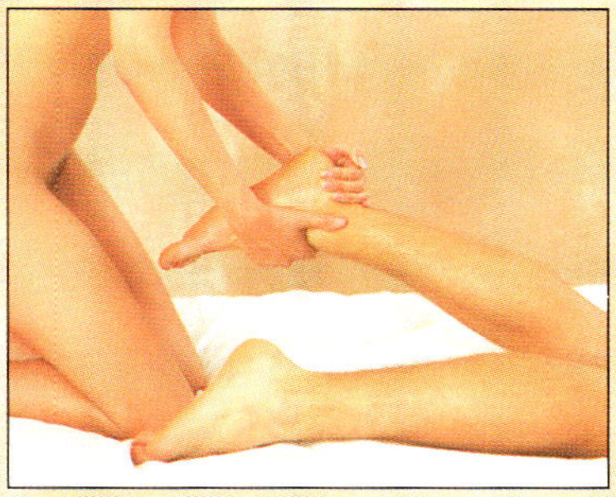

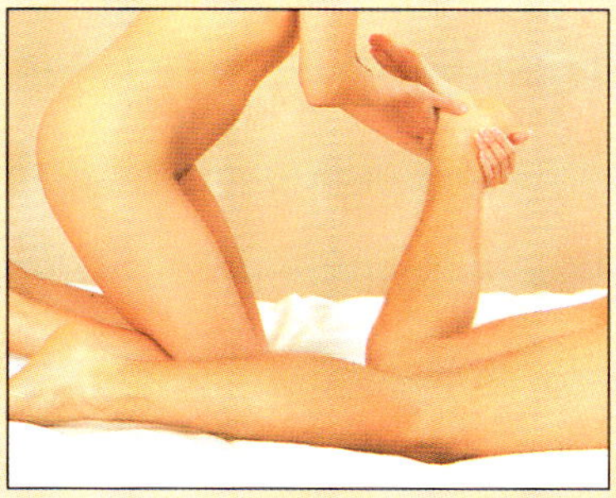

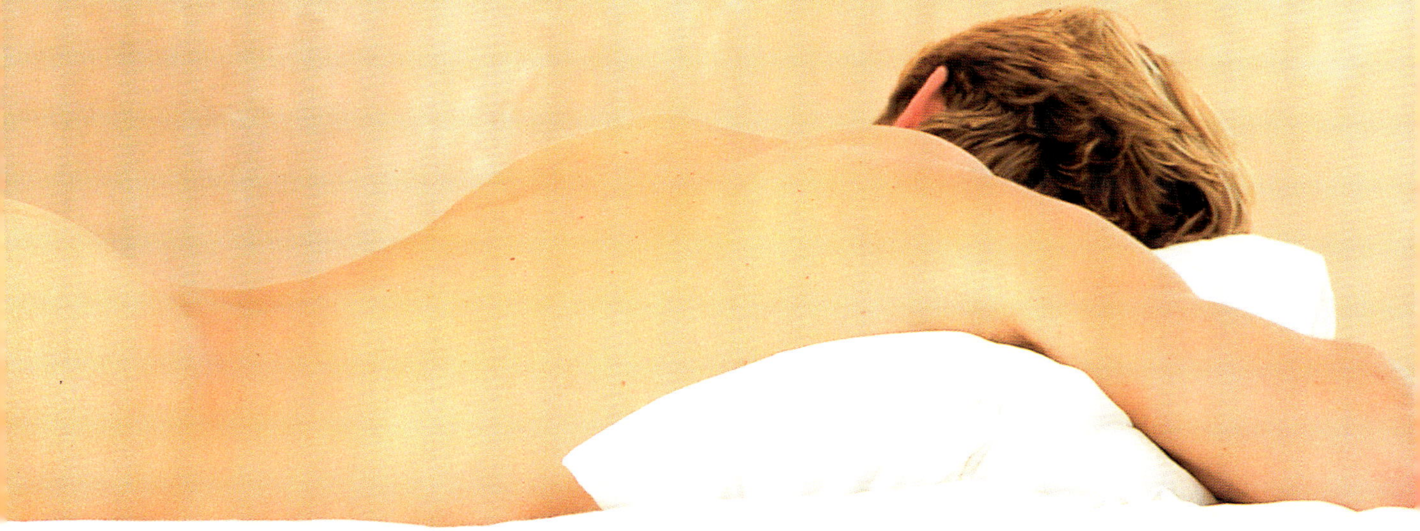

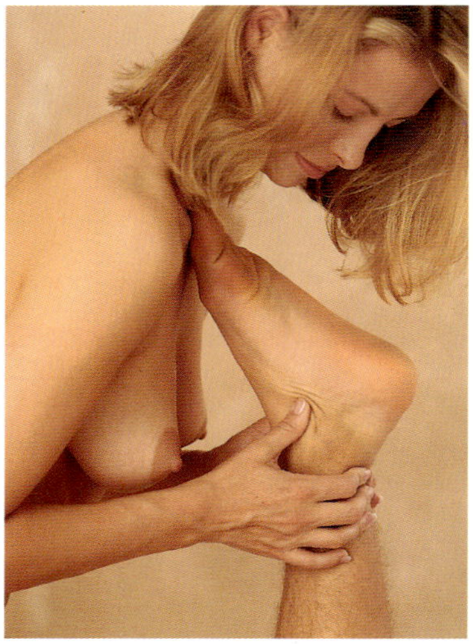

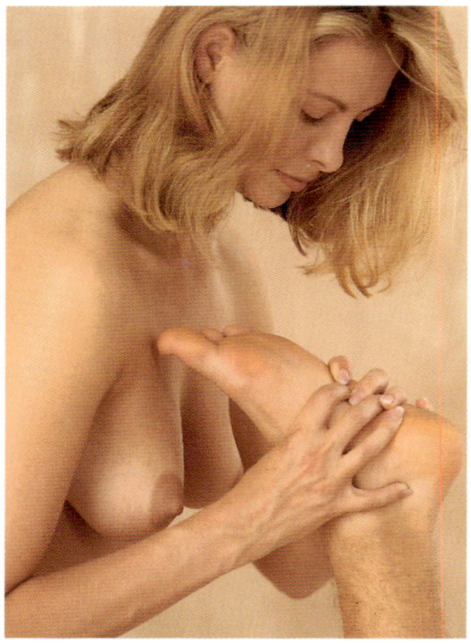

La estimulación, de la cabeza a los pies

La mejor manera de concluir el masaje de las piernas es masajeando los pies. Las zonas reflejas del pie mantienen conexión con todos los órganos del cuerpo, por esta razón, mediante su masaje, es posible revitalizar todo el sistema e incluso hacer llegar el efecto de nuestra manipulación hasta los mismos huesos. Al finalizar el masaje, repose durante unos instantes y deje que las sensaciones recién producidas se difundan por todo el cuerpo.

El masaje de la parte posterior del cuerpo proporciona fuerza y apoyo a su zona frontal, mucho más vulnerable. Cuando toda la parte posterior del cuerpo esté relajada y estimulada, concluya el masaje acariciando a su pareja con delicadeza y suavidad, de la cabeza a los pies.

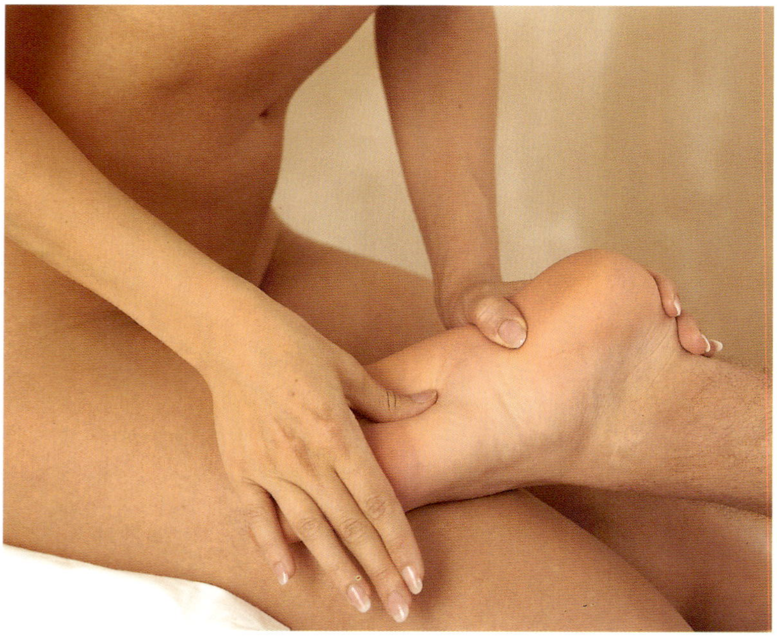

7. Completando el masaje de las piernas

Levante la pierna de su pareja y dóblela acercándola hacia usted y empiece a masajear con firmeza la zona correspondiente a la articulación del tobillo (fotografía más a la izquierda). Lentamente, use los pulgares para describir círculos a ambos lados, cerca del hueso.
A continuación, pase las manos hasta el pie y sujételo por debajo con los pulgares. Cruce los dedos de una mano con los de la otra sobre la planta del pie y luego empiece a separarlos lentamente (izquierda). Este movimiento expande el pie y produce una sensación de libertad y espacio. Reduzca la presión al acercarse a los lados del pie y rodee con las manos la articulación del tobillo y el empeine. Repita el mismo movimiento varias veces.
A continuación, deje que el pie de su pareja repose en su muslo, y con los pulgares ejerza presión sobre la planta (inferior izquierda). Sirviéndose de una presión razonablemente firme, presione con las yemas hasta cubrir toda la planta. Este ejercicio produce una intensa sensación de descanso que se extiende a todo el cuerpo. Tanto al ejercer presión como al apartar los dedos, procure que sus movimientos sean lentos y uniformes para así aumentar el efecto hipnótico de su ritmo. Seguidamente, empuje despacio el pie hacia abajo y repita los mismos ejercicios con la otra pierna. Al terminar, descanse durante unos momentos mientras con las manos sujeta los pies de su pareja (fotografía página siguiente). Comprobará lo beneficiosos que resultan para ambos estos instantes de calma y quietud.

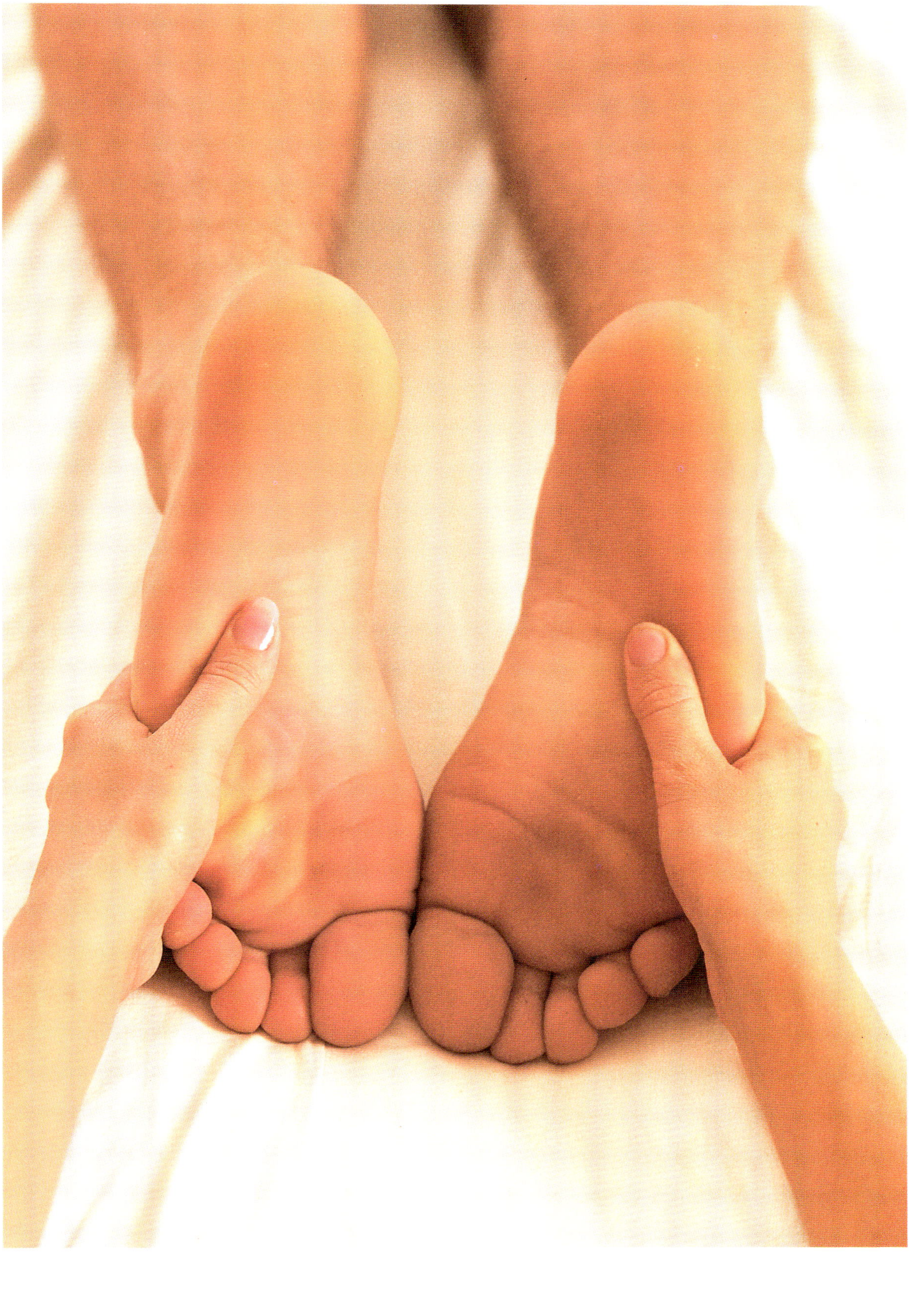

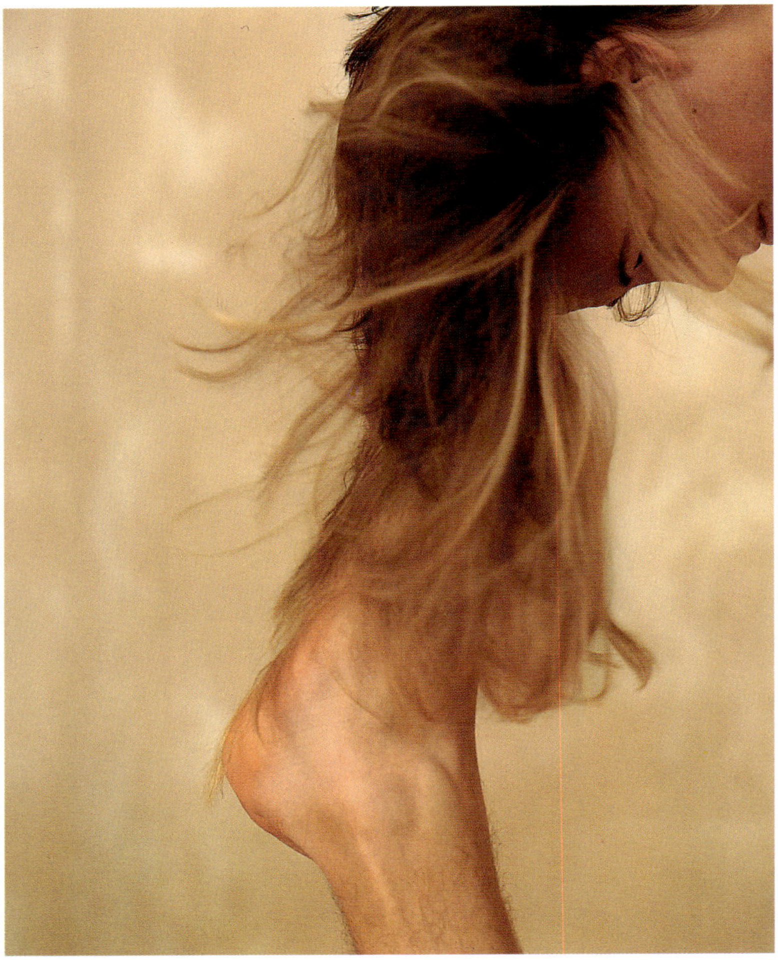

ALGUNOS CONSEJOS PARA LAS PIERNAS

Cuando las piernas están relajadas, además de tener un aspecto excelente, se sienten estupendamente. Tras masajearlas, dedique algún tiempo a descubrir junto con su pareja otras sensaciones y movimientos sensuales.

La planta de los pies es un área muy sensible, y a menudo cosquillosa, que reacciona muy fácilmente al tacto. Juguetee con los dedos del pie de su pareja; este ejercicio puede ser muy erótico. Los dedos del pie pueden constituir también una fuente de inmenso placer y hacer que nos riamos como niños felices. Estimule los pies de su pareja rozándolos con el cabello; descubrirá nuevas e interesantes sensaciones. Si tiene el pelo lo suficientemente largo y su pareja es capaz de soportarlo, acarícIele todo el pie, y con las puntas del cabello dele suaves golpecitos en las plantas. Unos golpecitos rápidos y leves pueden resultar muy excitantes. Tam-

bién es agradable que su pareja hunda el pie en su melena...

El movimiento de las piernas puede ser muy elegante. Pierna con pierna, pie con pie, nuestras piernas se unen mientras las sensaciones se transmiten a través de los pies. Sienta con sus pies a la otra persona y experimente creando diversas formas con las piernas. Juegue con sus piernas, flexiónelas y estírelas como si fuese en bicicleta. Note las diferentes sensaciones que se suceden al utilizar las sensibles y blandas almohadillas de los pies para empujar y mover las piernas hacia su pareja.

Dedique el tiempo necesario a conocer con todo detalle las piernas de su pareja. Estreche su cuerpo contra ellas o acarícielas suavemente con los dedos de los pies. También con los pies, muy despacio, compruebe su longitud. Un ejercicio muy sensual consiste en soplar levemente entre los dedos de los pies de su pareja, separando cada dedo y tirando de él con suavidad. Apoye su cadera o espalda contra la cadera o espalda de su pareja y frótele las piernas con las suyas, percibiendo cada detalle de su piel.

Como consecuencia natural del masaje, el cuerpo se integra en sí mismo convirtiéndose en un todo. Los movimientos se transforman en movimientos espontáneos y expresivos, como si sintiéramos realmente que nuestros miembros forman parte de nosotros. Resulta mucho más fácil y relajante mover las piernas cuando sentimos que están por entero conectadas a nuestra espalda. Junto con su pareja, manifieste el bienestar de sus piernas y comparta con ella su satisfacción. Aprenda a conocer a su pareja a través de las piernas y convierta ese contacto en un contacto íntimo y especial.

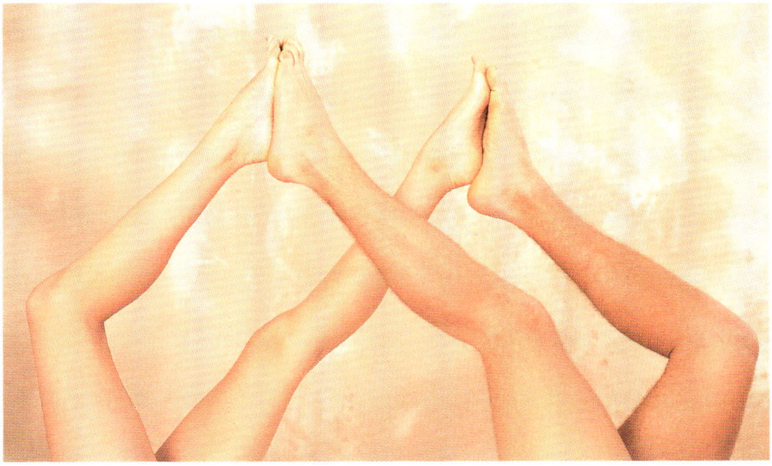

EL CUELLO

Para poder realizar los movimientos siguientes, su pareja debería estirarse sobre su espalda y arrodillarse usted enfrente de su cabeza, con una rodilla a cada lado de la misma. Antes de empezar a trabajar con el cuello, dedique unos momentos a sensibilizarse con el cuerpo de su pareja. Durante el masaje deberíamos tener en cuenta que la parte frontal del cuerpo es, naturalmente, más vulnerable y está más expuesta que la espalda. Note la suavidad y la armonía de las formas del cuerpo de su pareja, desde el sobresaliente pecho hasta el abdomen, las caderas y las piernas. Note la delicadeza de los rasgos faciales, de los músculos del cuello, concentre toda su atención en los hombros, y luego, despacio y suavemente, coloque ambas manos sobre el pecho de su pareja. El cuello es una zona muy a menudo en tensión, pero sin embargo, en esta posición, los músculos reposan de un modo natural y no tienen que soportar el peso de la cabeza. Un masaje suave y calmante del cuello afecta inmediatamente la parte superior de la espalda. Dos músculos a tener en cuenta al realizar el masaje del cuello son, el trapecio (situado en la parte posterior del cuello) y el esternocleidomastoideo (situado en la parte lateral del cuello), el cual permite que movamos la cabeza hacia los lados. La vértebra cervical sobre la que se apoya la cabeza forma una curva espinal natural. Si extendemos el cuello mediante ejercicios de estiramiento, notaremos una sensación de alivio que nos recorre desde la columna hacia abajo.

Los roces suaves efectuados alrededor de los pechos y las costillas conectarán las sensaciones

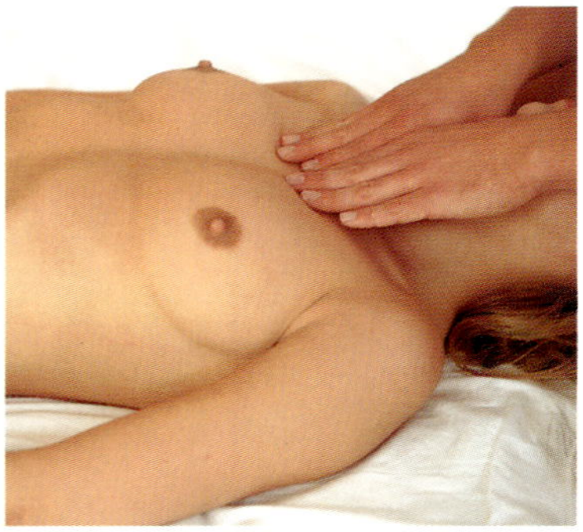

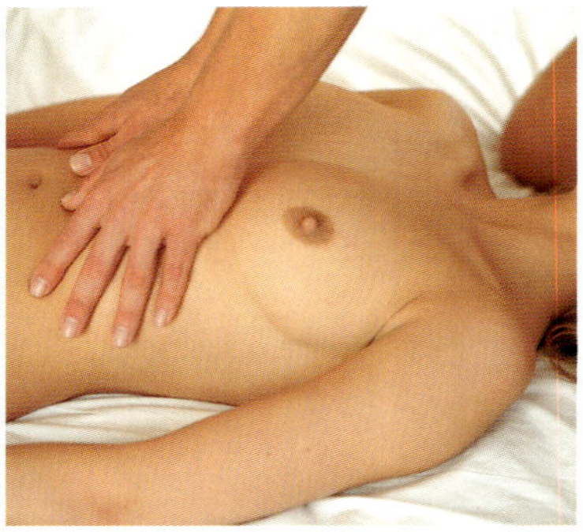

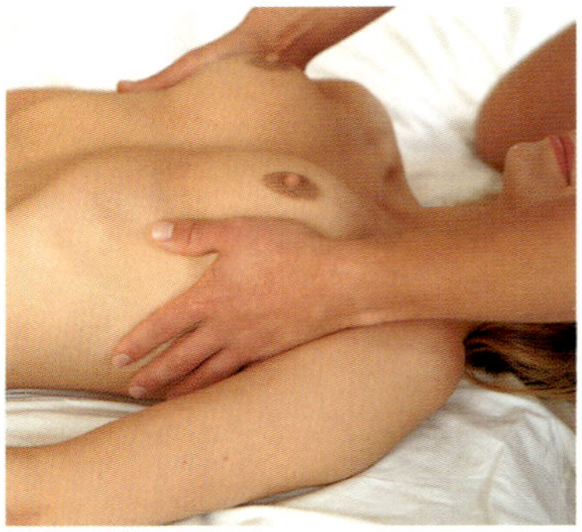

1. *Roce suave y estiramiento*
Viértase un poco más de aceite en las manos. Inicie el masaje colocando las puntas de los dedos suavemente en el pecho de su pareja (arriba) y luego deslice ambas manos hacia delante, por entre los pechos. Separe las manos para seguir la curva del cuerpo de su pareja y acaríciele la zona costal con los dedos (arriba centro). Al volver las manos, apriete la carne con firmeza y, a continuación, suavemente, empuje hacia arriba los costados del cuerpo (superior derecha) arrastrando ligeramente los dedos. Curve las manos para rodear los hombros, escurra los dedos bajo éstos y, con el tenar de la mano, empuje hacia delante, lejos de usted (inferior derecha). A continuación deslice las manos hacia arriba, por la parte posterior del cuello, hasta que los dedos lleguen a la base del cráneo. Complete el ejercicio tirando del cuello hacia atrás y hacia usted para estirarlo y reducir la tensión de la columna (fotografía página siguiente). Separe las manos haciéndolas pasar por entre el cabello y, con suavidad, devuelva la cabeza a su posición inicial. Repita este movimiento varias veces con gestos deslizantes y generosos.

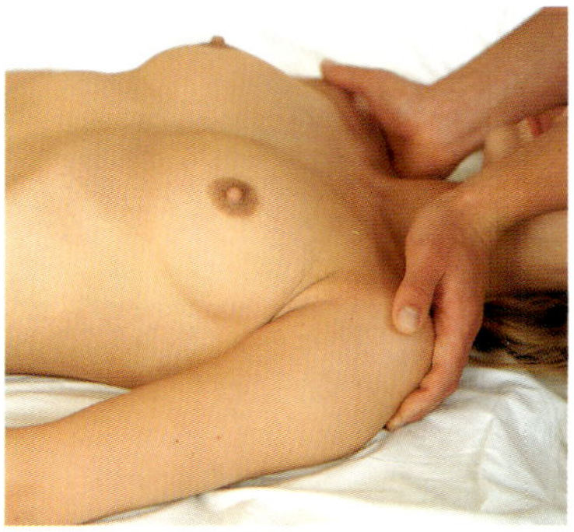

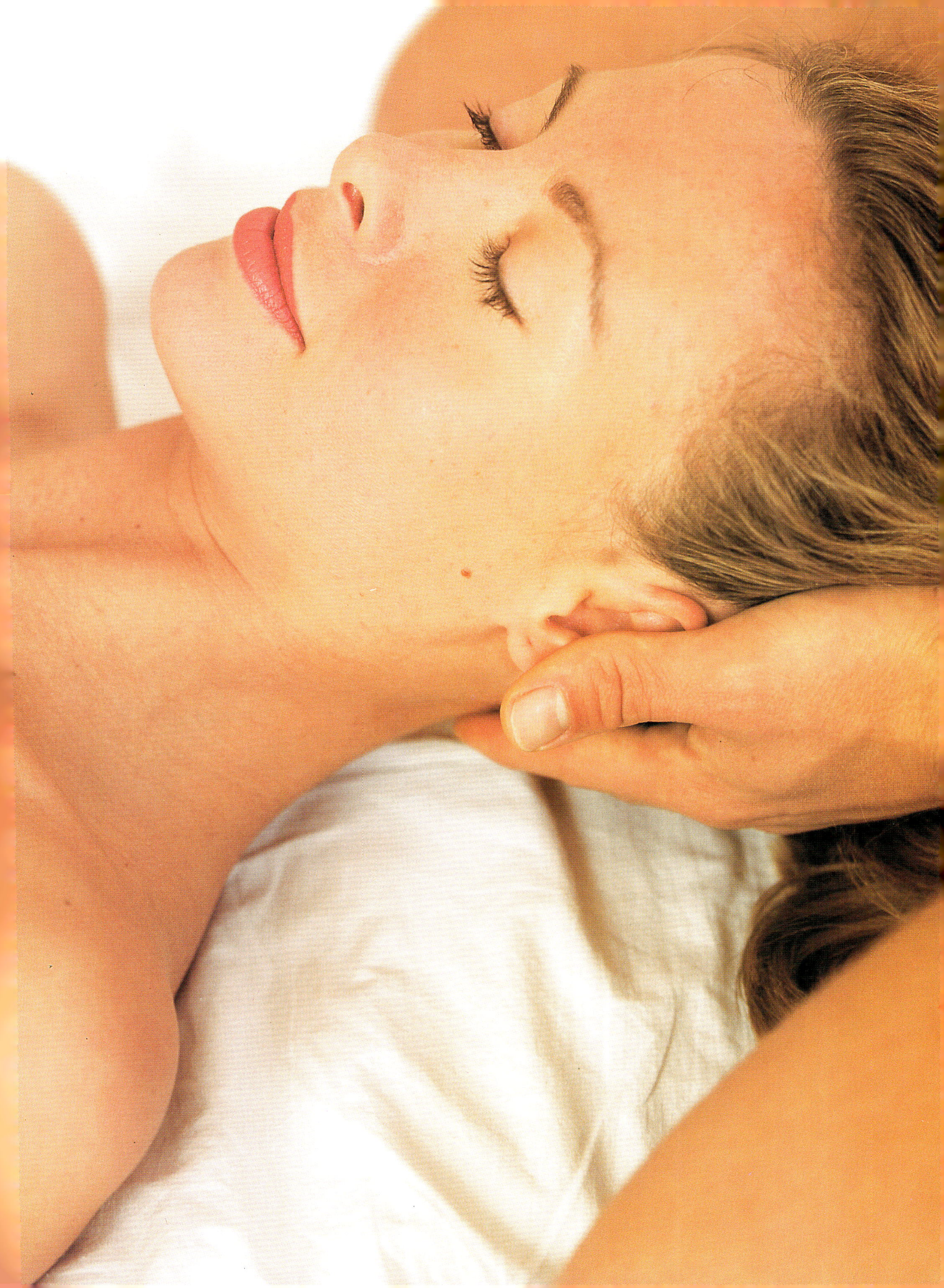

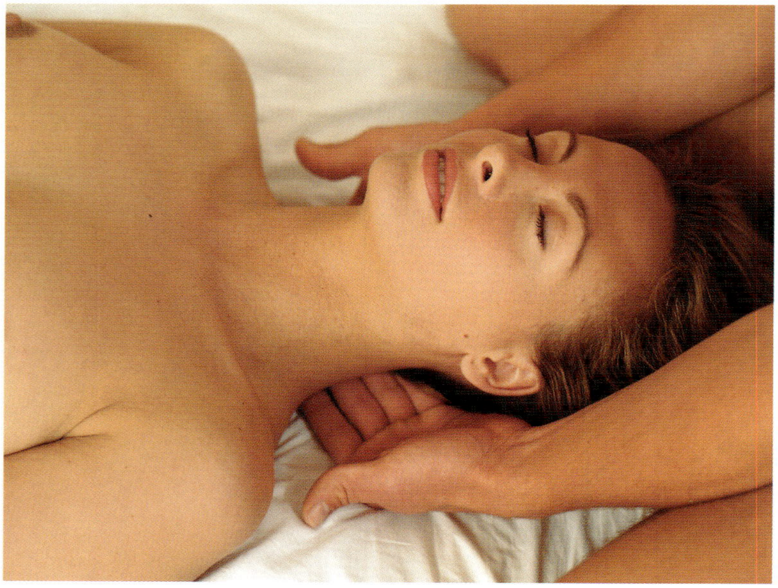

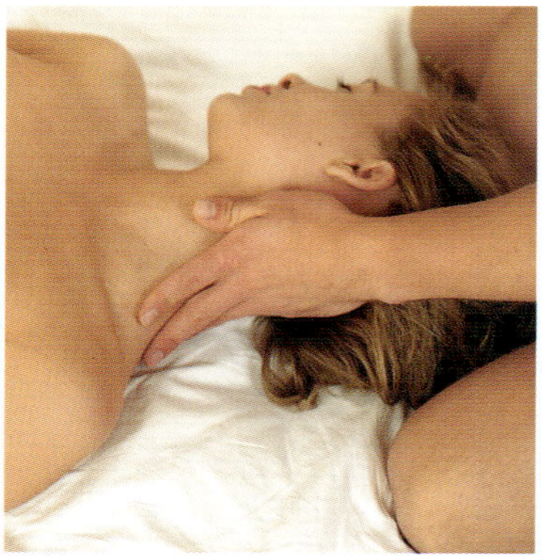

del torso con las del cuello. De hecho, cuando estiramos el cuello y empujamos los hombros, toda la parte superior de la espalda empieza a sentir alivio. Para intensificar esta sensación de alivio, además de realizar los movimientos del masaje de relajación (Vea pág. 38-39), coloque ambas manos bajo el cuello de su pareja y describa pequeños círculos con los dedos. Apretando con suavidad la base del cuello, además de disminuir la tensión, intensificaremos la sensación de erotismo. Para completar el masaje, relaje el cuero cabelludo de su pareja, revuélvale el pelo y, asiéndolo con las yemas de los dedos cerca de la raíz tire de él con suavidad.

Sólo tras relajar el cuello seremos capaces de sentirnos libres y de experimentar una especie de sentimiento de euforia. No es una exageración decir que un cuello relajado y distendido crea un estado de ánimo mucho más abierto y flexible.

2. *Rotación*

Coloque las manos bajo el cuello de su pareja y describa pequeños círculos sobre los músculos situados a ambos lados. Utilice las yemas de los dedos y muévalas lentamente desde la base del cuello hacia el cráneo (superior izquierda). Vuelva la cabeza y acaricie el cuello con la palma de la mano (arriba). Al llegar a la base del cráneo, utilice las yemas de los dedos para presionar la carne hacia abajo, firme y uniformemente (inferior izquierda). Revuelva el pelo de su pareja como si quisiera aplicar champú (abajo) y termine cogiendo entre los dedos mechones de cabello y acariciándolos hasta su extremo (fotografía pág. siguiente).

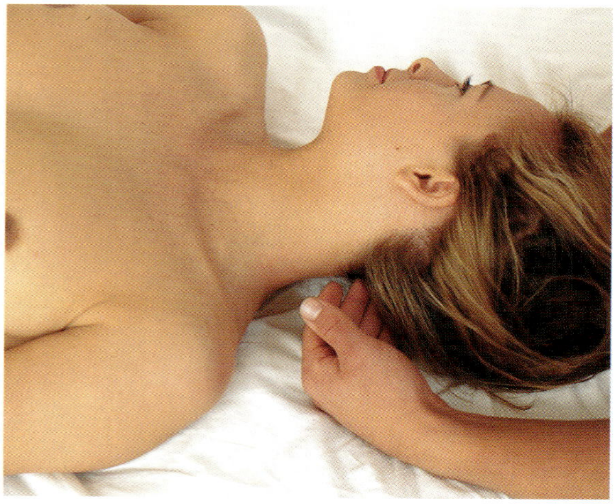

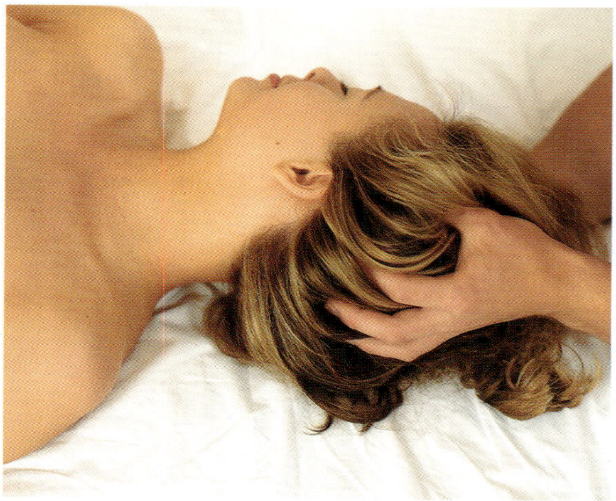

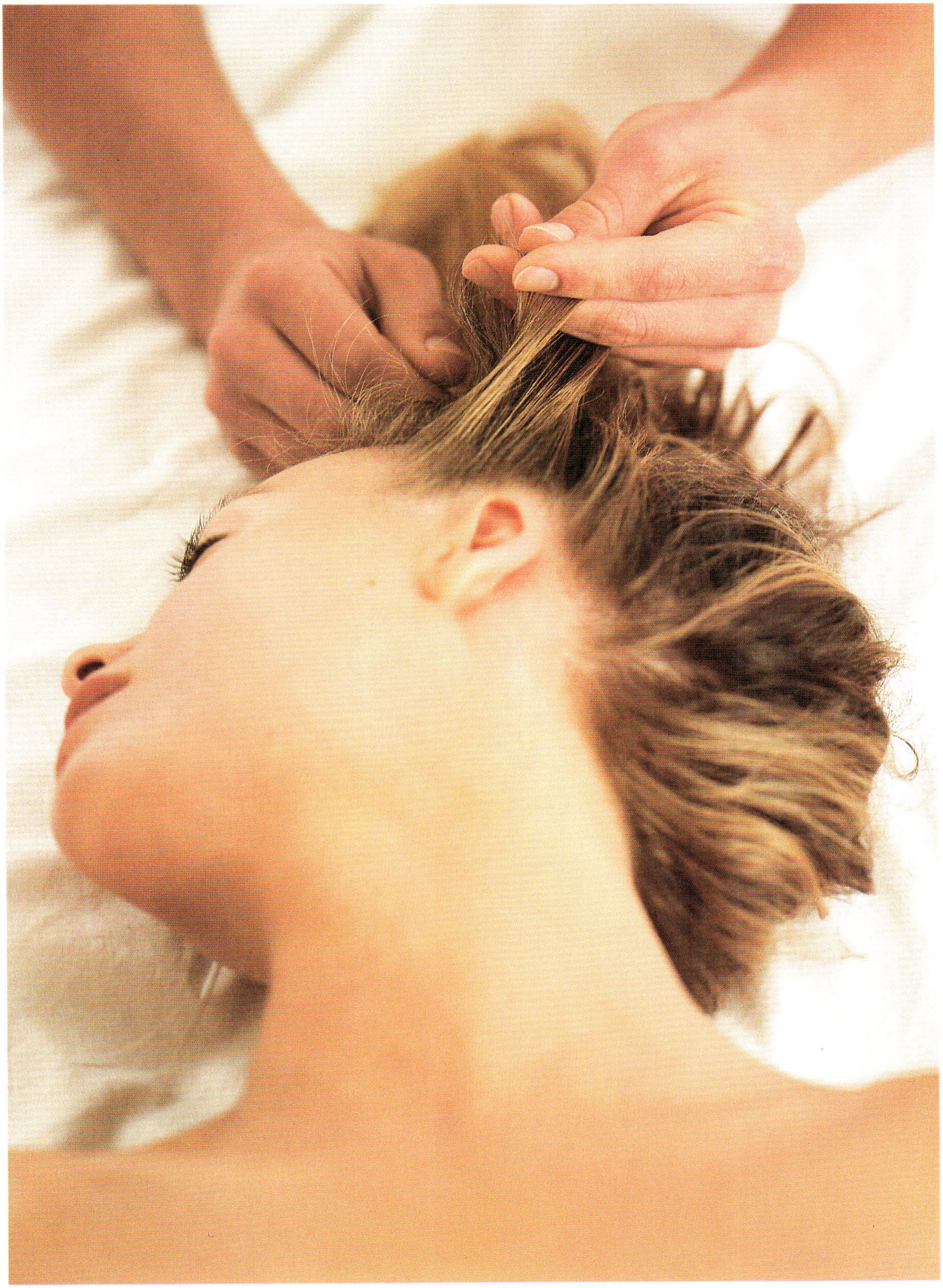

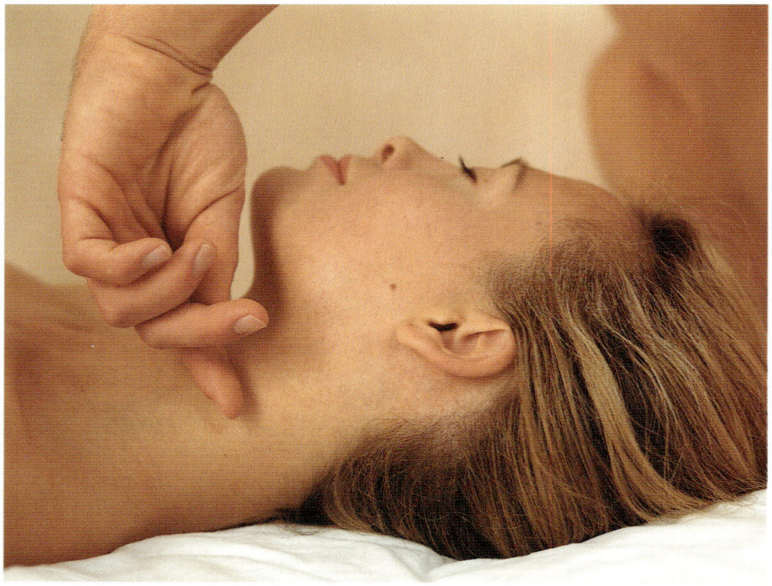

ALGUNOS CONSEJOS PARA EL CUELLO

La región formada por el cuello y la garganta es extremadamente delicada y sensible y, por tanto, una de las partes del cuerpo más fácilmente estimulable. Mediante toques tiernos y delicados, conseguirá despertar los sentidos de su pareja.

Acaricie suavemente la garganta de su pareja utilizando el sensible dorso de sus dedos. Explore cada detalle y lentamente deslice los dedos hacia arriba, hasta llegar al mentón. Aunque apenas lo toque, conseguirá que miles de sensaciones se apoderen del cuerpo de su pareja. También puede

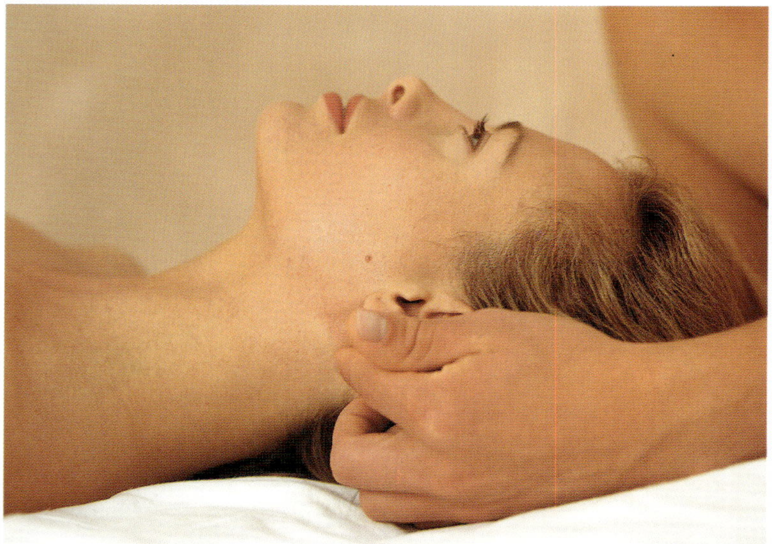

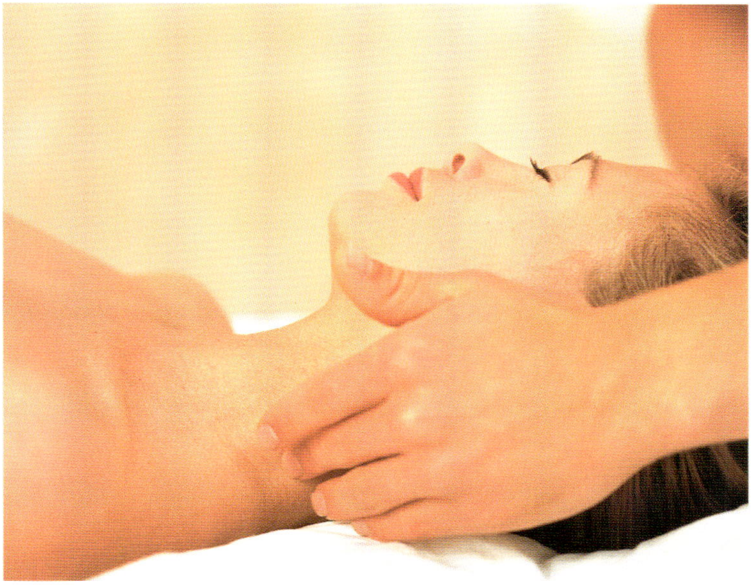

servirse de su dedo índice para rozar el contorno de su oreja, hacia delante y hacia atrás. La piel que se encuentra tras la oreja es una piel muy fina y delicada; estimúlela con las yemas de sus dedos rodeando delicadamente la línea del cabello. Pruebe también a acariciar ambos lados del cuello de su pareja; descubrirá lo maravillosas que pueden resultar las sensaciones producidas mediante este movimiento. Inicie este ejercicio en el sensible hoyo que se forma encima de las clavículas y deslice el dedo hacia arriba, lentamente, hasta alcanzar el hoyuelo que aparece detrás de la oreja. Los exquisitos escalofríos producidos por este toque, recorren la piel rodeando el cuero cabelludo y descendiendo por la columna. Podrá observar cómo su pareja se estremece, al punto que la piel se le pone de carne de gallina. Escoja algunos mechones de entre la cabellera de su pareja y, tensándolos con los dedos, tire de ellos con suavidad. Prolongue esas sensaciones tomando el cabello hasta llegar a su extremo.

Al estudiar el cuerpo de nuestra pareja, observando con atención el modo en que reacciona, aumenta el sentimiento de ternura e intimidad que existe entre ambos. Encontrar nuevos modos de satisfacer a nuestra pareja es en sí una experiencia nueva y placentera, una experiencia que nos proporciona sensaciones y sentimientos que desconocíamos hasta entonces. Durante el masaje, compartan sus experiencias y expresen el modo en que el cuerpo de uno hace sentir al otro.

LA CARA

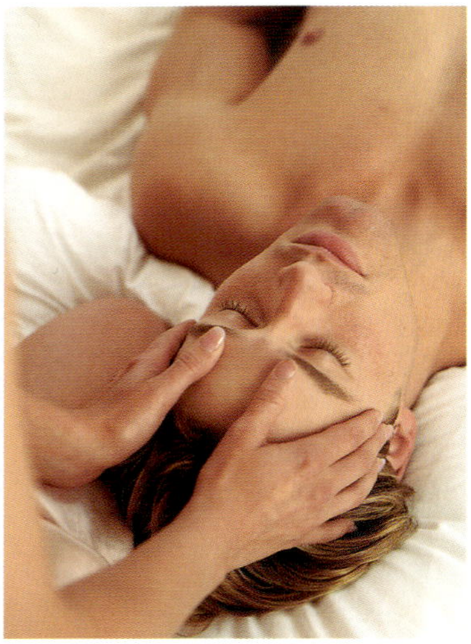

Tras masajear y estimular el cuello y el cuero cabelludo, centre su atención en la cara. Masajeando delicadamente la cara puede conseguir que toda la cabeza experimente una gran sensación de bienestar. Coloque ambas manos sobre la frente de su pareja y permanezca de este modo durante unos instantes intentando averiguar su estado de ánimo.

Constantemente nos servimos de los delicados músculos de la cara para expresar lo que sentimos y, por esta razón, es muy fácil que puedan entumecerse. La fluidez de la expresión facial se obstaculiza cuando la tensión se acumula en la frente, alrededor de los ojos y en las mandíbulas. La boca, una estructura provista de una impresionante movilidad, es muy sensual y sus terminaciones nerviosas son extremadamente sensibles al tacto. Cuando nos sentimos tranquilos, nuestra frente aparece tersa y relajada. Por otro lado, con nuestros ojos somos capaces de contarle al mundo lo que sentimos.

1. Toques de relajación
Aplíquese un poco de aceite en las manos. A continuación, coloque ambos pulgares en el centro de la frente de su pareja y, delicadamente, extienda los dedos sobre su cabeza (arriba). Separe los pulgares entre sí, gradual y uniformemente, y reduzca la presión a medida que los acerca a las sienes. Al llegar aquí, prolongue dicho movimiento sobre las cejas (inferior izquierda). Sin interrumpir la continuidad del movimiento, apoye las yemas de los pulgares justo debajo de la cuenca de los ojos. Empezando en el extremo exterior, ejerza una presión suave a lo largo de los músculos, y al llegar a la nariz intente efectuar tocamientos diminutos a un ritmo constante (inferior derecha). Lleve los pulgares hasta el hueso de las mejillas, apoye las manos sobre éstas y luego deslícelas hacia las orejas (foto página siguiente). Con suavidad, rodee con sus manos la cara de su pareja y empuje los músculos hacia arriba para formar una sonrisa.

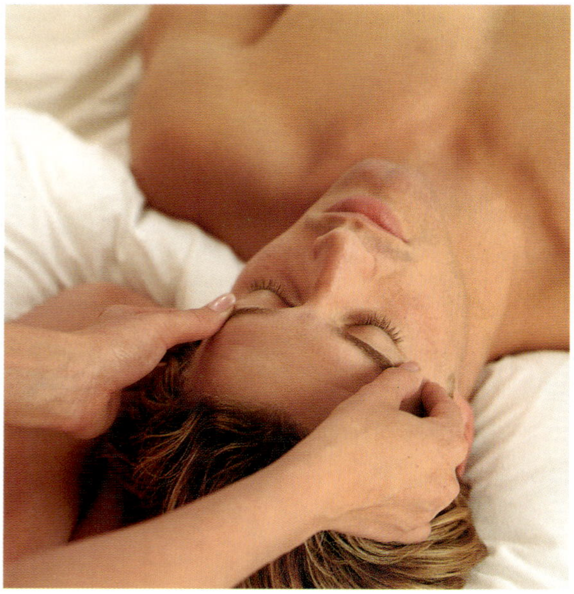

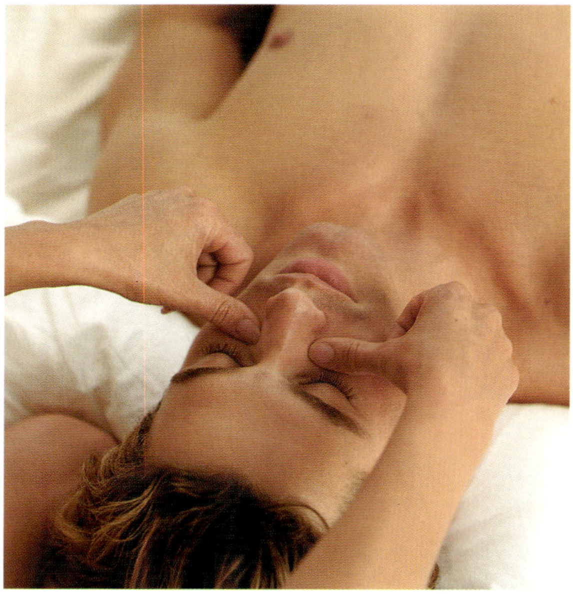

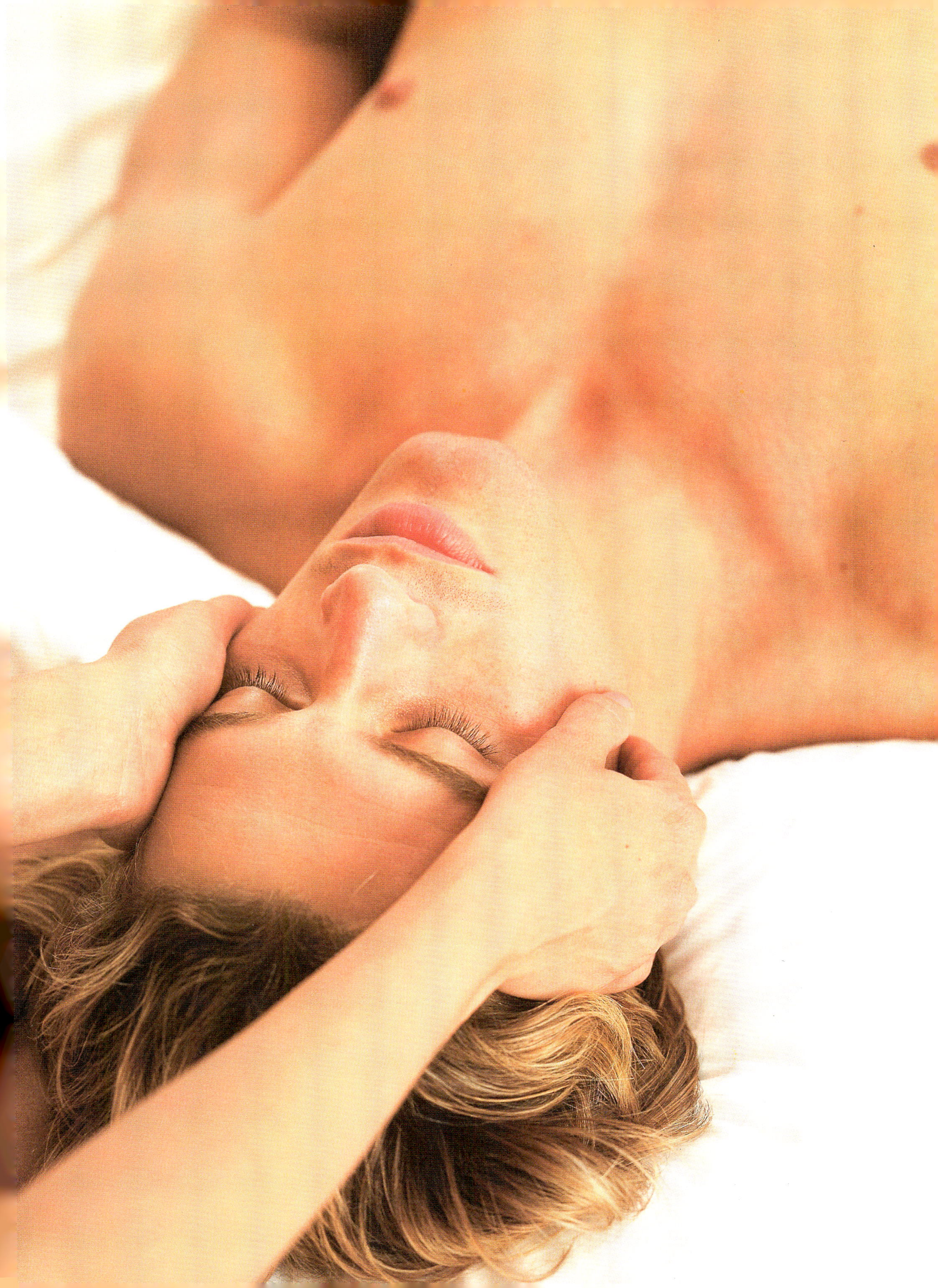

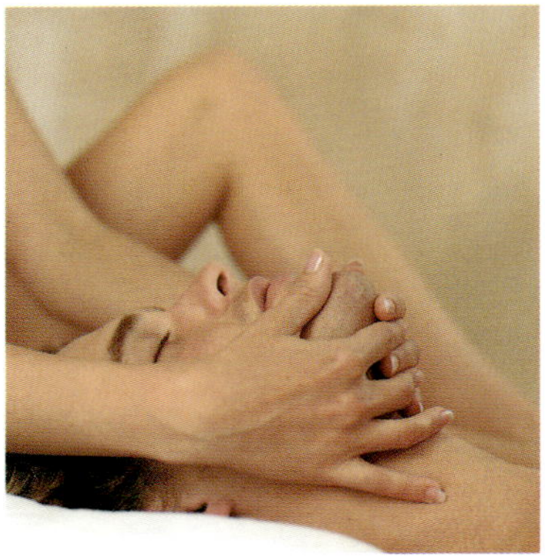
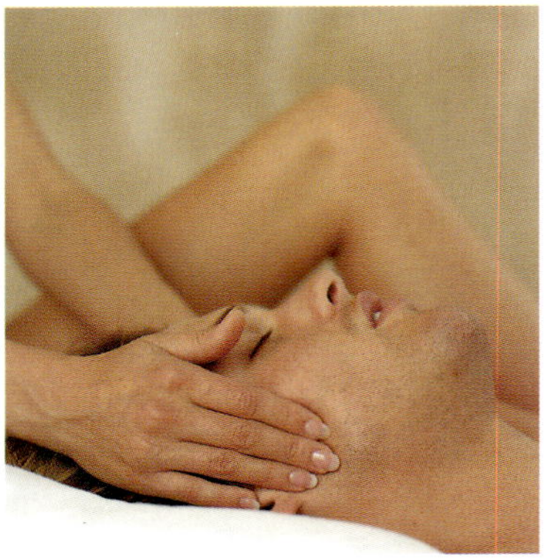

2. *Movimientos circulares*

Entrelace los dedos de una mano con los de la otra por debajo del mentón de su pareja y, a continuación, sepárelos siguiendo el contorno de la mandíbula (superior izquierda). Coloque los pulgares encima del mentón y el resto de los dedos debajo y deslice las manos hacia arriba, rodeando la mandíbula hasta llegar a la articulación. Seguidamente, sírvase de las yemas de los dedos para describir amplios círculos alrededor de la articulación (superior derecha). Acaricie suavemente la nariz efectuando un movimiento de rotación de los pulgares desde el caballete hasta el extremo mismo de la nariz (inferior izquierda). Repita este ejercicio varias veces y luego siga la curva de la nariz hasta llegar a los labios (inferior derecha). Roce levemente la boca de su pareja con el dedo. Para proseguir estimulando los sentidos de su pareja, apriete y tire de sus lóbulos con la ayuda del pulgar y otro dedo (fotografía página siguiente). Inclínese sobre su pareja y rócele los lóbulos con los labios.

Hasta que no nos dan un masaje facial no comprendemos lo mucho que se utilizan los músculos de la cara. Cuando acaricie la frente de su pareja cualquier tirantez empezará a desvanecerse y conseguirá que el mismo sentimiento de alivio se extienda a los ojos. El masaje de las mejillas y la barbilla, acompañado de la aplicación en la mandíbula de unos amplios movimientos circulares, contribuye a restaurar la flexibilidad y la sensibilidad de la piel. Hemos de evitar que la mandíbula permanezca cerrada y rígida, y procurar que penda un poco abierta y que la lengua repose relajada en el suelo de la boca. Cuando llegue a este punto, la cara de su pareja estará completamente relajada, incluso demasiado relajada para hablar. Se sentirá como si acabaran de quitarle una máscara y mostrará su expresión más pura y natural.

Para completar el masaje, acaricie delicadamente las facciones de su pareja, deje que sus dedos desciendan por la nariz y utilice las yemas de los dedos para rozarle los contornos de la boca. Apretar y tirar de los lóbulos de las orejas de su pareja también puede producir un interesante efecto.

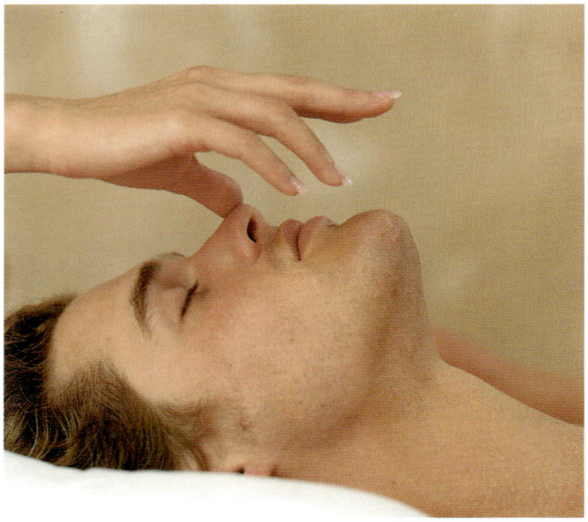
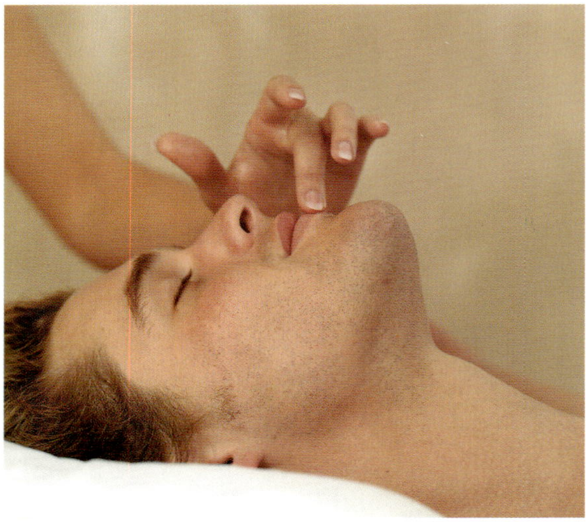

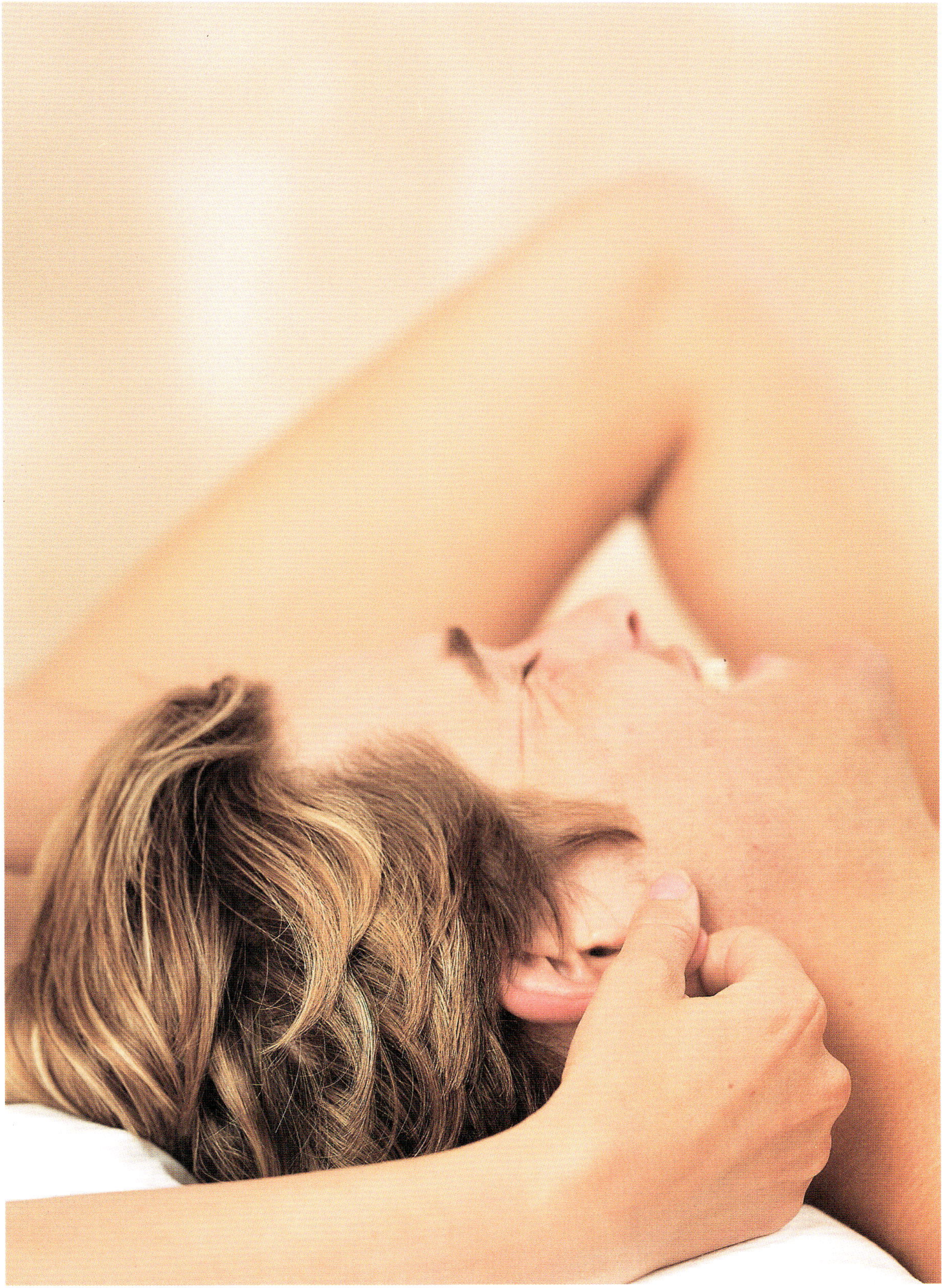

LOS BRAZOS

Llegados a este punto, el cuerpo de su pareja trasluce relajación y sensualidad. Para iniciar el masaje de los brazos es preciso que se coloque a un lado de su pareja. Durante unos momentos dedíquese a observarla e intente retener cada detalle de sus brazos, desde el hombro hasta los esbeltos puños. Note el modo en que su pareja apoya el antebrazo y, a continuación, dirija los ojos hacia sus sensibles y, a la vez, poderosas manos. Realice el primer contacto en la muñeca y, luego, empiece a ascender por el brazo efectuando un movimiento de roce suave.

Cuando efectúe el masaje de los brazos, recuerde que, como ocurre con las piernas, puede alternar el masaje de ambos o completar un brazo para luego abordar el otro. Al trabajar la cara interna del brazo, no se olvide de lo sensible que es la piel que recubre el pliegue interior del codo. Dedique unos momentos a examinar la zona sirviéndose de las yemas de los dedos y acaríciela para estimularla y excitarla. Cada toque que hagamos en el brazo debería ser la consecuencia del toque anterior y así ir ascendiendo rítmicamente hasta el hombro. Aplicando una presión firme en la parte superior del brazo conseguiremos relajar la masa de músculos de esa zona, unos músculos a menudo en tensión. Utilice la palma de la mano para presionar y acariciar la axila y, al explorar sus curvas, procure que dicha presión sea delicada y a la vez firme.

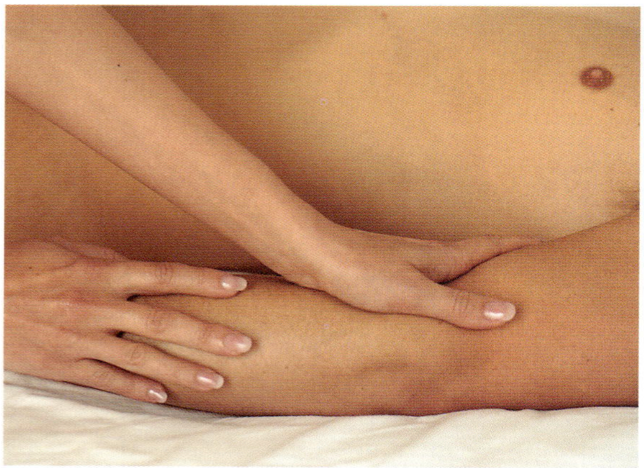

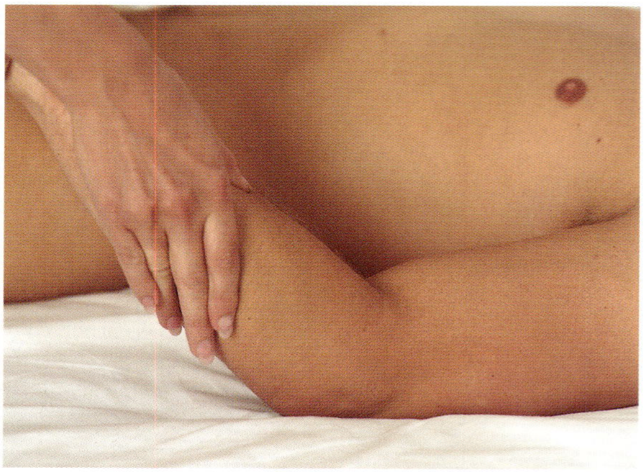

1. Roce suave y compresión

Tras verter un poco más de aceite en sus manos, realice movimientos de roce suave hacia arriba, a lo largo del brazo (superior izquierda). Asegúrese de aplicar aceite en todo el brazo, incluyendo el hombro. Cuando sus manos regresen hacia abajo, balancee entre ambas el brazo de su pareja para reducir cualquier tensión. Ejerza presión únicamente cuando deslice las manos hacia arriba. Procure que sus movimientos sean fluidos, libres y amplios para luego volver a descender en una leve caricia. Repita este ejercicio varias veces y, posteriormente, levante el brazo por la muñeca (superior derecha) y apriete los músculos del antebrazo utilizando el toque de la «boca de tigre» (Vea página 23). Para incrementar la presión, sírvase del ángulo formado por el pulgar y el dedo índice. Manipule los músculos en toda su longitud hasta alcanzar el codo. Una vez aquí, disminuya la presión para empezar a trabajar la zona del codo (fotografía página siguiente). La presión que ejerce durante esta fase proporciona a su pareja una enorme sensación de alivio y hace que una especie de hormigueo muy grato recorra todo su brazo. Utilice el pulgar para masajear la zona con suavidad y palpar los huesos del codo. A continuación, retire la mano describiendo pequeños círculos en la parte posterior y superior del brazo. Al realizar este movimiento preste atención a los nervios de la parte posterior del codo que es la articulación del antebrazo con el brazo.

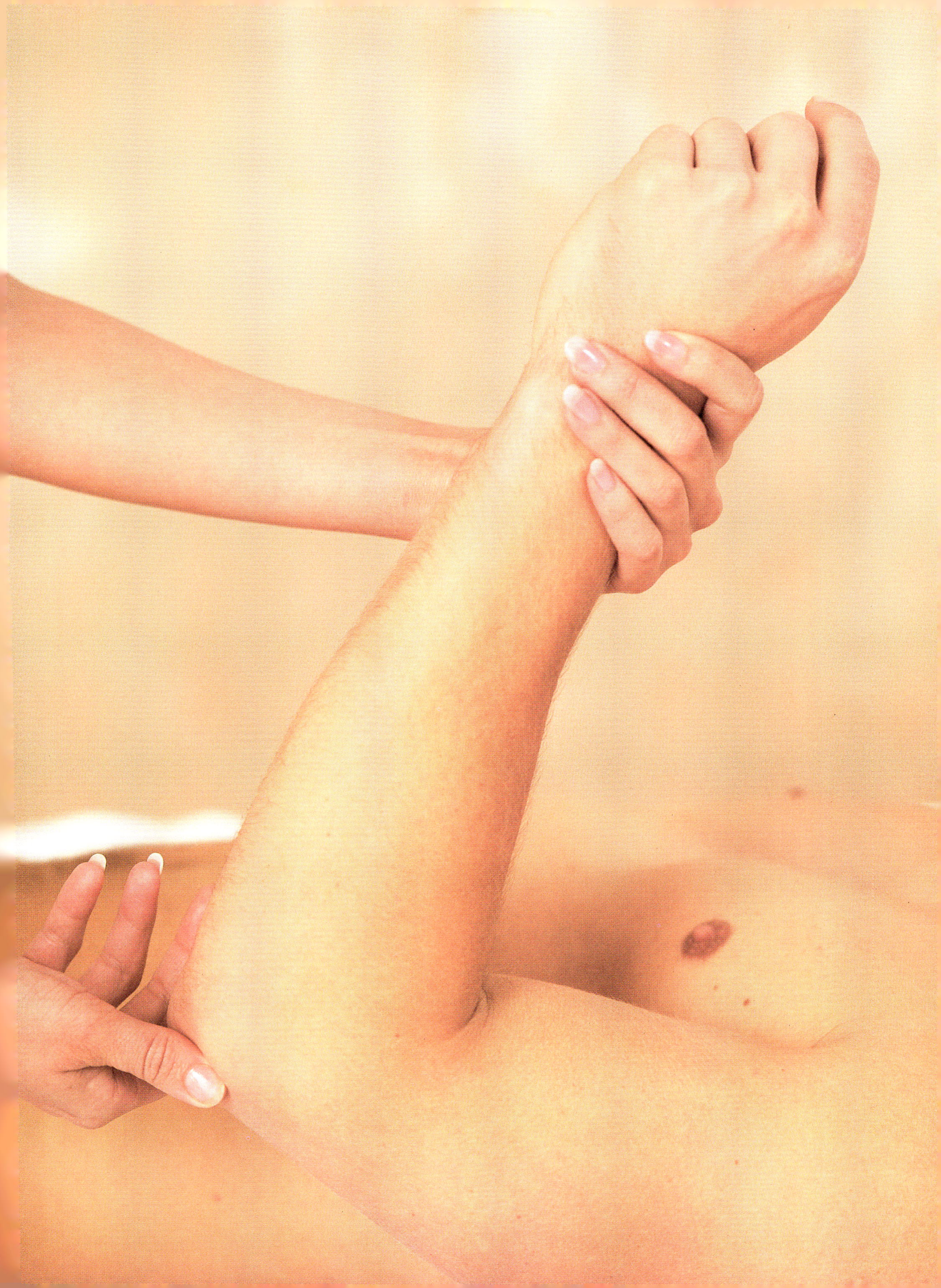

2. *La cara interna del brazo y del codo*

Vuelva a levantar el antebrazo de su pareja sujetándolo por la muñeca y procurando que la palma de la mano esté vuelta hacia arriba. Empiece a masajear los músculos situados en la cara interna del brazo sirviéndose de la palma de la mano y ejerciendo una presión razonablemente firme en dirección al codo (Inferior izquierda). A continuación, regrese hacia la muñeca sin interrumpir el ritmo de sus movimientos y, de nuevo, vuelva a ascender por el brazo al tiempo que ejerce cierta presión. Este ejercicio tiene un efecto a la vez calmante y sensual, y produce una agradable sensación de cosquilleo en la palma de la mano. Repita varias veces el mismo movimiento. Después concentre su atención en la parte interna del codo y utilice las yemas de los dedos para acariciar el pliegue interior del mismo (inferior derecha). Puesto que se trata de un área muy sensible, su masaje produce una sensación verdaderamente placentera. Puede estimular esta zona con los dedos o deslizarlos a lo largo del pliegue hasta llegar al extremo exterior del mismo y describir aquí unos pequeños círculos. Permanezca en este mismo punto durante unos instantes.

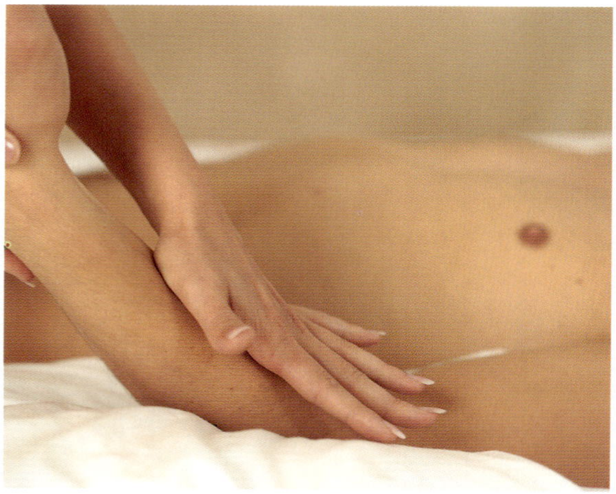

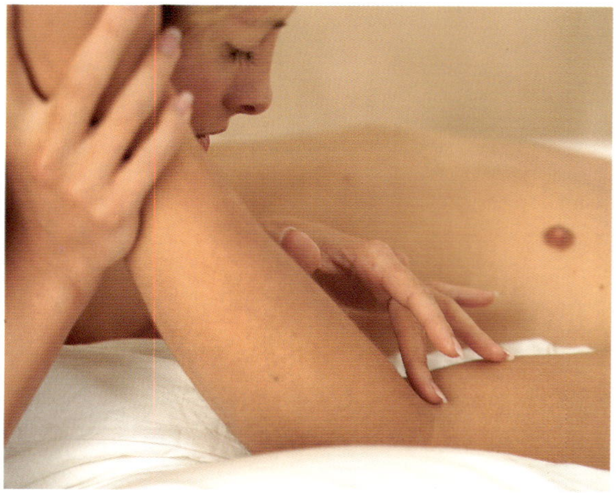

Los toques en círculos, acompañados de una disminución progresiva de la presión, pueden tener un efecto deliciosamente erótico.
El estiramiento del brazo en toda su extensión resulta muy relajante y es un ejercicio que, además de desentumecer el propio brazo, tiene un efecto que se prolonga desde la columna hacia abajo (Vea pág. 86). La sensación que nos produce el que otra persona estire nuestros miembros es una sensación poco común y muy deleitosa. Cuando ejerza presión en el antebrazo y desplace esa presión hacia la muñeca, preste atención a la delicada estructura de esta zona. Si describe leves movimientos circulares con las yemas de los dedos podrá apreciar hasta el más pequeño detalle de los huesos. Al cabo del día, consciente o inconscientemente, usamos las manos constantemente y, por esta razón, merecen que les prestemos por nuestra parte la máxima atención. No nos damos cuenta de que en esta zona puede acumularse una gran cantidad de tensión hasta que recibimos un masaje. Dedique el tiempo que sea necesario a acariciar y aliviar cada centímetro de los dedos de su pareja y, tras efectuar varios tocamientos más bien ligeros, entrelace los dedos de su pareja con los suyos. Procure que los dedos se toquen levemente y, con gestos delicados y llenos de ternura, juegue con su pareja y muéstrele el cariño y afecto que siente por ella.

A PROPÓSITO DE LOS BRAZOS

Los brazos juegan un papel muy importante en la expresión de nuestra personalidad y, además, son indispensables en nuestro trabajo. Con nuestros brazos atraemos hacia nosotros objetos y personas y, del mismo modo, alejamos de nuestro lado esas mismas cosas. De un modo natural, nos servimos de los brazos con el fin de protegernos y utilizamos las manos

3. La parte superior del brazo
Levante el brazo de su pareja y, sujetándolo por la muñeca, colóquelo de tal modo que forme un ángulo recto con el cuerpo (inferior izquierda). A continuación, apoye su mano libre sobre los músculos de la parte superior del brazo y empuje con firmeza en dirección al hombro. Amolde la mano a la forma redondeada de los músculos, apriételos entre el tenar de la mano y los dedos. Haga lo mismo con los músculos interiores y exteriores del brazo y utilice los pulgares para incrementar la presión. Cuando llegue al hombro, deslice la mano por encima de la articulación y, luego, sostenga el brazo con ambas manos y extiéndalo hacia atrás, colocándolo junto a la cabeza de su compañero. Utilice la palma de la mano y ejerza una ligera presión en la axila (inferior derecha). Este movimiento de presión aplicado en la depresión que forma la axila produce un efecto deliciosamente sensual. Si su pareja es cosquillosa, inicie el ejercicio con toques leves pero firmes e incremente luego la presión. Sírvase de varios puntos de la mano para presionar y realizar movimientos circulares, y concluya el ejercicio efectuando tocamientos suaves y ascendiendo por el brazo hacia el codo.

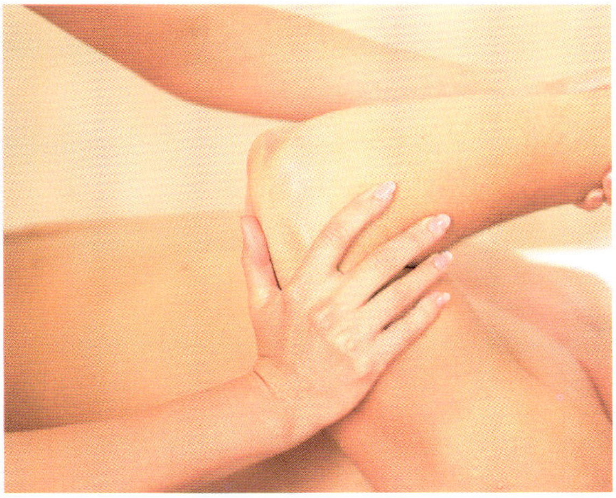

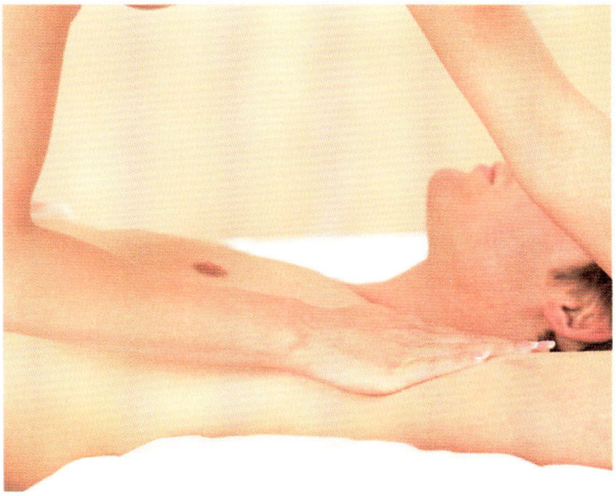

para demostrar lo que decimos y expresar cómo nos sentimos. Las manos nos sirven para manipular objetos, construir cosas o, en general, ser creativos. Cuando queremos invitar el contacto de otra persona extendemos las manos y, por supuesto, las utilizamos para tocar. Las yemas de los dedos, extremadamente sensibles, recogen numerosos mensajes y nos informan acerca del mundo que nos rodea. A través de las palmas de las manos, también muy sensibles, irradiamos energía.

Los huesos del brazo están dispuestos de tal modo que, para que el brazo pueda girar, un hueso debe girar alrededor del otro. La presión ejercida entre estos huesos puede resultar sumamente placentera. La muñeca funciona como un fulcro, es decir, un punto de apoyo para los movimientos de la mano, a su vez favorecidos por la estructura de las articulaciones de los dedos. El movimiento pasivo de estas articulaciones siempre resulta beneficioso. Los nervios del brazo provienen del cuello y por esta razón, cuando trabajamos este último y también los hombros, el efecto de nuestro masaje se prolonga a lo largo de los brazos. Los bíceps y los tríceps forman la musculatura fuerte de la parte superior del brazo y su acción afecta también el movimiento del antebrazo. Los músculos de la parte posterior y anterior del pecho interactúan con los de la parte superior del mismo y facilitan el movimiento de la articulación móvil del hombro.

Los movimientos del brazo son una prolongación del cuerpo y, sueltos y expansivos, provienen de la zona del omóplato. Cuando el pecho está relajado, la energía se transmite hacia abajo, a lo largo de los brazos. La posición y los movimientos del brazo se ven afectados si el pecho está en tensión, contraído y encogido. Al liberar la tensión del brazo, conseguimos que aumente su ligereza y flexibilidad.

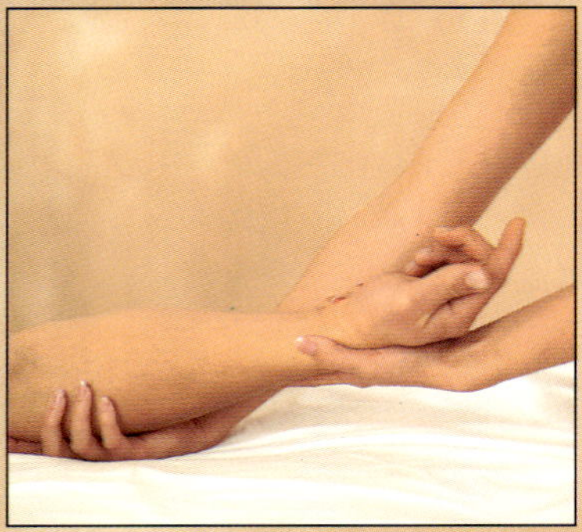

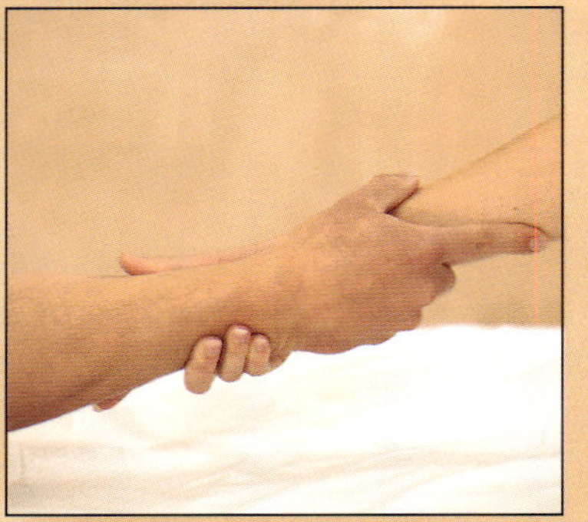

*4. **Estiramiento y rotación***

Sitúese detrás de la cabeza de su pareja e inclínese hacia delante para cogerle el brazo. Con una mano sujétele la suya y coloque la otra por debajo del codo para que pueda apoyar en ella el brazo. A continuación, tire delicadamente del brazo hacia usted (fotografía a doble página). Inicie el movimiento de estiramiento con lentitud y aumente su intensidad hasta sentir como el brazo ofrece resistencia, momento en que deberá reducir la presión. Su pareja sentirá el efecto del estiramiento alrededor de las costillas y en la parte superior de la espalda. Al realizar este ejercicio, procure no dañarse la espalda y cuando retorne hacia atrás, hágalo desplazando todo el peso del cuerpo. Puede experimentar intentando sujetar el brazo de su pareja de diferentes maneras, por ejemplo asiéndole el antebrazo por debajo o cogiéndole la muñeca, o agarrándole el brazo (superior izquierda y derecha). Para que su pareja participe en el estiramiento de una forma más activa, puede asirse a su brazo. Si quiere que dicho estiramiento sea enteramente satisfactorio, asegúrese de que el brazo está relajado y de que todo su peso descansa en sus manos. Puesto que en este movimiento participa todo su cuerpo, el ejercicio resulta igualmente satisfactorio para usted. Sin dejar de sostener el brazo con las manos, bájelo al tiempo que describe un movimiento circular (abajo). Luego, con la parte superior del brazo apoyada a un lado y sin dejar de sujetar el antebrazo, hágalo descender muy lentamente hasta depositarlo al costado del cuerpo de su pareja.

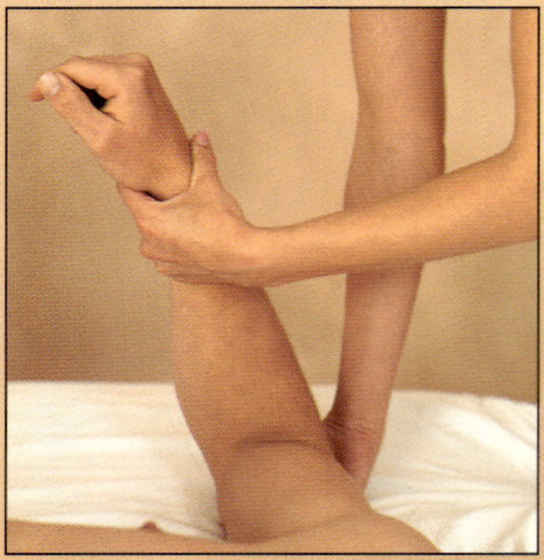

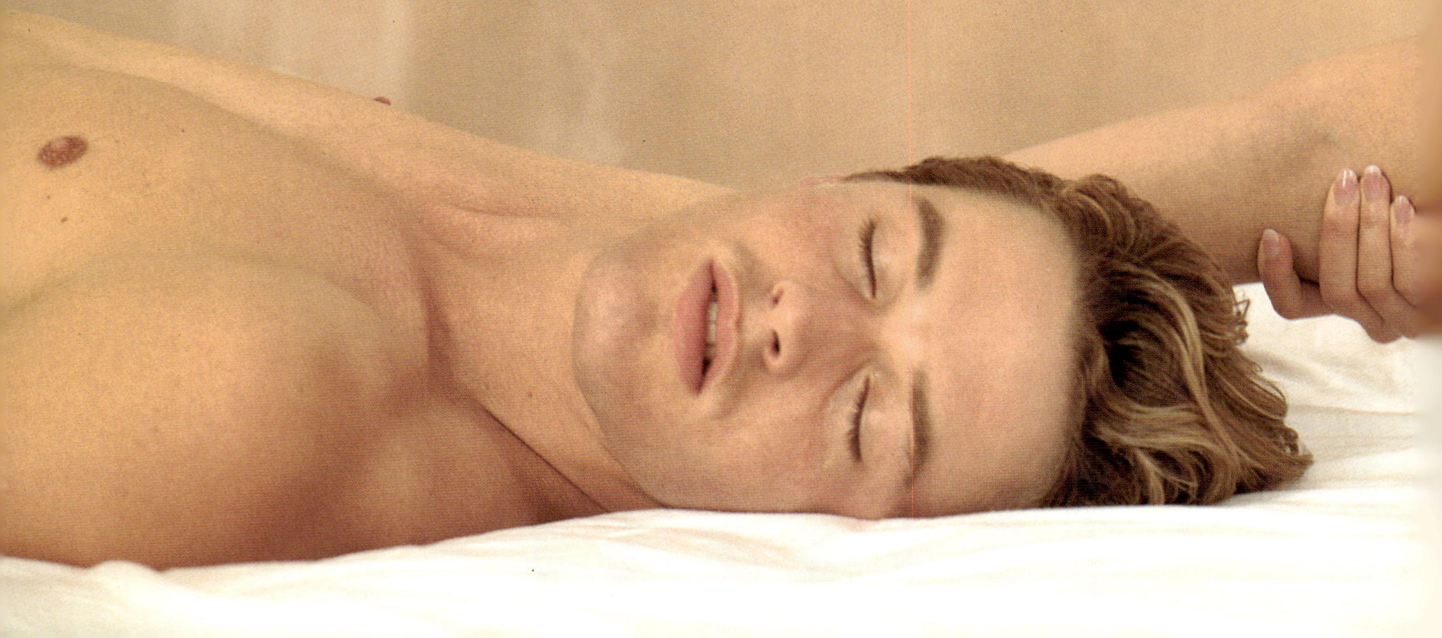

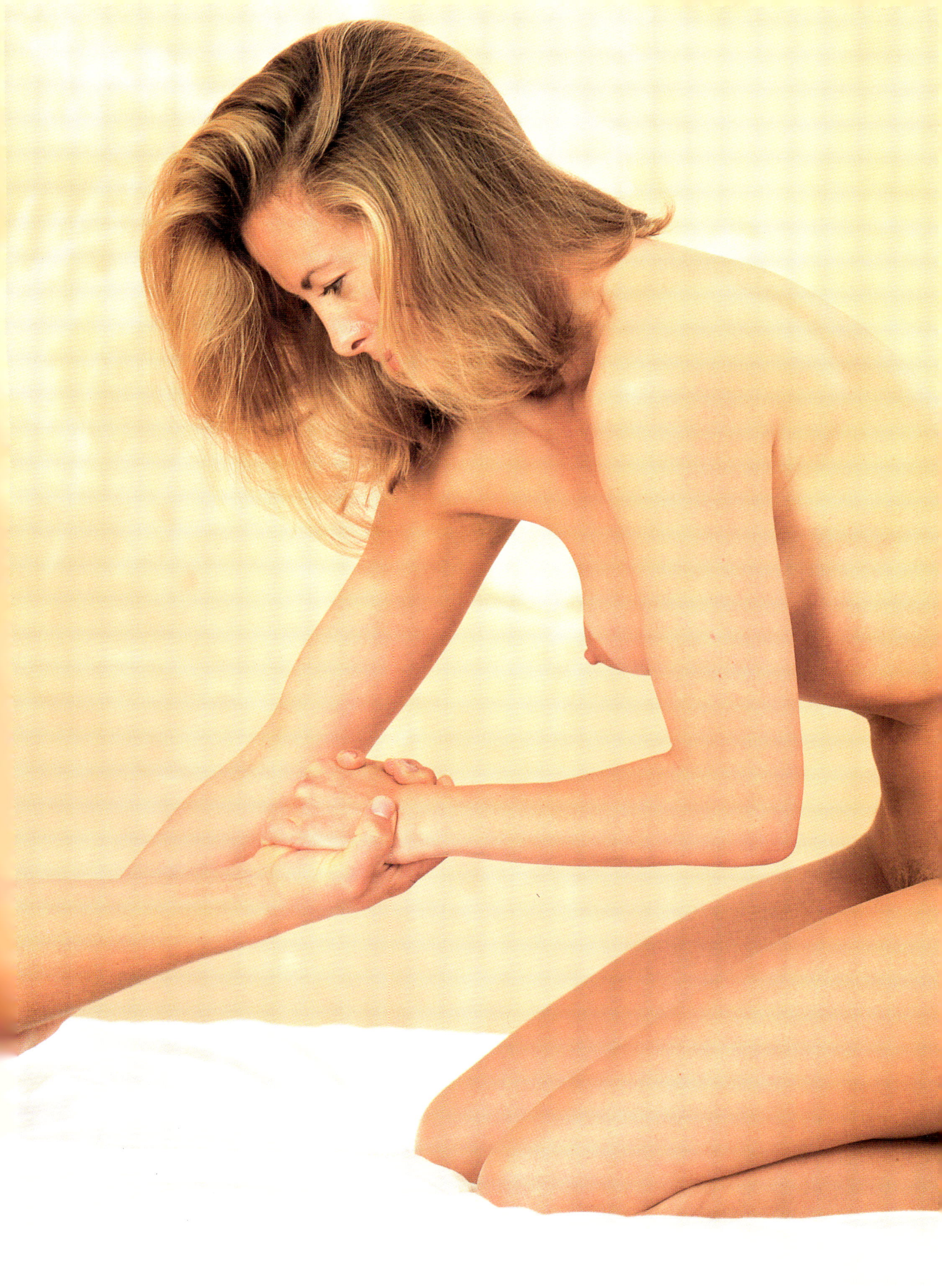

CÓMO PREVENIR LA TENSIÓN DE LOS BRAZOS

Cuando efectúe el masaje de los brazos de su pareja, observe si hay alguna diferencia entre ambos. El brazo derecho de las personas diestras, por ejemplo, tiende a estar más desarrollado y a menudo más tenso que el izquierdo. El lado derecho del cuerpo está controlado principalmente por el lado izquierdo del cerebro, el de la razón y la lógica, mientras que el lado derecho del cerebro, intuitivo y creativo, controla el lado izquierdo del cuerpo. Muy a menudo la tensión acumulada en brazos y hombros es una consecuencia del modo en que usamos nuestras mentes. Es importante mantener un equilibrio entre el tipo de actividades que realizamos para así hacer uso de ambos lados del cuerpo. Por ejemplo, si es usted diestro, debería procurar mantener activo el lado izquierdo del cuerpo. Intente que ambas manos se mantengan en actividad. Como regla general, después de hacer trabajar los músculos, debemos permitir que se relajen durante algún tiempo.

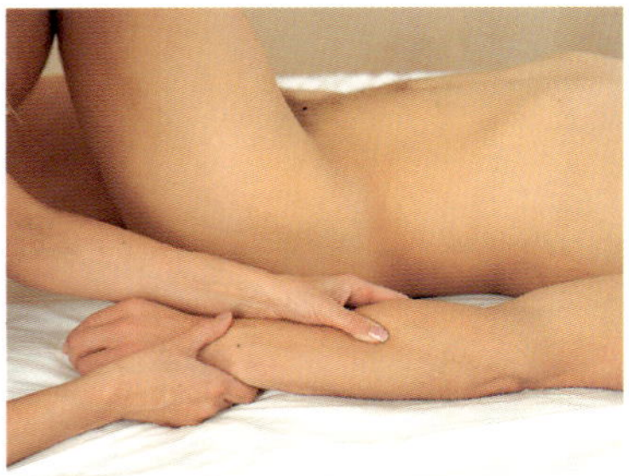

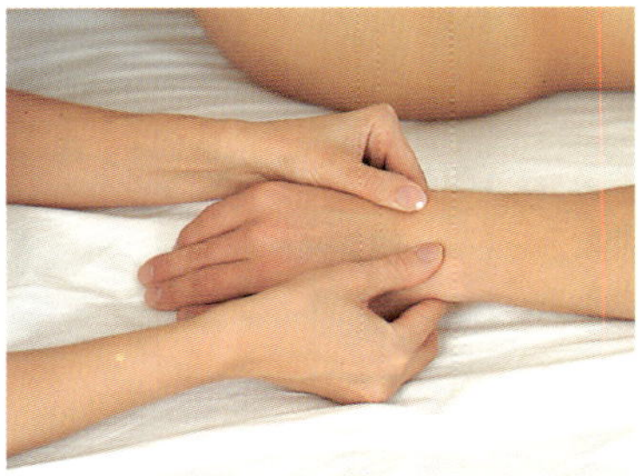

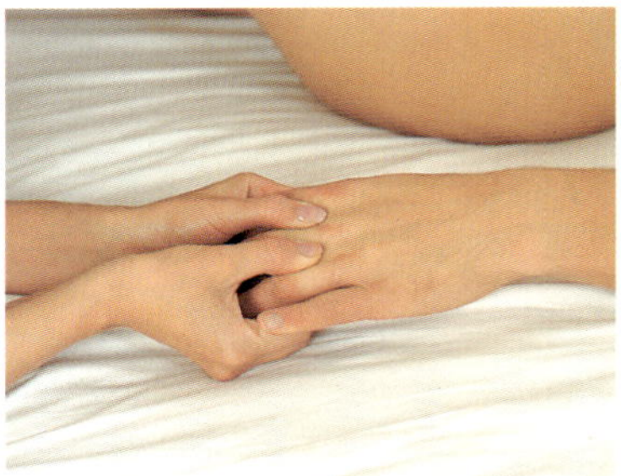

5. Completando los brazos

Sujete el brazo de su compañero por la muñeca y, con el pulgar, ejerza una presión firme y uniforme en el centro del antebrazo de su pareja (superior derecha). Al llegar a la muñeca, utilice ambos pulgares para describir pequeños círculos y ejercer presión sobre los huesos de la articulación (superior centro). Desde el centro, separe los pulgares entre sí deslizándolos hacia los lados, a lo largo de la muñeca y, luego, muévalos en dirección a los dedos, por entre la depresión que forman los tendones de la mano (superior derecha). Tire hacia usted con suavidad para eliminar la tensión acumulada entre los dedos. A continuación, dele la vuelta a la mano y mueva los pulgares describiendo pequeños círculos sobre la palma de la mano (superior izquierda). Para obtener un resultado satisfactorio, la presión ejercida debe ser lo bastante firme. Presione, oprima y tuerza con suavidad los dedos al tiempo que tira de ellos tentadoramente (inferior derecha). Para concluir, acaricie suavemente los dedos de su pareja (fotografía página siguiente).

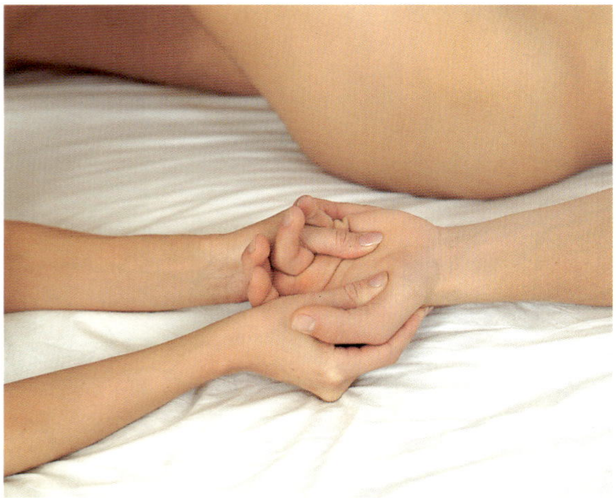

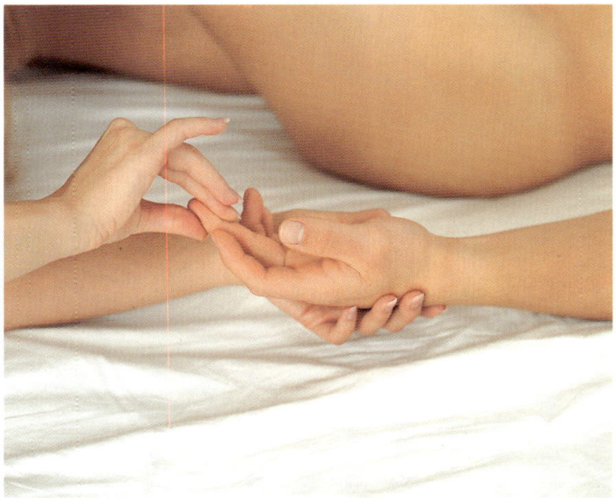

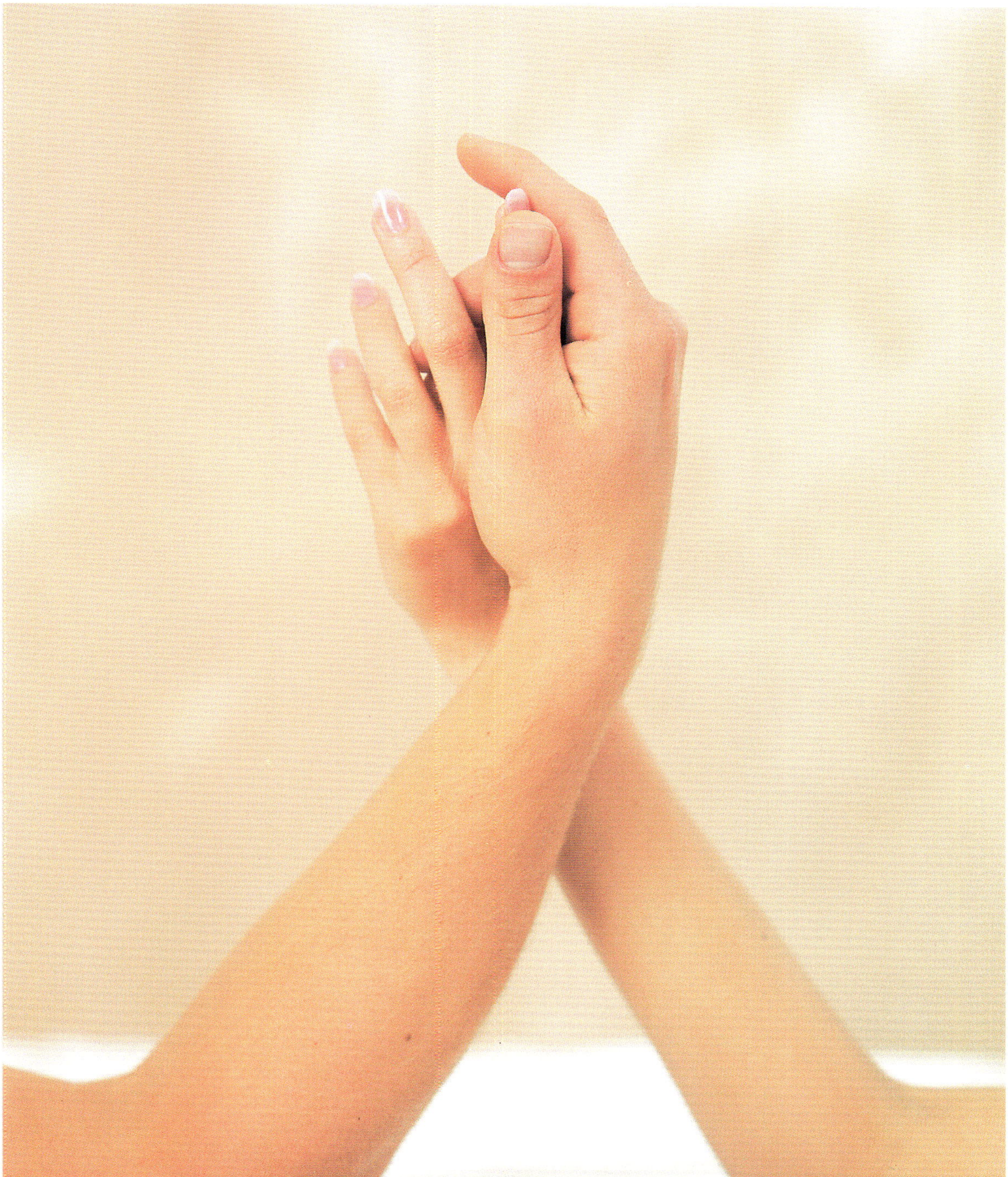

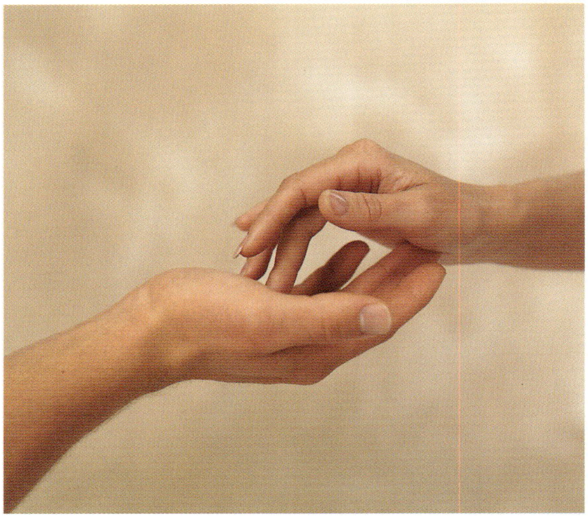

ALGUNOS CONSEJOS PARA LOS BRAZOS

Mientras su pareja disfruta sintiendo las sensaciones que recorren sus brazos, ahora libres, relajados y estimulados, es el momento ideal para proseguir el descubrimiento sensual.

Coloque la mano de su pareja de modo que la palma quede vuelta hacia arriba y, luego, acaríciela con los dedos, tan suavemente como le sea posible. Utilice las yemas de los dedos para dibujar círculos alrededor de la mano de su pareja, para rozarla con suavidad y, en definitiva, para explorarla. Siga cada pliegue, cada doblez. Al igual que la cara, las manos nos cuentan muchas cosas acerca de la persona, puesto que nos muestran como las ha usado a lo largo de su vida. Cierre los ojos y deje que sus dedos lo averigüen todo por usted. Le parecerá sentir a su pareja de un modo completamente distinto.

Utilizar las uñas puede resultar también muy erótico. Acaricie la muñeca de su compañero con la punta de las uñas. El tenar de la mano y la parte posterior de la muñeca son muy sensibles, por esta razón, es suficiente con ejercer una presión mínima. Deslice la uña hacia arriba, por la cara interior del antebrazo hasta llegar al sensible pliegue interno del codo. El contacto con las uñas, si es lo suficientemente leve y delicado, puede añadir una nueva dimensión a las sensaciones de su pareja.

Experimenten juntos e intenten hallar diferentes maneras de tocarse los brazos y las manos, usando los extremos de las uñas o los dedos, o acariciando los contornos de los mismos. Exploren la forma y el movimiento del antebrazo y la sensación que produce el pulso en la muñeca. Levante el brazo hacia arriba y observe el modo en que se dobla acercándose al hombro. Describa círculos con los dedos alrededor del tan a menudo olvidado codo, y luego deslícelos hasta la familiar y redonda yema de los dedos. Utilice estos últimos como si fueran una extensión de sus ojos.

Para obtener nuevas sensaciones, sople suavemente la palma de la mano modificando la postura de sus labios para obtener un efecto cambiante o utilice su propio codo para describir círculos en la palma de la mano de su pareja. Este toque producirá una sorprendente sensación de calor en la palma de la mano. Con la cara exterior de su antebrazo acaricie el brazo de su pareja y rócele el cuerpo con el torso de la mano y la muñeca.

Cuando abrace a su pareja, descubra otras maneras de utilizar los brazos. Con ellos podemos estrechar a la otra persona, y abrigar y proteger aquello que nos importa. Si, por otro lado, prefieren no moverse y simplemente cogerse de la mano, no dejen de notar los sentimientos que fluyen entre ustedes a través de este lazo.

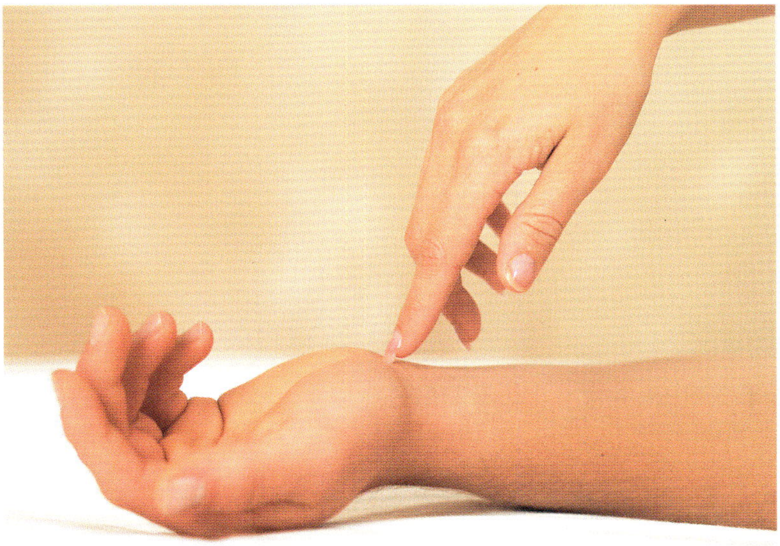

EL PECHO

Para completar el masaje de la parte superior del cuerpo, siéntese detrás de la cabeza de su pareja. Antes de empezar a trabajar, dedique unos instantes a contemplar el cuerpo de su pareja: observe sus senos, su sensibilidad, el estado de su pecho, zona costal y abdomen.

Durante el masaje, usaremos las técnicas de estiramiento y roce suave para acceder al cuerpo de nuestra pareja, y acariciaremos la zona de las costillas y los senos con el fin de dilatar y liberar el pecho.

Los músculos más importantes en relación con el masaje son los pectorales, músculos cuyo movimiento se conecta con los de la espalda. El tórax protege órganos tan vitales para nosotros como el corazón y los pulmones, y también tiene su importancia en el momento de aplicar el masaje. Los músculos intercostales (situados entre las costillas), junto al diafragma, hacen posible que el tórax se expanda cuando inspiramos el oxígeno. Cuando respiramos de un modo relajado, la parte superior del pecho permanece casi inmóvil.

Coloque la mano sobre el centro del pecho de su pareja y sienta la vulnerabilidad y sensibilidad de esta zona. El corazón bombea la sangre hacia el resto del cuerpo y el masaje contribuye a mejorar la circulación sanguínea. Procure que los toques de sus manos sean sensibles y que, al acariciar el cuerpo de su pareja, muestren ternura y afecto.

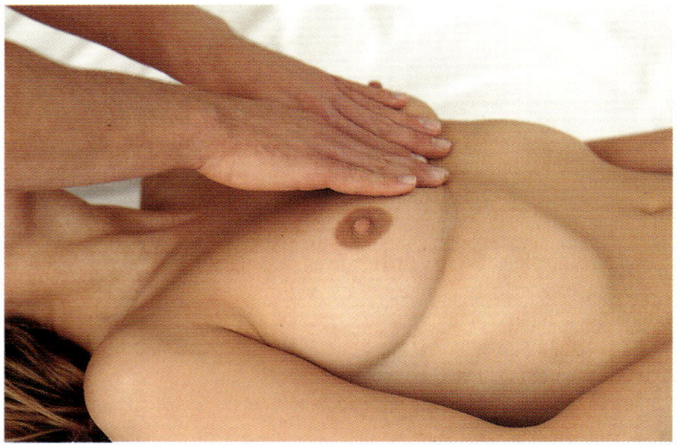

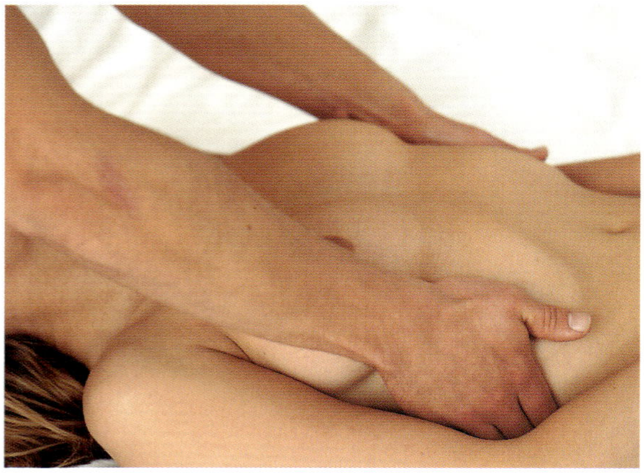

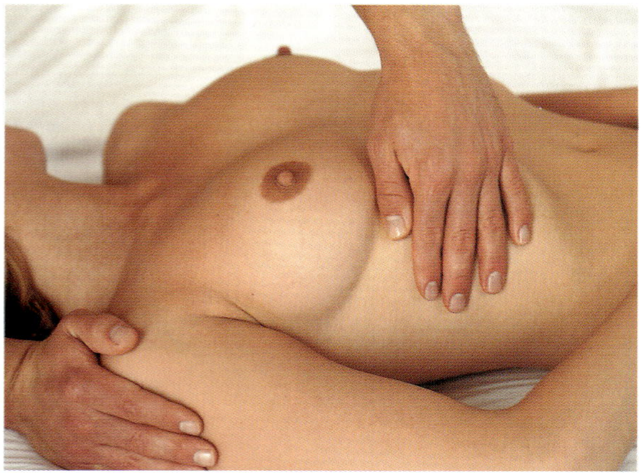

1. Roce suave y relajación

De nuevo viértase aceite en las manos e inicie el masaje efectuando un movimiento de roce suave a lo largo del pecho de su pareja. Mueva las manos hacia delante, siguiendo el contorno del esternón y evitando ejercer presión alguna sobre los pechos (superior izquierda). A continuación, deslice las manos por encima de las costillas y hacia los lados y, escurriendo los dedos por debajo del cuerpo de su pareja, empújelos hacia arriba (central izquierda). Seguidamente, desplace ambas manos hacia el centro del pecho y por encima de las costillas, procurando estirarlas con firmeza. Con delicadeza, deslice las manos alrededor de los senos y regrese a la parte superior del pecho. Complete este mismo ejercicio varias veces. Luego, apoye una mano en el hombro de su pareja y coloque la otra justo por debajo de las costillas. Lleve las manos hacia arriba y hacia usted (inferior izquierda), dejando que rocen el contorno del seno al rodearlo. A continuación, empuje los músculos pectorales (situados justo encima de los senos), completando el movimiento al llegar al brazo (fotografía página siguiente). Repita el mismo ejercicio en el otro lado.

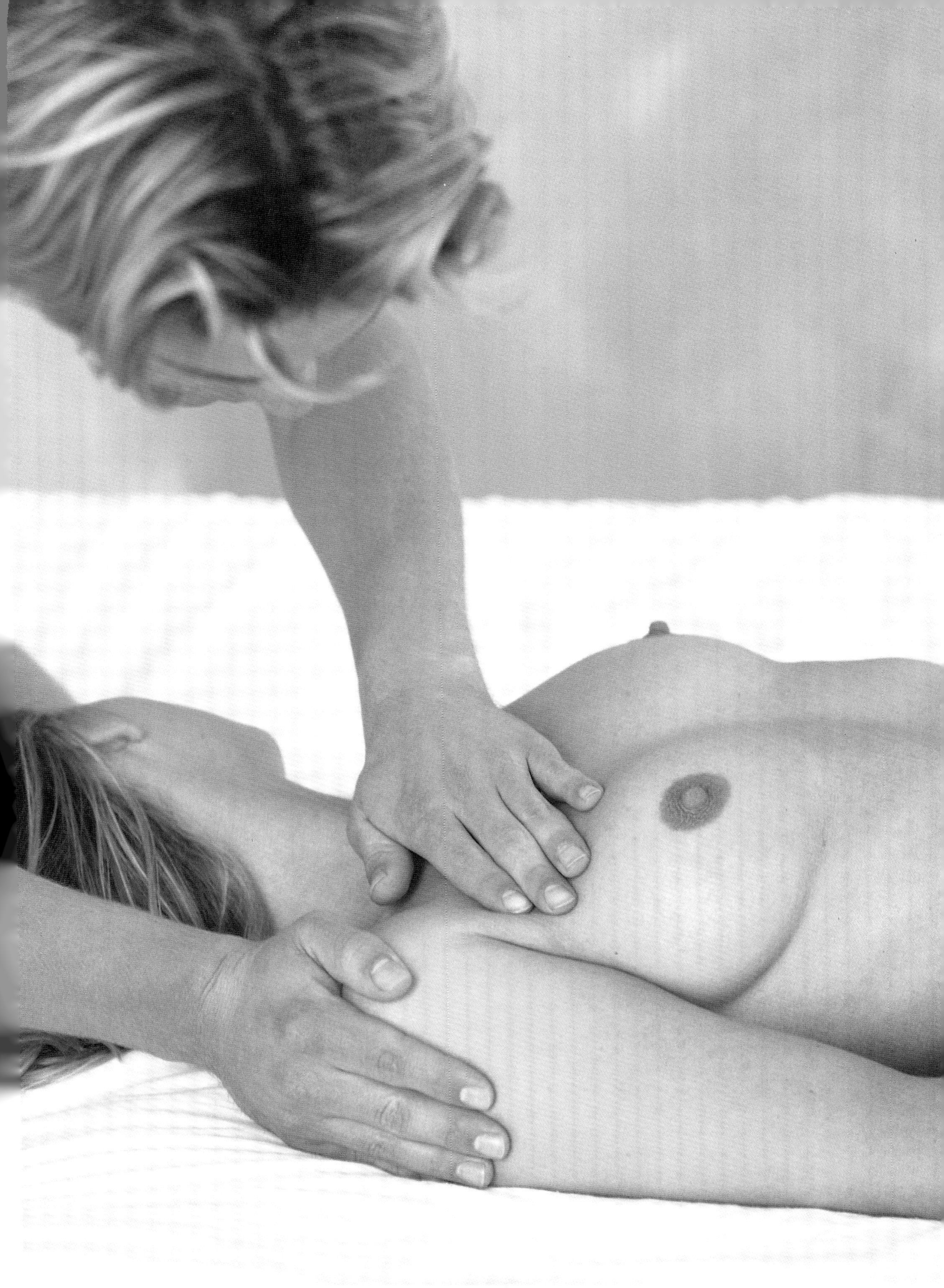

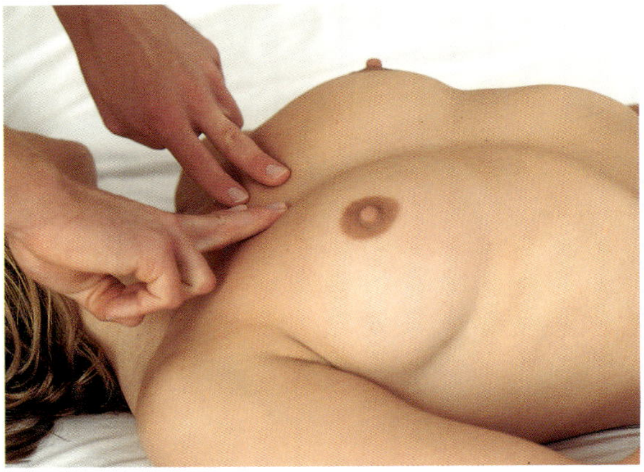

2. Relajación de la zona de las costillas

Apoye los dedos índice y cordial o del corazón, de cada mano en el centro del pecho de su pareja, a ambos lados del esternón. Sitúe el dedo índice justo debajo de la primera costilla y el cordial en la depresión que aparece tras la siguiente costilla y, a continuación, deslice los dedos hacia fuera, siguiendo la curva de las costillas y presionando con firmeza. Disminuya la presión a medida que vaya acercándose a los hombros.

LA SENSIBILIDAD DEL PECHO

El pecho es una zona muy erótica para ambos sexos y, también en ambos, los pezones y los senos son altamente sensibles. De todos modos, el pecho de la mujer sigue siendo más sensible y su masaje debería realizarse con mucha delicadeza. En el hombre, los músculos pectorales (más accesibles que en la mujer) pueden acumular gran cantidad de tensión, por lo que el masaje relajante resulta muy beneficioso. El masaje de esta zona puede iniciarse aplicando unos toques y movimientos circulares amplios para, poco a poco, reducir los círculos y realizar movimientos cada vez más limitados, delicados y sensibles.

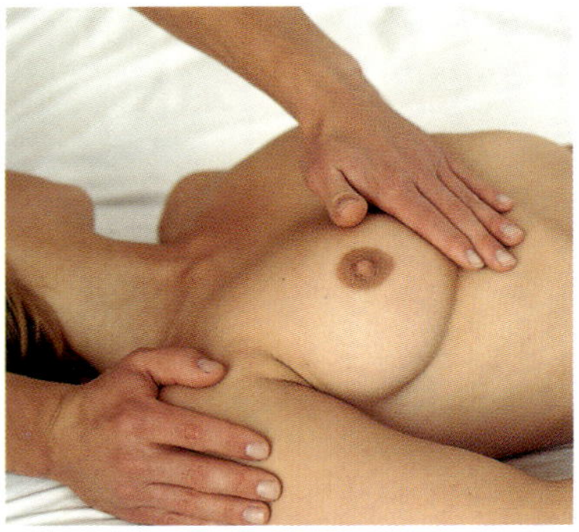

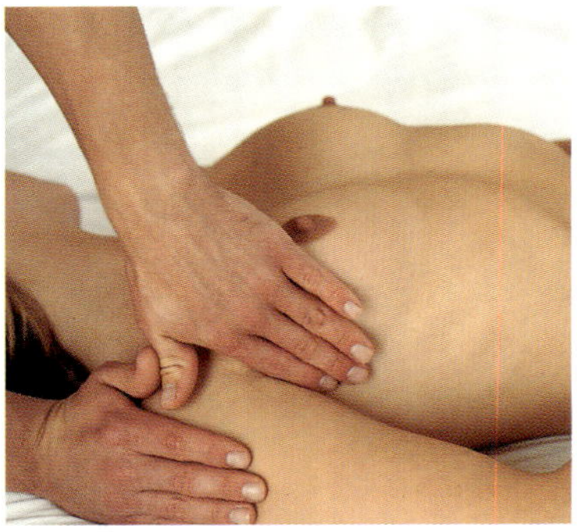

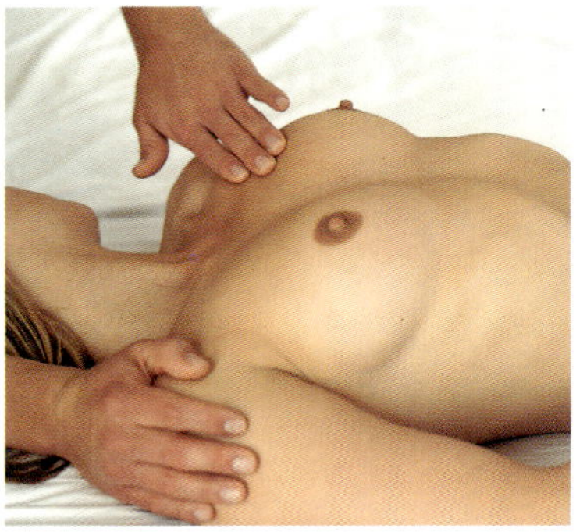

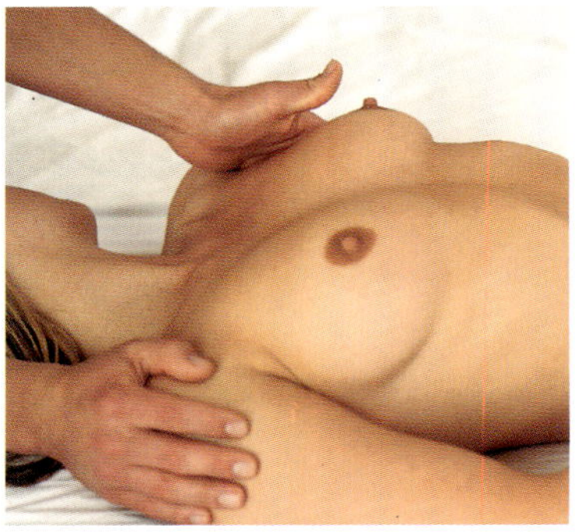

3. Movimiento en forma de ocho

Apoye una mano en el hombro de su pareja y deslice la otra hacia adelante, entre sus senos. Rodee el contorno del seno y pase la mano bajo el mismo (fotografía de más a la izquierda). Continúe moviendo la mano alrededor del pecho, hacia el costado y, sin dejar de acariciar a su pareja, pase la mano hacia arriba, en dirección al hombro (izquierda). A continuación, mueva la mano hasta el centro del pecho y repita el mismo movimiento en el otro seno, hasta completar una figura en ocho. Siga el contorno del seno y rodee la curva del mismo para luego llevar la mano hacia arriba con suavidad (inferior izquierda). Repita varias veces el mismo ejercicio. Procure que su tacto sea delicado y ligeramente excitante y, al terminar, sostenga ambos senos con las manos, desde el costado y amoldando las palmas a su contorno (fotografía página siguiente). Durante algunos instantes, permita que su pareja disfrute de las diferentes sensaciones que invaden su cuerpo. Este ejercicio resulta igualmente erótico tanto para las mujeres como para los hombres.

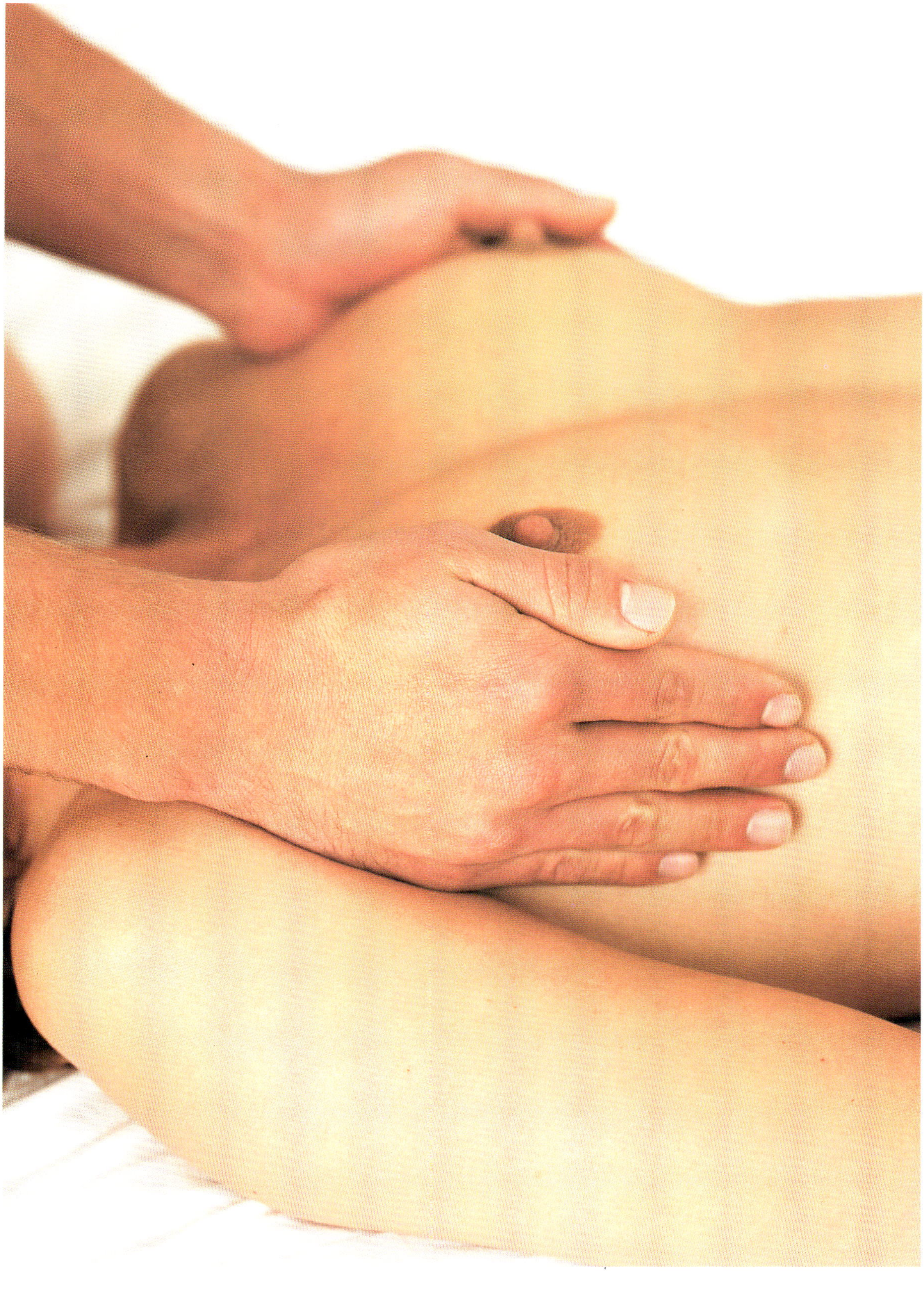

EL ABDOMEN

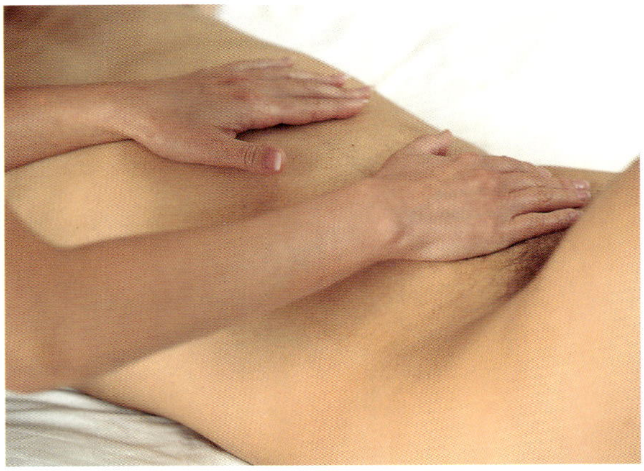

1. *Roce suave y movimiento circular*
Viértase un poco más de aceite en las manos. Con mucha sensibilidad inicie el contacto con su pareja y mueva las manos sobre su abdomen efectuando movimientos de roce suave en la dirección de las manecillas del reloj (arriba). Deje que sus manos sigan el contorno inferior de la caja torácica. Sin dejar de mover las manos en la misma dirección, aumente la presión ejercida con las palmas de la mano (inferior izquierda). Cuando sus manos se encuentren y tenga que cruzarlas, procure mantener la presión con una de ellas. Inclínese sobre su pareja para amasar los músculos del costado, levantando y oprimiendo entre los dedos la masa muscular de esta zona (inferior derecha). Repita el mismo ejercicio en el otro lado y, luego, utilice de nuevo las manos para describir amplios círculos sobre el abdomen. Para estimular a su pareja, aumente poco a poco la amplitud de dichos círculos.

Siguiendo la progresión natural del masaje, nuestras manos se desplazan desde el pecho hacia el abdomen para completar el masaje del torso. Observe el cuerpo de su pareja, fíjese en las curvas de esta zona, en el ángulo que dibujan las nalgas y en la inerme naturaleza del abdomen. A continuación, desplace la mirada desde la suave y sensual zona pélvica hacia arriba, a lo largo del costado del cuerpo de su pareja. Para iniciar el contacto, coloque delicadamente las manos en el centro de su cuerpo.

El abdomen es un área muy sensible por lo que su pareja adivinará inmediatamente la calidad de ese primer contacto. En esta parte del cuerpo, el delicado tacto de la palma de la mano resulta particularmente satisfactorio. Durante el masaje, mueva siempre las manos siguiendo la dirección de las manecillas del reloj (sentido en que está enrollado el intestino grueso). La parte inferior del abdomen es una zona muy importante en relación a la energía interna de la persona y, por esta razón, la centralización en esta zona afecta nuestra vitalidad. La tensión nerviosa y la ansiedad también pueden afectar el abdomen y producir estados de agotamiento y debilidad. Por lo tanto, cuando realice el masaje de esta parte del cuerpo, intente incluso ser más sensible y capaz de recibir ampliamente los sentimientos de su pareja, al tiempo que debe procurar que sus manos le comuniquen su

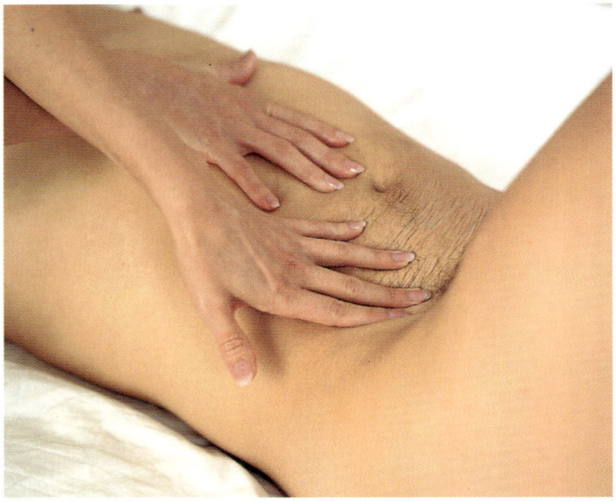

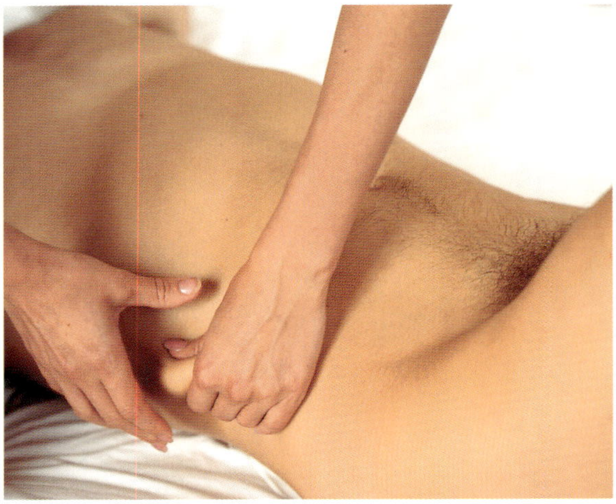

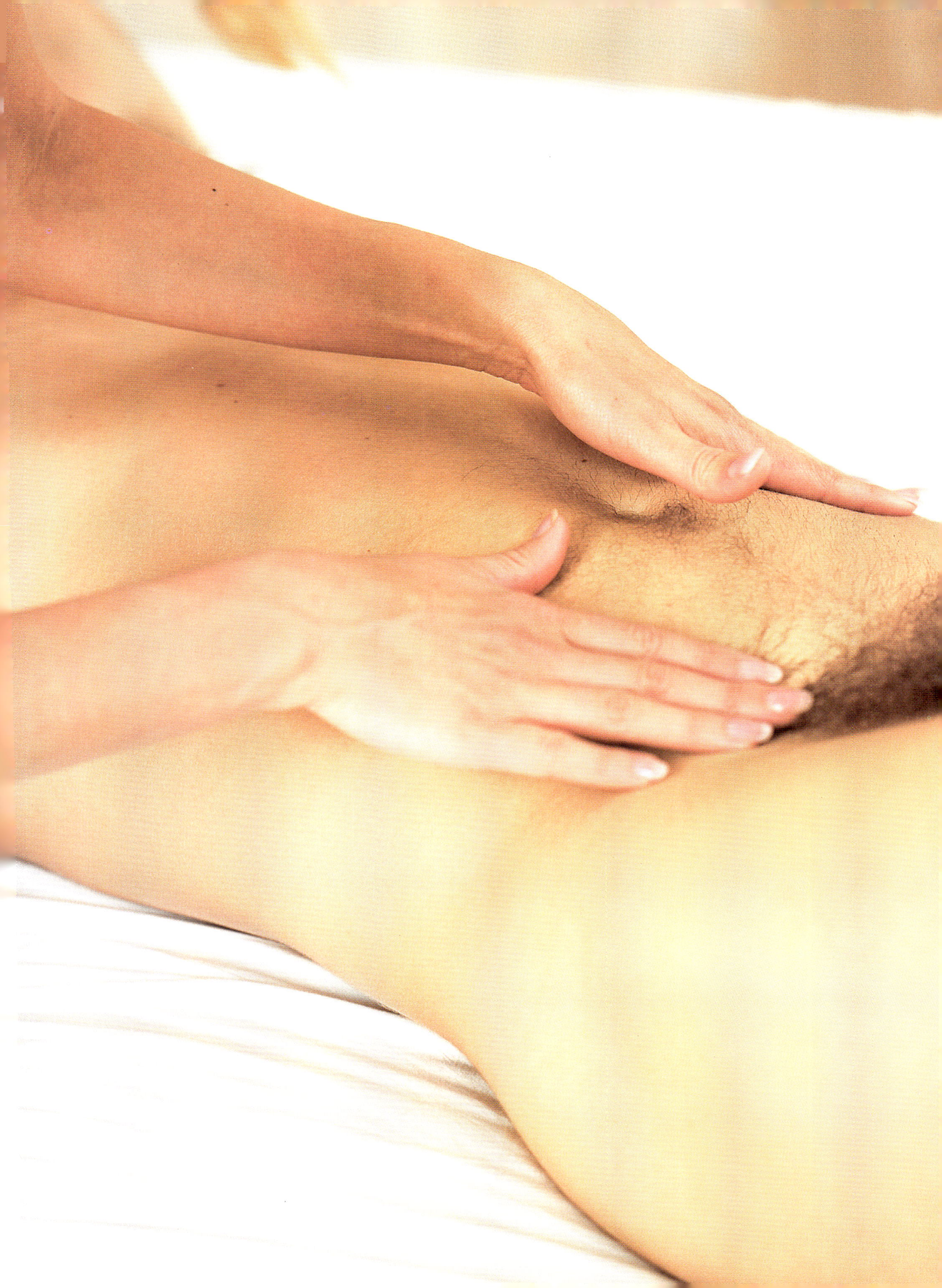

actitud positiva tanto física como espiritual. Tras el roce suave inicial, continúe describiendo con las manos un movimiento circular de creciente presión. Al cruzar las manos, procure mantener la continuidad y la uniformidad del contacto, y aumente la magnitud de los círculos descritos para excitar a su pareja. Palpe y amase los costados del torso de su pareja y tironee con moderación de la carne, como alejándola del cuerpo. (El mayor músculo abdominal es el «oblicuo externo» y bajo éste yacen varias capas de otros músculos que nos ayudan a flexionar la espalda.) Vaya con cuidado y procure no dirigir sus movimientos hacia el centro. Si lo que pretendemos es reducir la tensión, un estiramiento lateral efectuado a través del abdomen es muy efectivo. Al concluir el masaje, rodee a su pareja con los brazos. De este modo conseguirá equilibrar y difundir las sensaciones producidas por sus caricias durante el masaje. Para el hombre, la zona del abdomen resulta particularmente sensible y erógena y, por esta razón, la presión debe ser suave, pero firme. En el caso de la mujer, esta zona puede ser bastante delicada; depende del momento del ciclo menstrual en que se halle al efectuarse el masaje.

Durante el masaje, procure que sus movimientos sean libres y sensuales, y disfrute de cada centímetro del cuerpo de su pareja. El abdomen varía enormemente de persona a persona. Algunas veces es redondo y blando, otras es musculoso y plano. En cualquier caso, es un área maravillosa para el trabajo de sus manos. Fíjese en la textura de la piel, en los contornos de la zona, en el vello que cubre la piel y en los movimientos de elevación y descenso del abdomen cuando su pareja, profundamente relajada, respira hondo.

2. Estiramiento y equilibrio
Tras completar los movimientos circulares, deslice suavemente las manos hasta el centro del abdomen y colóquelas una junto a la otra, con los dedos apuntando en dirección a los pies. A continuación, sepárelas lentamente, mientras, con las palmas, ejerce una presión uniforme y continua (abajo). Mientras acaricia los costados, deslice una mano hacia la cadera y lleve la otra hasta el extremo inferior de la caja torácica. Luego, repita el mismo ejercicio en la otra dirección. Sus movimientos deben ser suaves, deslizantes y continuos. Al terminar, coloque una mano sobre el abdomen y, lentamente, deje resbalar la otra debajo del mismo (fotografía página siguiente). De este modo conseguirá extender las sensaciones producidas durante el masaje. Disfrute observando el modo en que el cuerpo de su pareja se mueve al respirar.

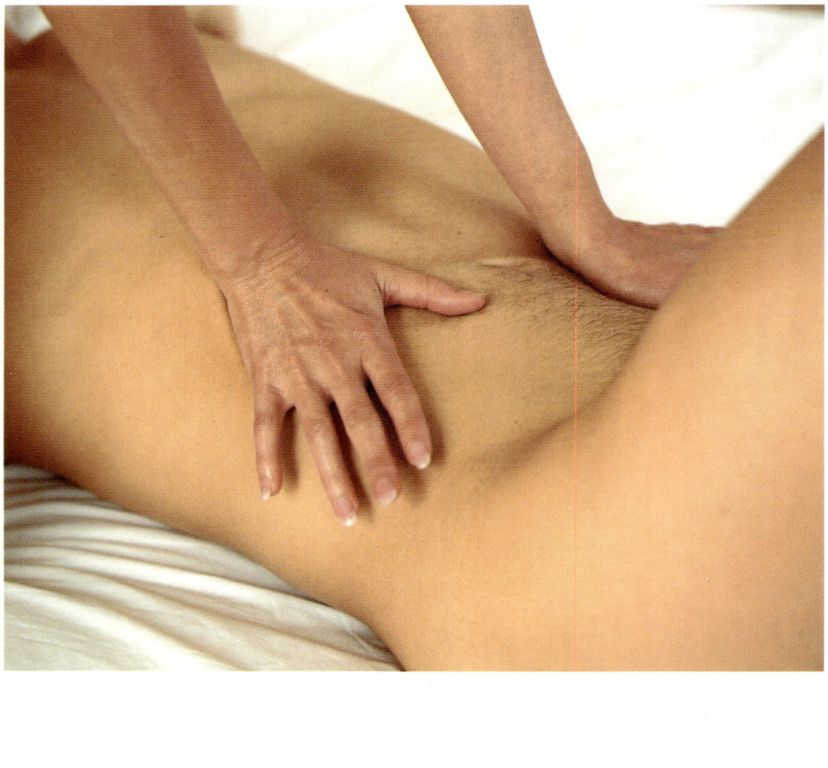

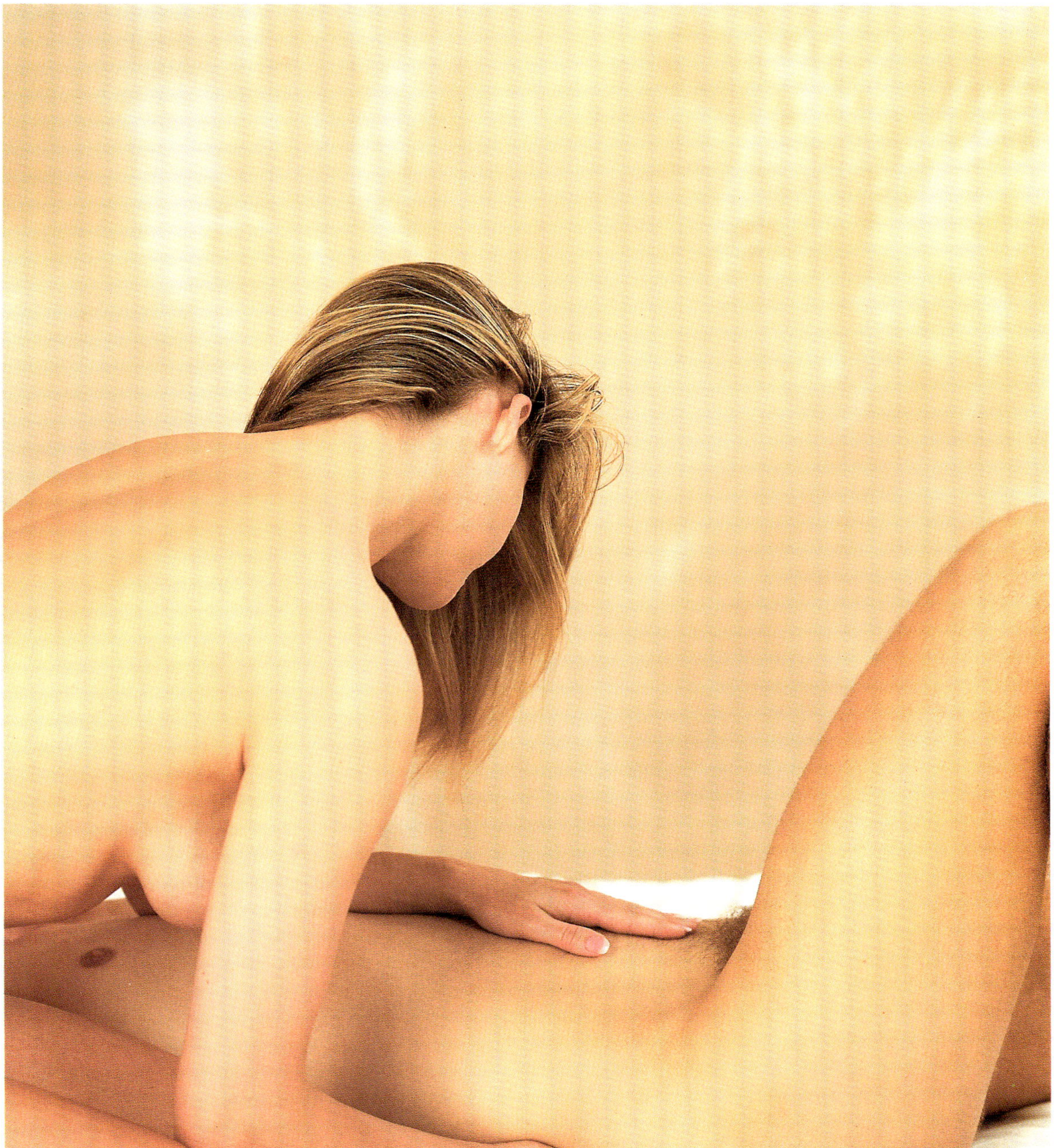

LA PARTE ANTERIOR DE LAS PIERNAS

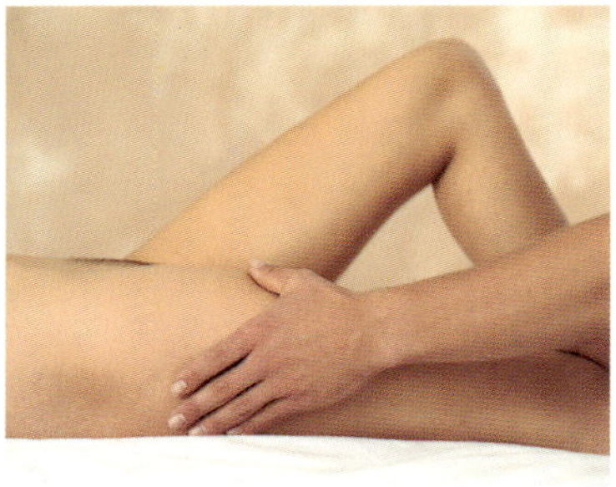

1. *Roce suave y compresión*
Arrodíllese a los pies de su pareja y lubrique sus manos con aceite. Deslícelas a lo largo de la pierna, desde el pie hacia arriba (arriba). Roce suavemente alrededor de la parte superior del muslo y de la cadera. Desplace las manos hacia los pies y deténgase en la pantorrilla para ejercer una presión firme a ambos lados del hueso (inferior izquierda). Utilice el tenar de la mano con la presión. Deslice los pulgares sobre la rodilla de su pareja y muévalos describiendo círculos y presionando los contornos de la articulación (inferior derecha). Levante el muslo de su pareja y, con el tenar de la mano, ejerza una presión más firme y apriete los músculos de la parte superior de la pierna, entre ambas manos (fotografía página siguiente).

Tras el delicado masaje del abdomen, centre su atención en la parte anterior de las piernas para completar, de este modo, el flujo de sensaciones que, llegados a este punto, recorre la parte frontal del cuerpo. Antes de proseguir, observe una vez más las piernas de su pareja. Deslice la mirada desde los sensibles tobillos hacia las rodillas y los muslos, y continúe la observación más arriba, siguiendo el contorno de las caderas. Fíjese en el modo en que, con tanta naturalidad, las piernas tienden a volverse hacia los lados y note la estructura delicada de los dedos de los pies. Inicie el contacto apoyando suavemente las manos sobre los pies de su pareja.

Aspectos generales del masaje de las piernas

Cuando inicie el roce suave de las piernas, prolongue sus movimientos hasta los muslos acariciando y rodeando las caderas. Al volver a deslizar las manos hacia abajo, no se olvide de hacer un mínimo balanceo suave de las piernas, pues con ello contribuye a eliminar la tensión de los músculos y articulaciones. La pelvis juega un papel muy importante en el movimiento de las piernas y si está contraída ello influye en el modo en que éstas se sostienen. A menudo la pelvis se coloca o bien hacia delante o bien hacia atrás y, naturalmente, esto afecta la posición de todo el cuerpo y en particular de la columna vertebral. Con mucha frecuencia, las sensaciones sensuales quedan atrapadas y no se prolongan hacia las piernas.

El toque de compresión que se utiliza en el masaje, contribuye a eliminar los productos de deshecho que se acumulan en los músculos y restablece el fluido natural de energía. Los suaves movimientos circulares alrededor de la rótula disminuyen la tensión de la articulación y producen una agradable sensación en toda la rodilla. Cuando le llegue el turno a los muslos, recuerde que en ellos se albergan algunos de los músculos más poderosos del cuerpo y que, por lo tanto, el masaje enérgico es muy apropiado en esta zona. Sin embargo, no se olvide de

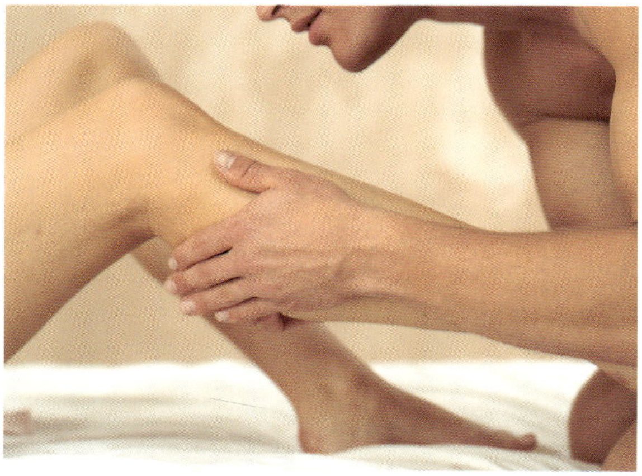

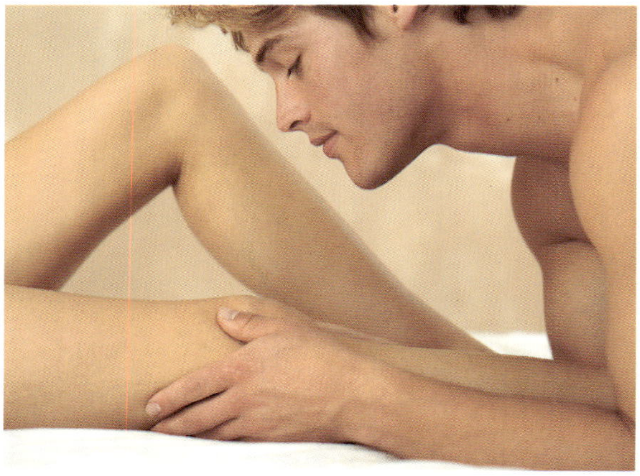

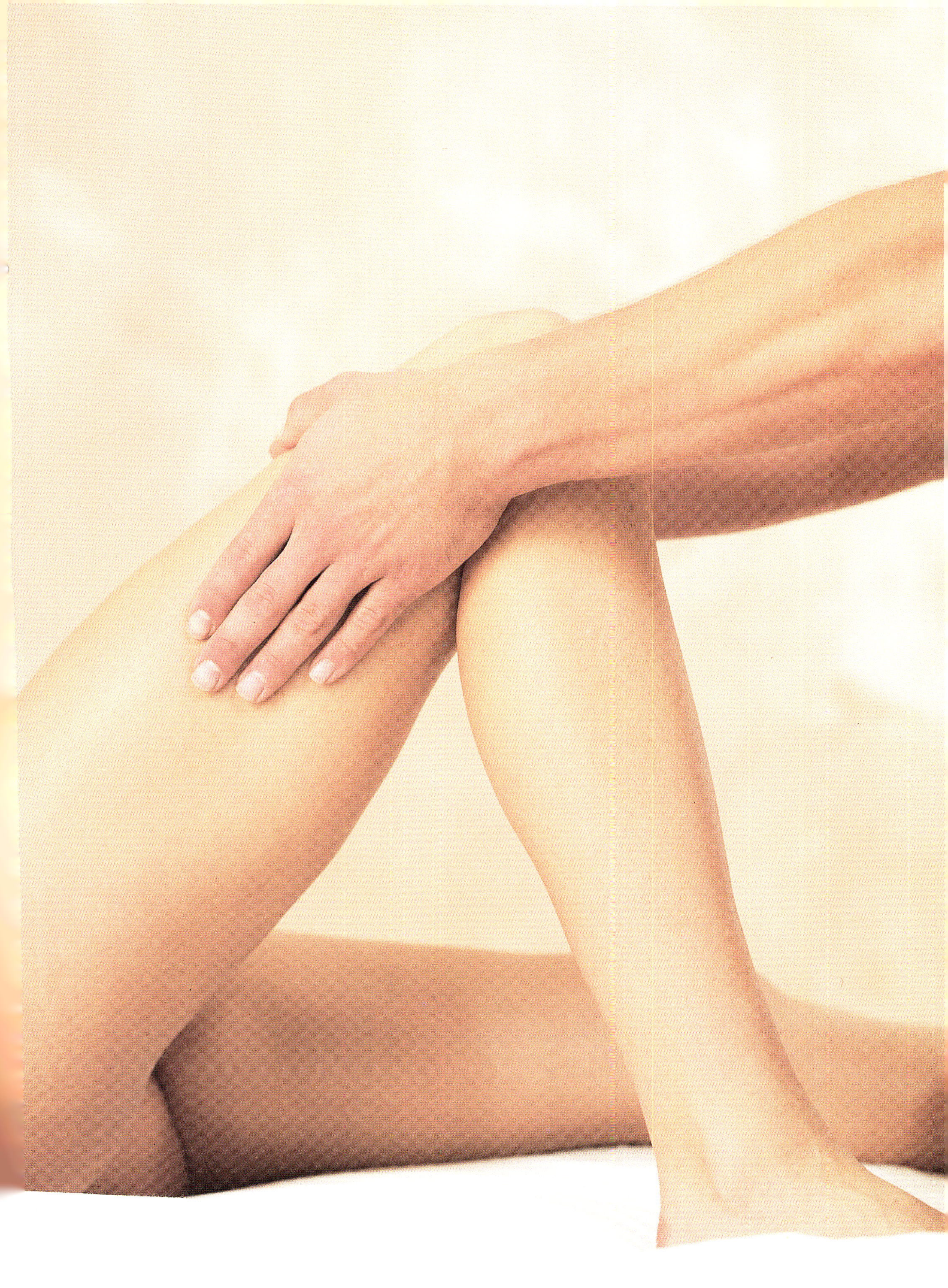

2. Presión y caricias
Mientras la pierna de su pareja permanece todavía levantada, desplace la mano hasta la cadera y utilice los dedos para presionar alrededor de la articulación (izquierda). Procure que la presión sea moderadamente firme y, a continuación, empuje la mano hacia el cuerpo, procurando comprimir el hueso. Repita el mismo movimiento varias veces para conseguir desentumecer caderas y nalgas.

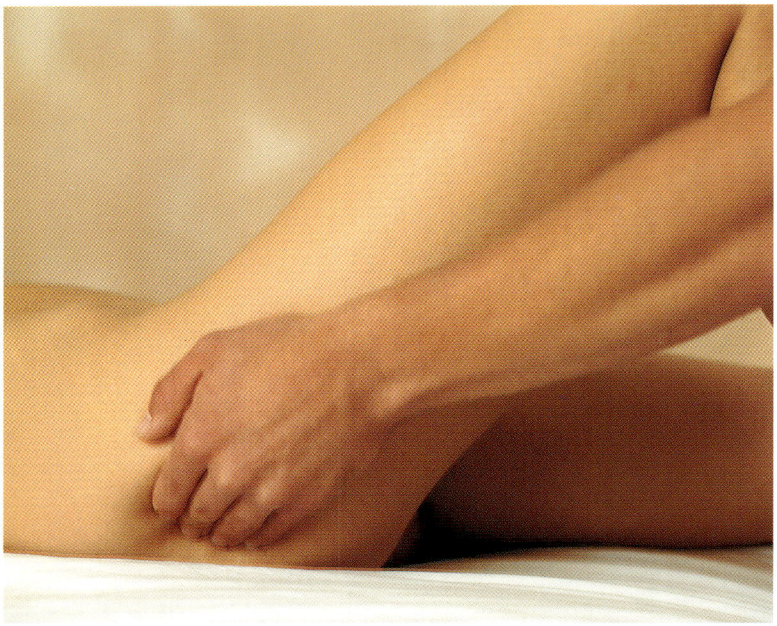

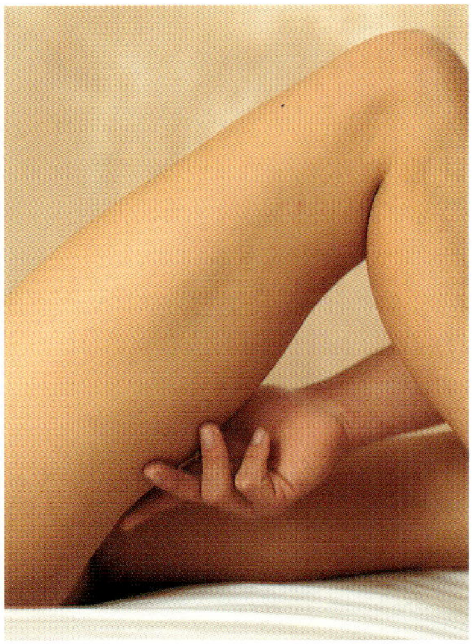

Luego, despacio y con suavidad, acaricie la parte posterior y la cara interna del muslo deslizando los dedos hacia arriba para estimular y excitar a su pareja (arriba). El contraste entre estas leves caricias y los movimientos realizados en la cadera, contribuye a extender las intensas sensaciones del masaje.

reducir la presión en la proximidad de la articulación de la rodilla. También necesitará cambiar de posición si quiere masajear la pierna en toda su longitud; a su pareja le encantará esto último.

Durante el masaje «escuche» lo que le «dicen» las piernas de su pareja. Trate de averiguar qué zonas necesitan más su atención. Si su pareja hace mucho deporte, los muslos agradecerán una presión más firme. Este tipo de presión también resulta muy satisfactorio cuando se aplica en los pies, mientras que en los tobillos, las rodillas y las caderas es más adecuado un toque de compresión. Los movimientos pasivos realizados en las piernas tienen un efecto a la vez relajante y deliciosamente placentero. Deje que todo su cuerpo participe en el masaje y que su pareja se haga responsable de sus miembros. Las caricias sensuales son deliciosas cuando se aplican en la parte anterior de la pierna, especialmente cuando se trata de manipulaciones suaves realizadas a lo largo de los muslos y las rodillas. La parte frontal del pie y del tobillo, al igual que los dedos del pie, son extremadamente sensibles. Tras realizar los ejercicios de estiramiento, pase delicadamente ambas manos a lo largo de las piernas de su pareja y, luego, acaríciele los pies suavemente. Para efectuar los movimientos circulares y de estiramiento, acérquese más a su pareja y, de este modo, podrá mover las articulaciones con más libertad. Cuando haga girar la cadera, fíjese en el movimiento de la articulación y procure no forzar la rodilla.
La articulación de la cadera, al igual que la del hombro, es una juntura articulada y unos ligamentos muy fuertes aseguran su posición. Esta articulación es de por sí bastante profunda y, por ello, el movimiento de rotación resulta particularmente beneficioso.
Al masajear la parte anterior de las piernas de su pareja, sea creativo y aproveche al máximo la flexibilidad de estos miembros.

Muéstrese receptivo con su pareja y compruebe siempre que la presión sea la adecuada. Existe un tipo de presión placentero y de efecto agradable, pero también hay otro tipo que sólo causa dolor.

A PROPÓSITO DE LA PARTE ANTERIOR DE LAS PIERNAS

El tríceps es un poderoso músculo que recorre el muslo longitudinalmente y que se utiliza en el movimiento de la cadera y la rodilla. El sartorio es el músculo más largo del cuerpo y atraviesa la cara anterior del muslo, de fuera a dentro. Los músculos de la pantorrilla, además de afectar los movimientos del tobillo, colaboran en la extensión de los dedos del pie. Cuando realice el masaje de la pantorrilla, evite presionar directamente el hueso pues ello podría resultar doloroso, y trabaje ambos lados de la espinilla. Cuando le llegue el turno a la rodilla, procure que sus movimientos sean delicados ya que entre los huesos de esta articulación existen unos finos cartílagos que, aunque sean muy flexibles, a veces pueden ser también bastante frágiles. Las rodillas son otra zona donde con frecuencia se acumula tensión. Es aconsejable que se mantengan ligeramente dobladas.

Las piernas, además de proporcionarnos movilidad, nos ayudan a sostenernos. Si están tensas, ello afecta directamente nuestra postura. Cuando estamos de pie, ambas piernas deben estar relajadas, con los pies bien apoyados en el suelo. Si usted se fija en la forma en que permanece de pie, quizás descubra que dobla hacia adentro los dedos del pie, como si con ellos quisiera agarrarse al suelo y aferrarse a la vida. Dedique algún tiempo a hallar una postura equilibrada. Realice ejercicios de aflojamiento y de presión usando el talón y la parte delantera del pie. La falta de equilibrio afecta directamente la postura corporal.

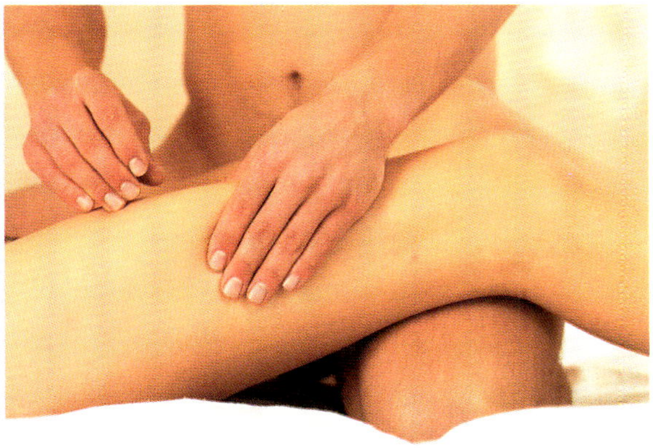

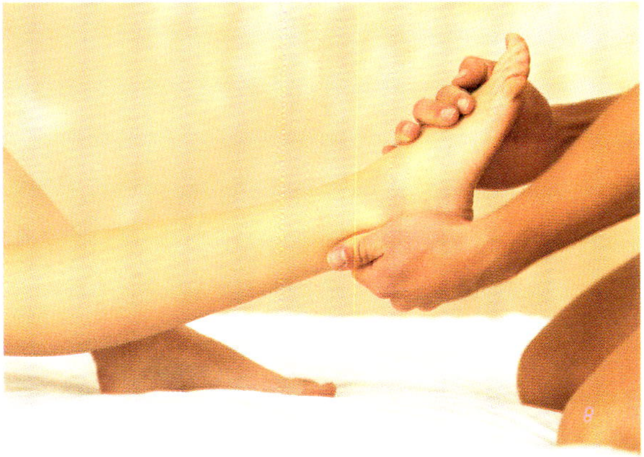

3. Amasamiento y estiramiento

Apoye el muslo de su pareja sobre su propia pierna y empiece a amasar con firmeza los músculos de esta zona (superior izquierda). Inicie el amasamiento en el extremo superior de la pierna y vaya descendiendo hasta llegar a la rodilla. Mueva las manos con firmeza y tire del músculo como alejándolo del hueso. Utilice los pulgares para incrementar la presión y de este modo penetrar los músculos. Puesto que los músculos de esta parte del muslo a menudo acumulan gran cantidad de tensión, es conveniente que las muñecas se mantengan flexibles para facilitar los movimientos de la mano. Disminuya la presión a medida que vaya acercándose a la rodilla. Luego, baje la pierna de su pareja y sitúese a sus pies.

A continuación, con una mano alrededor del talón y la otra sobre el pie, levante la pierna y, con suavidad y lentamente, tire de ella hacia usted. El efecto de este estiramiento se prolonga desde la pierna a la cadera (superior derecha). Para realizar este movimiento, mantenga los brazos estirados y sírvase de todo el peso de su cuerpo. Prolongue el estiramiento de un modo gradual hasta notar que el miembro ofrece resistencia. Luego, sin dejar de sostener el pie de su pareja, llévelo hacia abajo con suavidad. Con una mano siga sosteniendo el pie por debajo del talón y deslice la otra hasta la rodilla.

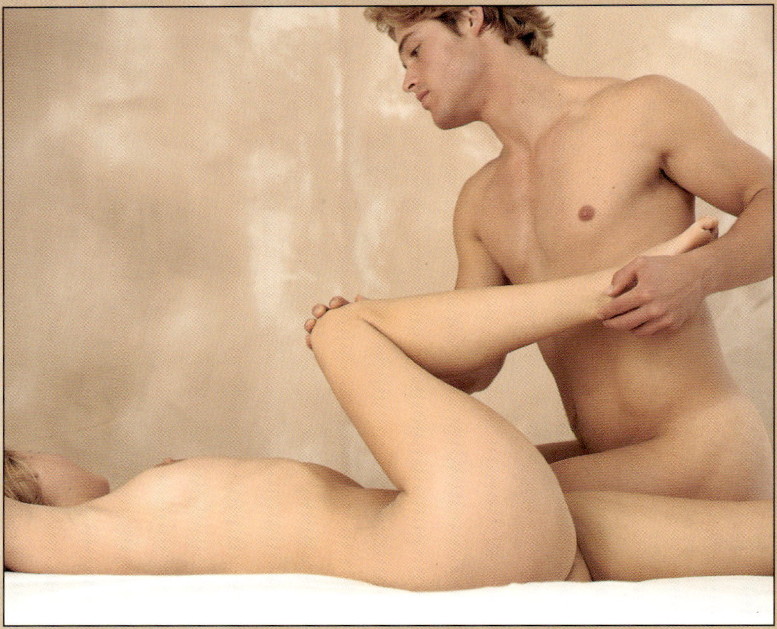

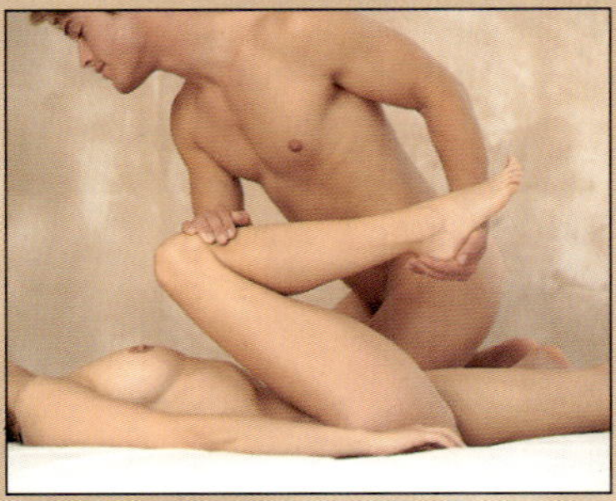

4. El muslo, la cadera y la parte inferior de la espalda

Coloque una mano bajo el pie de su pareja y la otra en su rodilla (fotografía a doble página). A continuación, doble la pierna y empújela lentamente hacia adelante, acercándola al pecho. Sin dejar de sostener la pierna, hágala girar hacia fuera, por encima del cuerpo de su pareja (superior izquierda). Observará cómo la cadera se abre hacia el lado de un modo natural. El efecto de este movimiento se extiende a las caderas y a la parte inferior de la espalda.

A continuación, empuje la pierna sobre el pecho de su pareja, estirando los músculos de la parte anterior del muslo (superior derecha). Asegúrese de que su pareja está relajada y de que su brazo no está rígido sino que lo deja caer de un modo natural. Continúe empujando la pierna hacia delante hasta notar cierta resistencia.

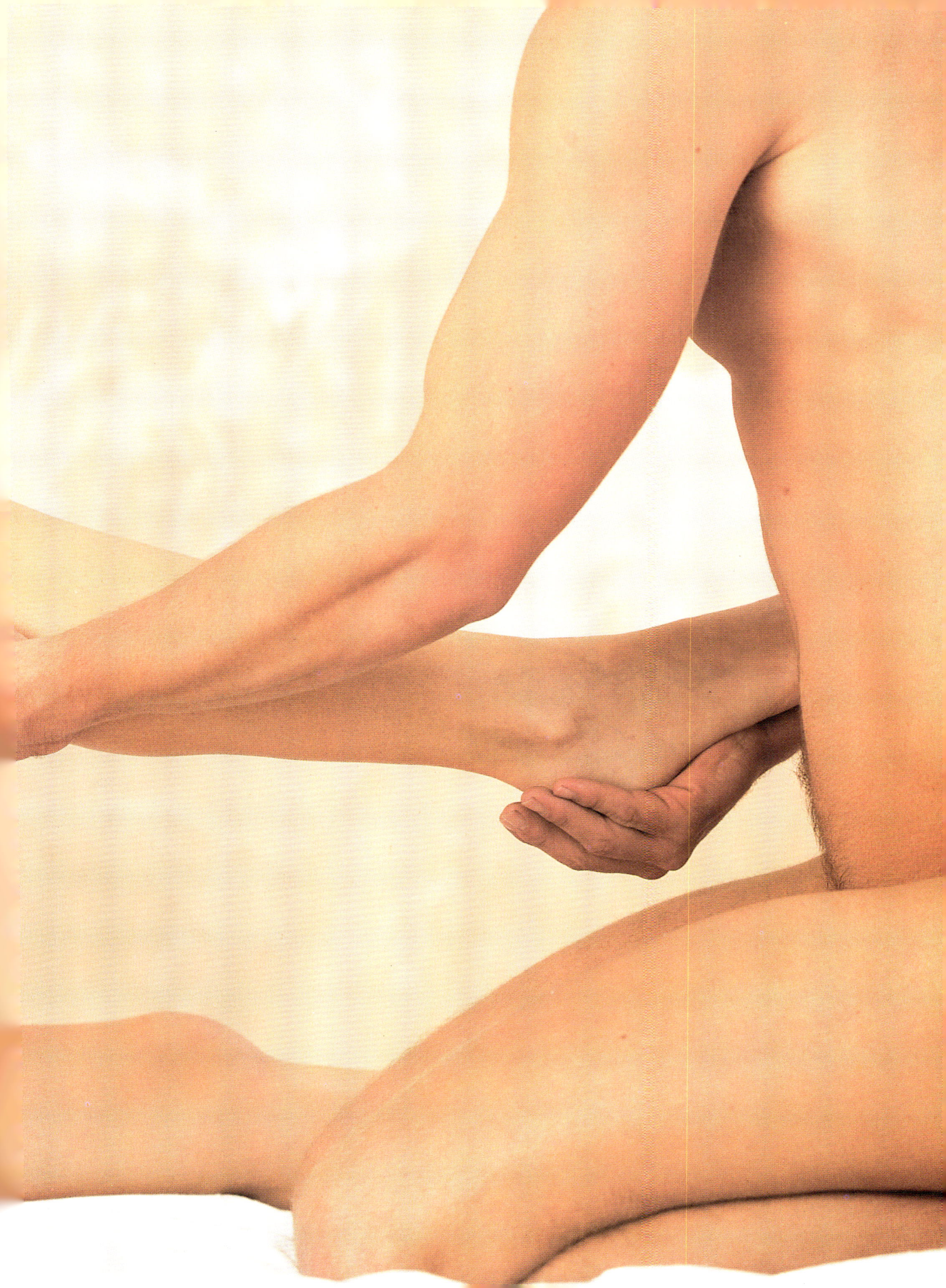

5. *Abertura y presión*

Apoye el pie de su pareja sobre su muslo y, a continuación, cójalo con ambas manos, colocando los pulgares a lo largo de la parte superior y el resto de los dedos por debajo de la planta. Presione hacia arriba con el extremo de los dedos y, al mismo tiempo, deslice los pulgares desde el centro superior del pie hasta los costados del mismo (abajo).

Al deslizar los pulgares, presione el pie para conseguir su expansión. Repita el mismo ejercicio varias veces. A continuación, sujete el pie con una mano y utilice el pulgar de la otra (derecha) para ejercer presión sobre el centro de la planta y luego disminuirla gradualmente. Deslice el pulgar hacia los dedos del pie y presione con firmeza a su alrededor. Sin dejar de ejercer presión, aunque disminuyéndola al pasar por la parte más carnosa de la planta del pie, prolongue el movimiento hasta el talón donde, de nuevo, la presión debe ser más firme.

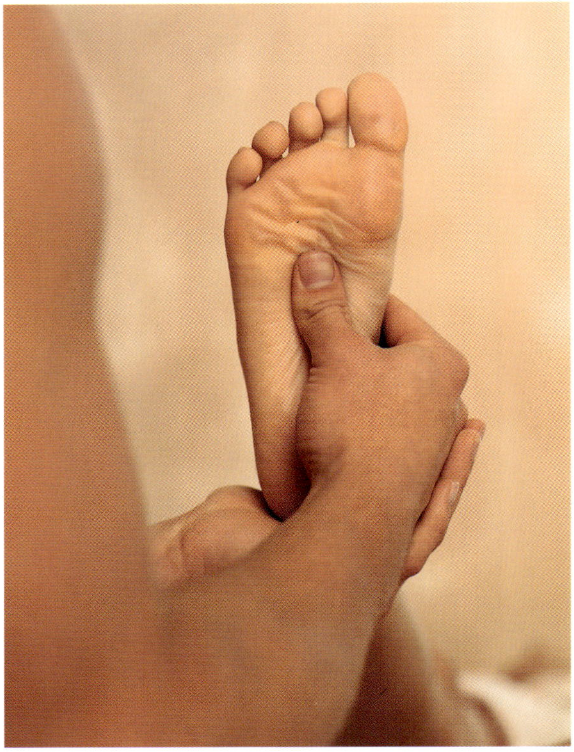

LOS PIES

Ha llegado el momento de prestar toda la atención a los pies de su pareja. Empiece por desentumecerlos empujando y ejerciendo presión alrededor de los huesos. De este modo eliminaremos la tensión acumulada en el pie. (Normalmente solemos prestar muy poca atención a la parte superior del pie).

A continuación, presione con firmeza la planta del pie y conseguirá que una intensa sensación de relajación se apodere de éste. Usando los dedos de las manos rodee por encima los dedos de los pies de su pareja y tire de ellos con suavidad. Cuando ejercemos una presión firme alrededor de la articulación de los dedos del pie, la satisfacción es inmediata, sin embargo, debemos tener en cuenta que la presión debe ser menos intensa cuando se aplica en el área del empeine, un área mucho más sensible.

Sujete el pie de su pareja con delicadeza, envuélvalo con sus dedos y termine, simplemente, apoyando ambas manos sobre el mismo. De este modo conseguirá crear un contraste respecto a la presión ejercida durante este ejercicio, logrando centrar la atención de su pareja en esta zona del cuerpo y, a la vez, procurándole una agradable sensación de quietud.

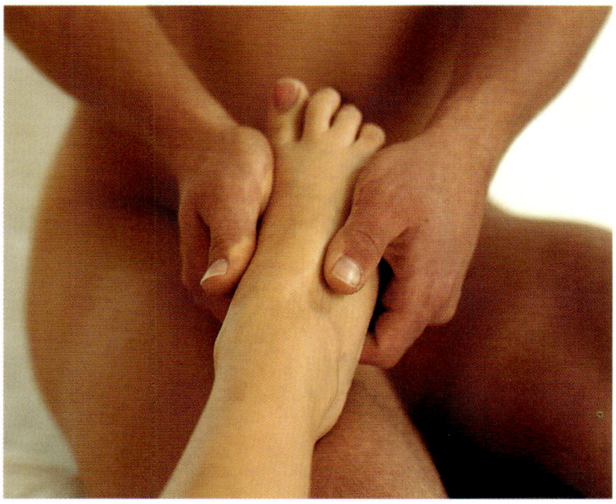

REFLEXOLOGÍA

Con la aplicación de un masaje reflejo se manipulan diferentes zonas del pie (a su vez relacionadas con diversas áreas del cuerpo) para relajar y tonificar las partes del cuerpo sobre las que aquéllas tienen influencia. Esta teoría se basa en la división del cuerpo en

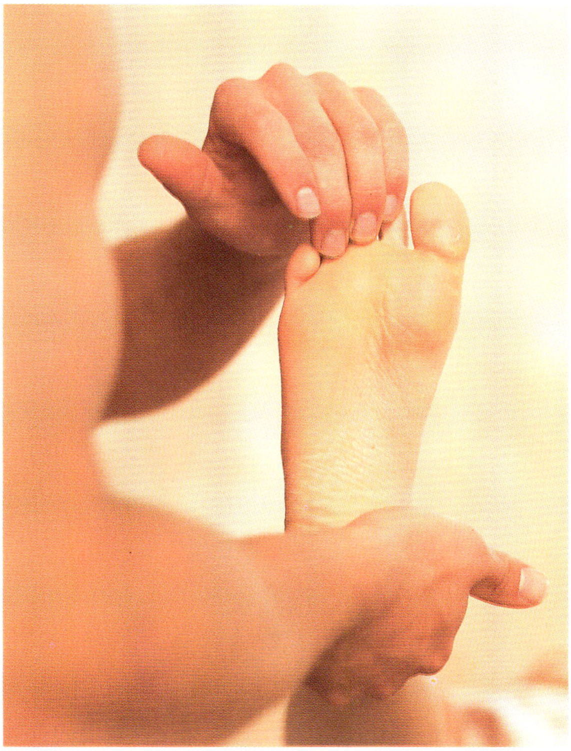

varias zonas y la posibilidad de hallar el reflejo de cada órgano o estructura del cuerpo en la correspondiente zona del pie. La planta del pie tiene el mismo contorno que el cuerpo, con la línea del diafragma situada justo debajo el rodete. La raya de la cintura atraviesa transversalmente el centro del pie y la del talón cruza el mismo talón. A partir de aquí, las diferentes partes del cuerpo se distribuyen por el pie según su posición. En los dedos de los pies, por ejemplo, se albergan los reflejos correspondientes a la cabeza, mientras que los riñones tienen su representación en el centro del pie y los reflejos de la espina dorsal se distribuyen a lo largo del extremo interior del pie. De este modo, podemos estimular una parte específica del cuerpo presionando los diferentes puntos del pie. Sus áreas más sensibles nos indican cuáles son los órganos o estructuras corporales en tensión. Cuando realice el masaje de los pies, quizás le sea útil recordar estos puntos. De todos modos, haga lo que haga, procure que su pareja disfrute.

Completando el masaje

Durante algún tiempo, dedíquense simplemente a disfrutar de las sensaciones que fluyen entre ambos y sienta cómo la excitación recorre el cuerpo de su pareja. Ahora, todas las impresiones provocadas por el masaje se concentran en los pies de ella. Es el momento de dar paso a los roces y a las suaves y delicadas caricias. Su pareja se sentirá completamente relajada y experimentará, al mismo tiempo, una renovación de su energía vital. Invierta algún tiempo en acariciarle los pies, tirándole de los dedos y separándolos entre sí. Luego, suavemente, deslice las manos sobre sus pies. Quizás quiera rozárselos con los labios. Mire a su pareja a los ojos.

Uno de los momentos más deliciosos sucede cuando su pareja se muestra dispuesta a reaccionar. Descubrirá pronto que el placer que se siente al recibir un masaje es un placer altamente contagioso.

6. Estiramiento y tirón

Sin dejar de sostener el pie con una mano, flexione los dedos de la otra, a modo de gancho, por encima de los dedos del pie de su pareja y apoye las yemas sobre la parte posterior de los dedos (arriba). A continuación y con suavidad, realice un movimiento de estiramiento y dé pequeños tirones. Quizás le sea posible alzar todo el pie y sacudir los dedos con cuidado para liberar cualquier tensión. Su pareja también puede intentar agarrarle la mano con los dedos de los pies. Luego, acarícielе muy levemente las piernas y deje que sus manos se deslicen sobre sus pies. Rodéele los pies con las manos, suavemente y procurando no mover el cuerpo (derecha). Este movimiento contribuye a concentrar en los pies de su pareja la energía y las diferentes sensaciones. Repita los mismos ejercicios con la otra pierna.

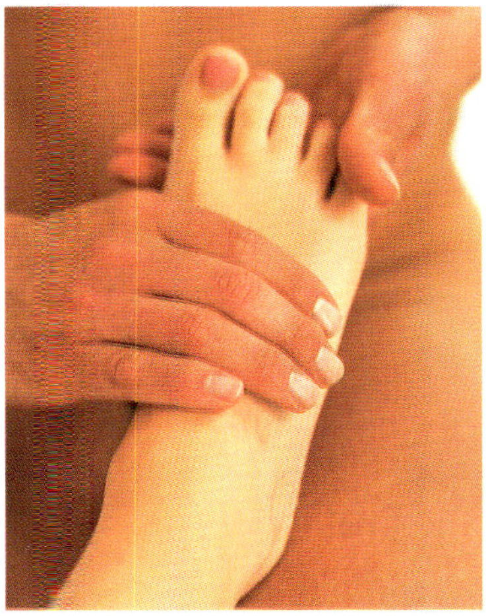

COMPARTIR LA EXPERIENCIA

Mientras un sinfín de sensaciones maravillosas y placenteras recorren el cuerpo de su pareja, concluya el masaje obsequiándole con unos vivos y alegres toques. Deje que sus dedos desciendan por el torso de su pareja, excitándole con leves cosquillas y bromas; de este modo contribuirá a edificar su energía y a crear un sentimiento de dinamismo entre ambos. Procure mantener el contacto con los ojos. Su pareja ha permanecido estirada durante el espacio de tiempo que ha durado el masaje y quizás ahora necesite un rato para recobrarse y volver a acostumbrarse al movimiento. Lo mejor es que, cuando esté lista, se eche hacia un lado y se apoye en las manos para incorporarse y sentarse.

Tanto si el masaje ha sido sensual como relajante, al finalizarlo el cuerpo se sentirá absolutamente satisfecho, mucho más ligero e invadido por un sensacional sentimiento de bienestar. Las sonrisas y las risas se sucederán de un modo natural. El efecto del masaje se extiende hasta el mismo corazón. Para los amantes éste es un momento muy especial: el momento de compartir.

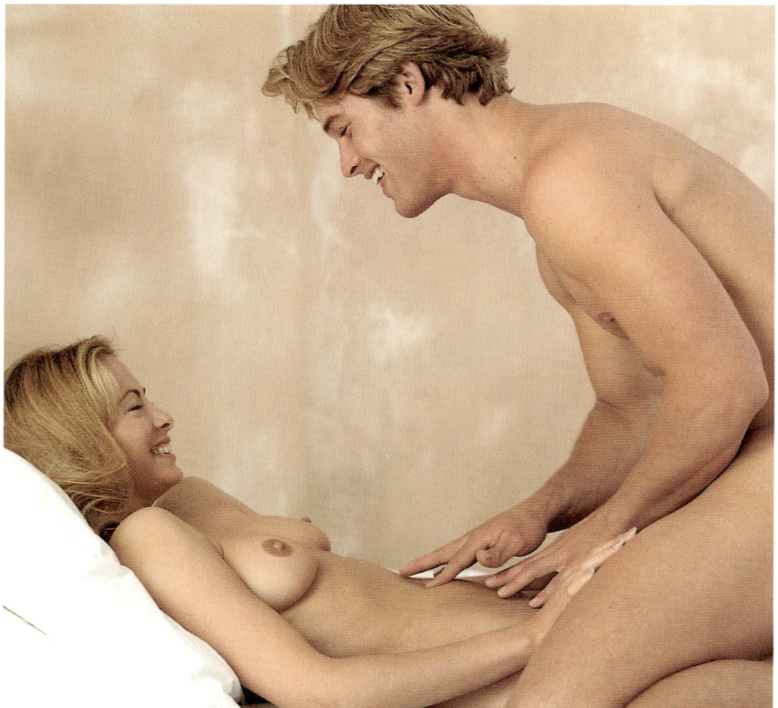

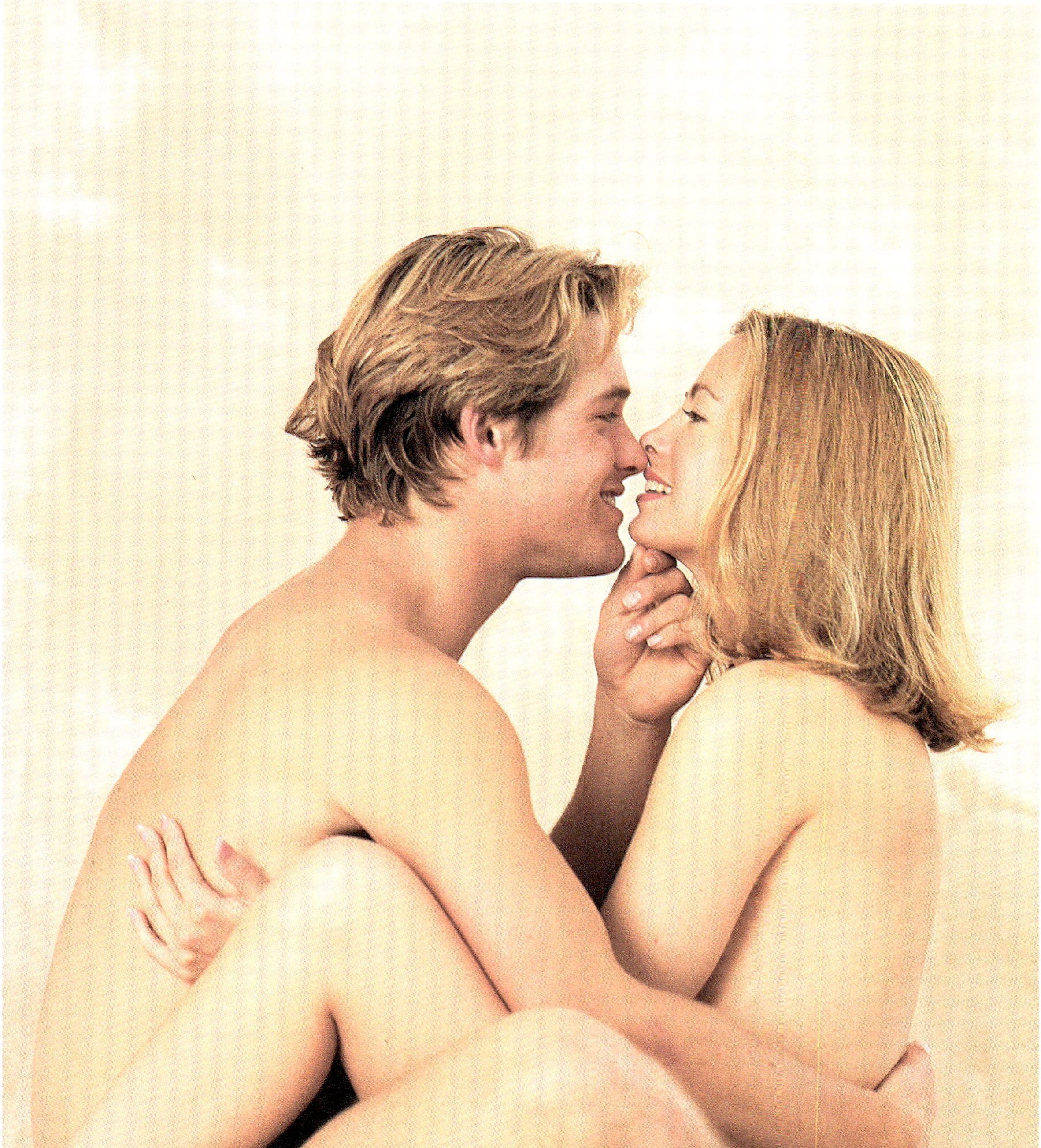

El juego después DEL MASAJE

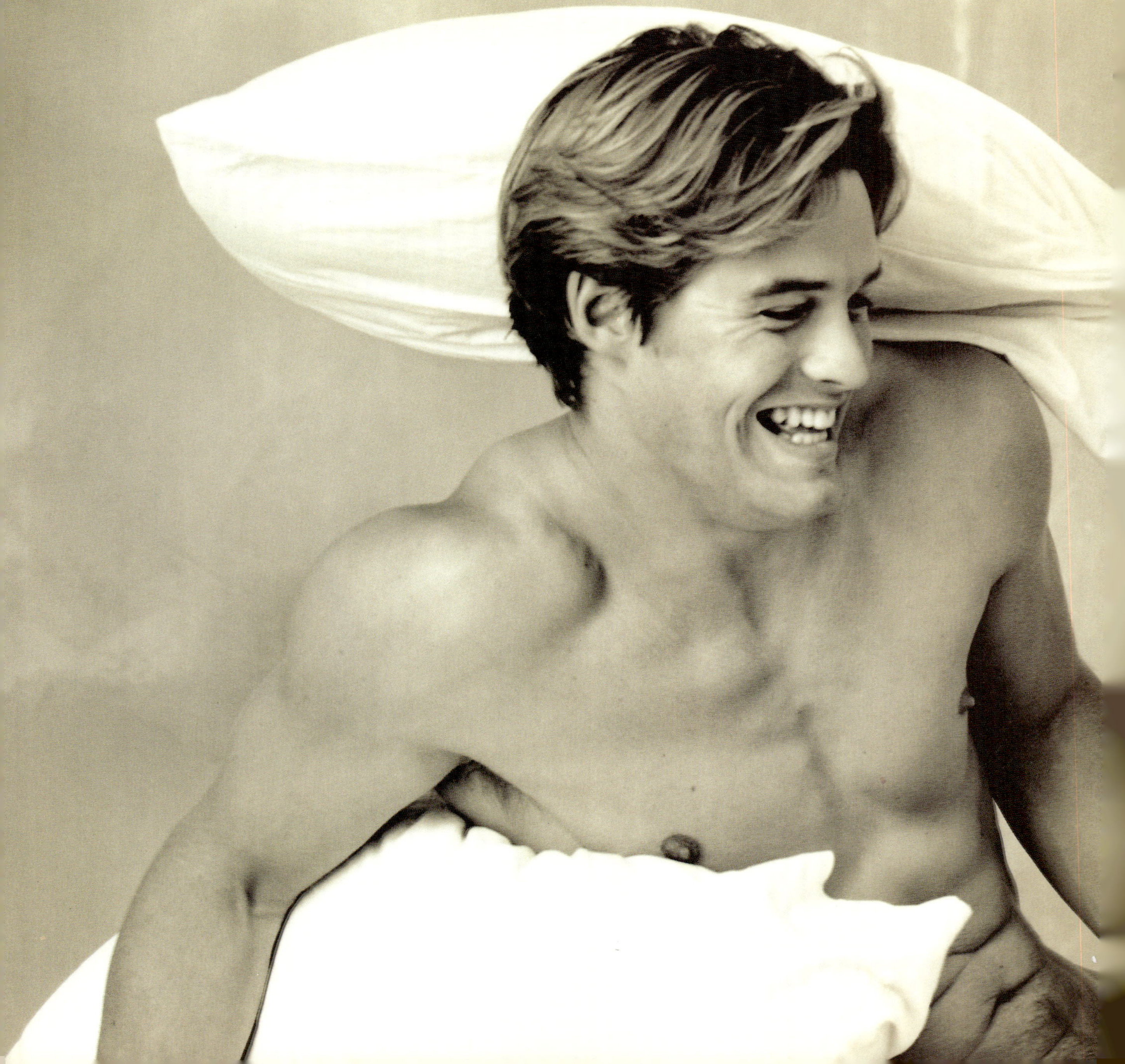

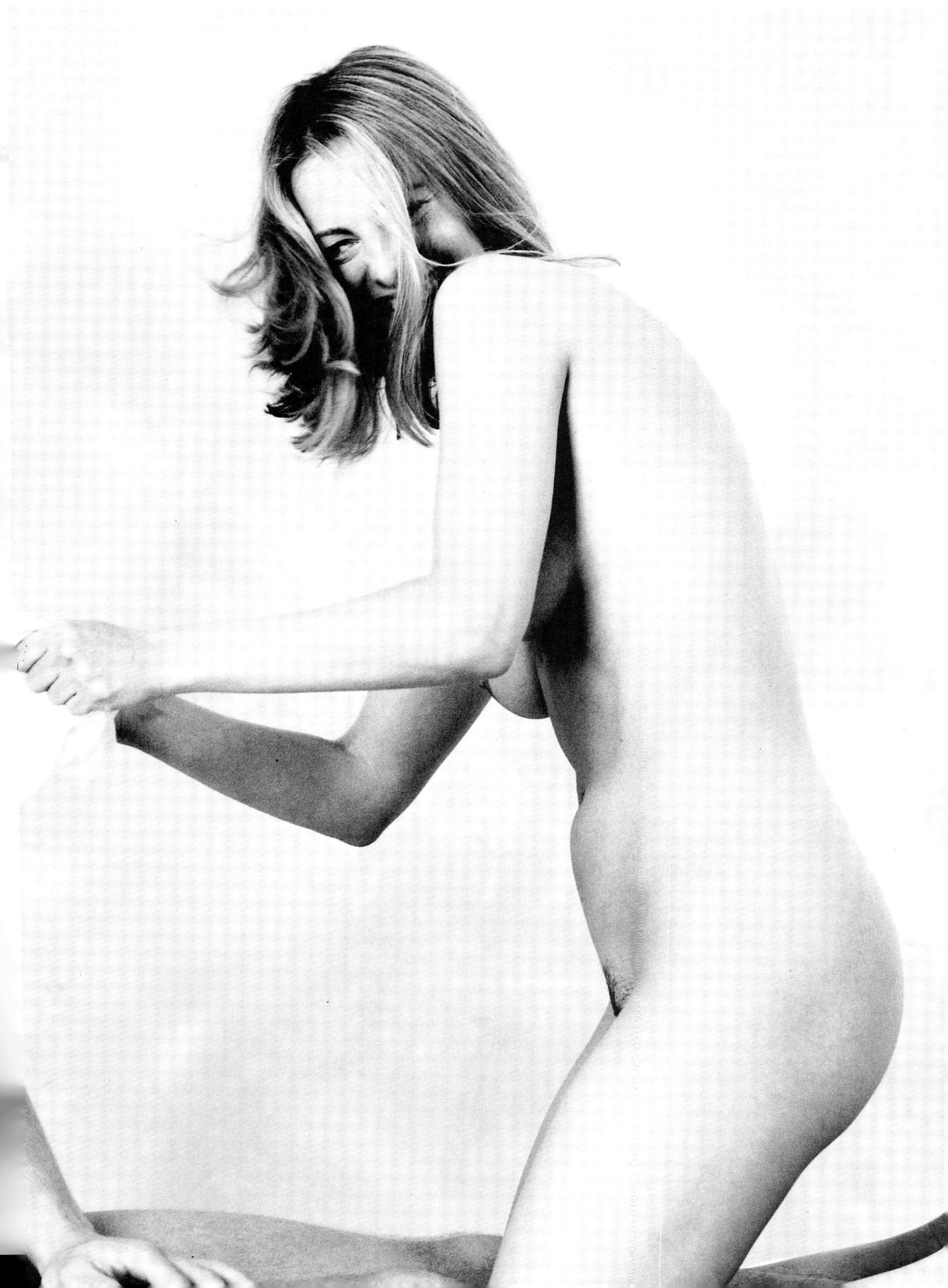

EL JUEGO DESPUÉS DEL MASAJE

Con imaginación la sesión de masaje puede convertirse en toda una nueva experiencia. Un modo de prolongar el efecto estimulante del masaje consiste en tomar un baño después del mismo, disfrutando de la agradable sensación de un agua perfumada con esencias. Deje pasar algún tiempo para que el cuerpo absorba el aceite utilizado durante el masaje y para que vuelva a adaptarse a su ritmo natural. El baño en común, además de ofrecernos la oportunidad de demostrar el cariño que siente uno por el otro, es una práctica muy divertida.

Añada al agua algunas esencias o utilice un gel de baño espumoso. Otra alternativa consiste en verter en el agua una pequeña cantidad de sal marina, la cual es a la vez purificadora y tonificante. Coloque en el baño todo aquello que le resulte atractivo: esponjas, jabones vegetales o champús de esencia. El agua es suave, purificante y sensual; sumérjase en ella.

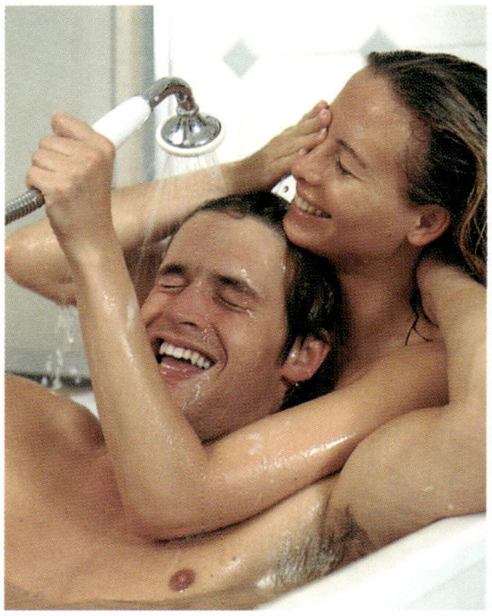

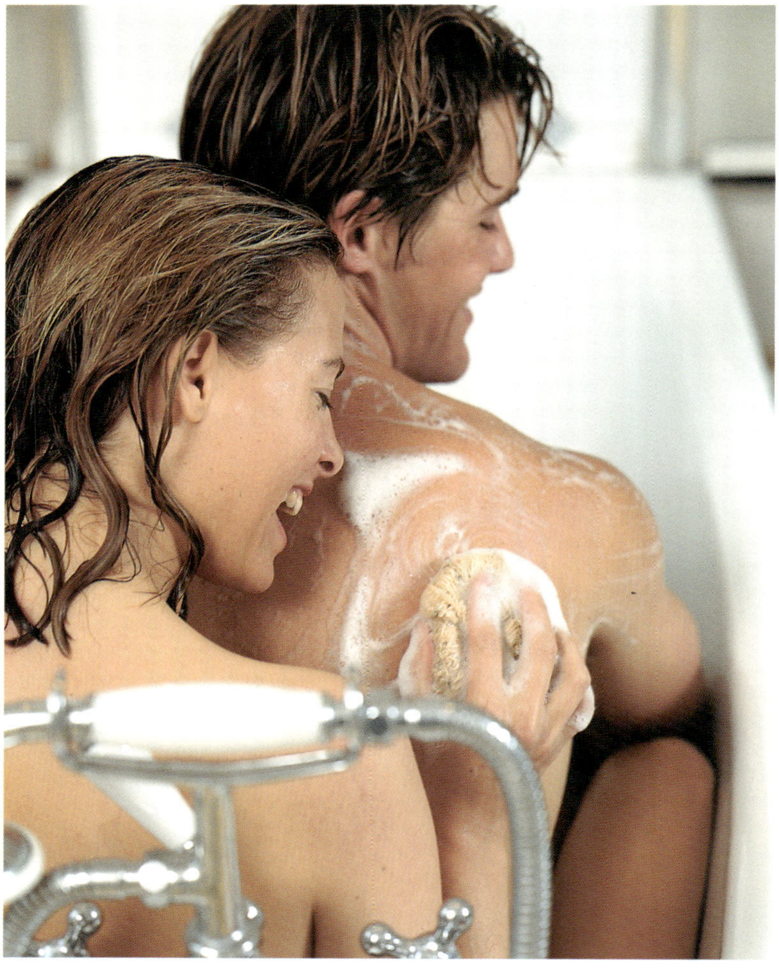

Un baño con imaginación
Para enjabonar a su pareja utilice una esponja natural y jabón vegetal puro, gel o crema (izquierda). Frótele todo el cuerpo describiendo pequeños círculos para eliminar cualquier célula muerta que pueda haber sobre la piel. Empiece enjabonando la espalda y, desde aquí, complete todo el cuerpo. De este modo conseguirá tonificar y estimular la piel de su pareja y hará que se sienta estupendamente. Para retirar el jabón, puede utilizar una manopla de baño de textura suave o bien salpicarle todo el cuerpo con agua (arriba). Cuanto más mojados acaben los dos, mejor, además, de este modo, pueden bañarse y ducharse a la vez. A su pareja le encantará que le lave la cabeza y, al mismo tiempo, le de un masaje en el cuero cabelludo. Al terminar, abrácela, acaríciele el pelo y disfrute del húmedo tacto de su cuerpo (fotografía página siguiente). Sus tiernos cuidados embriagarán a su pareja.

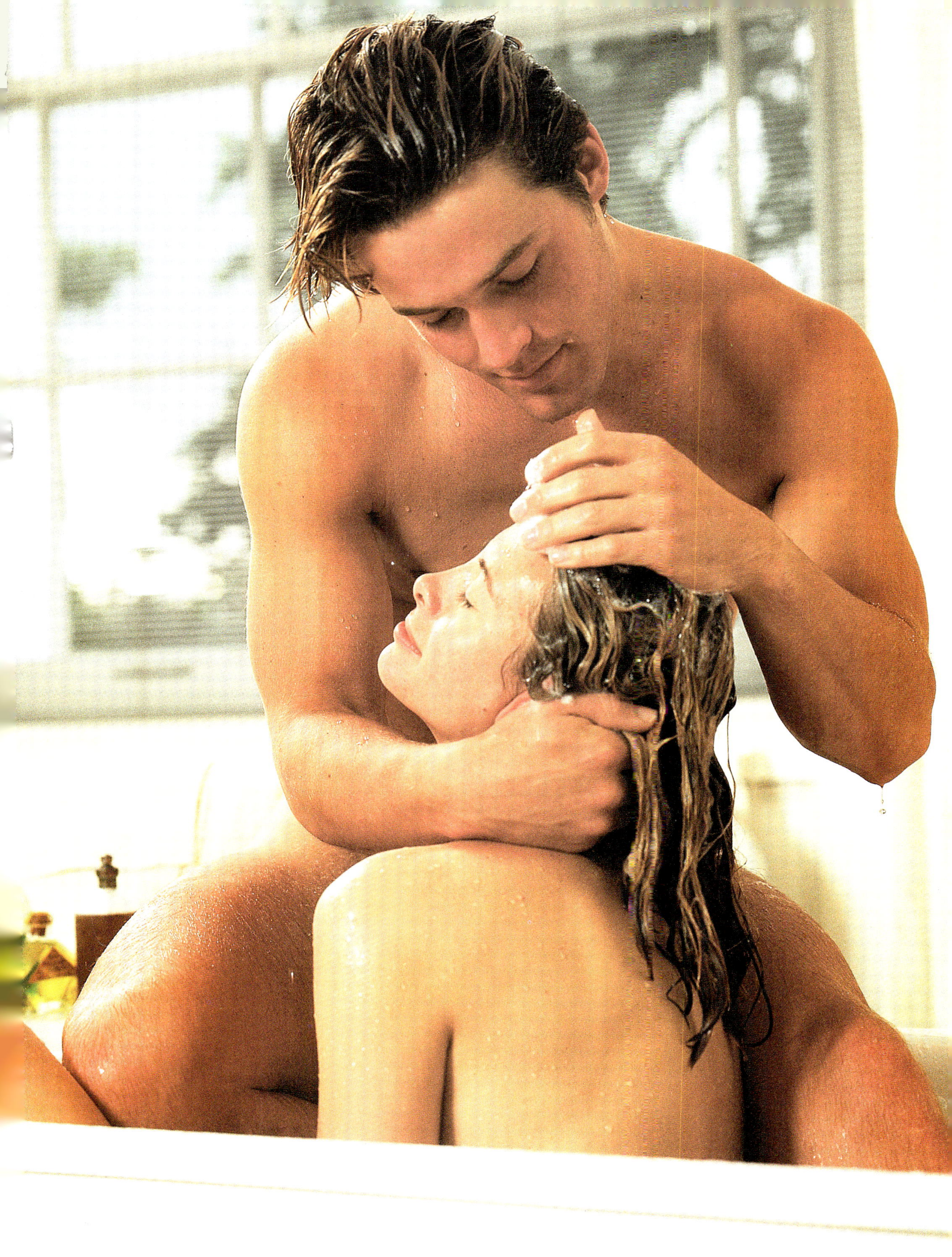

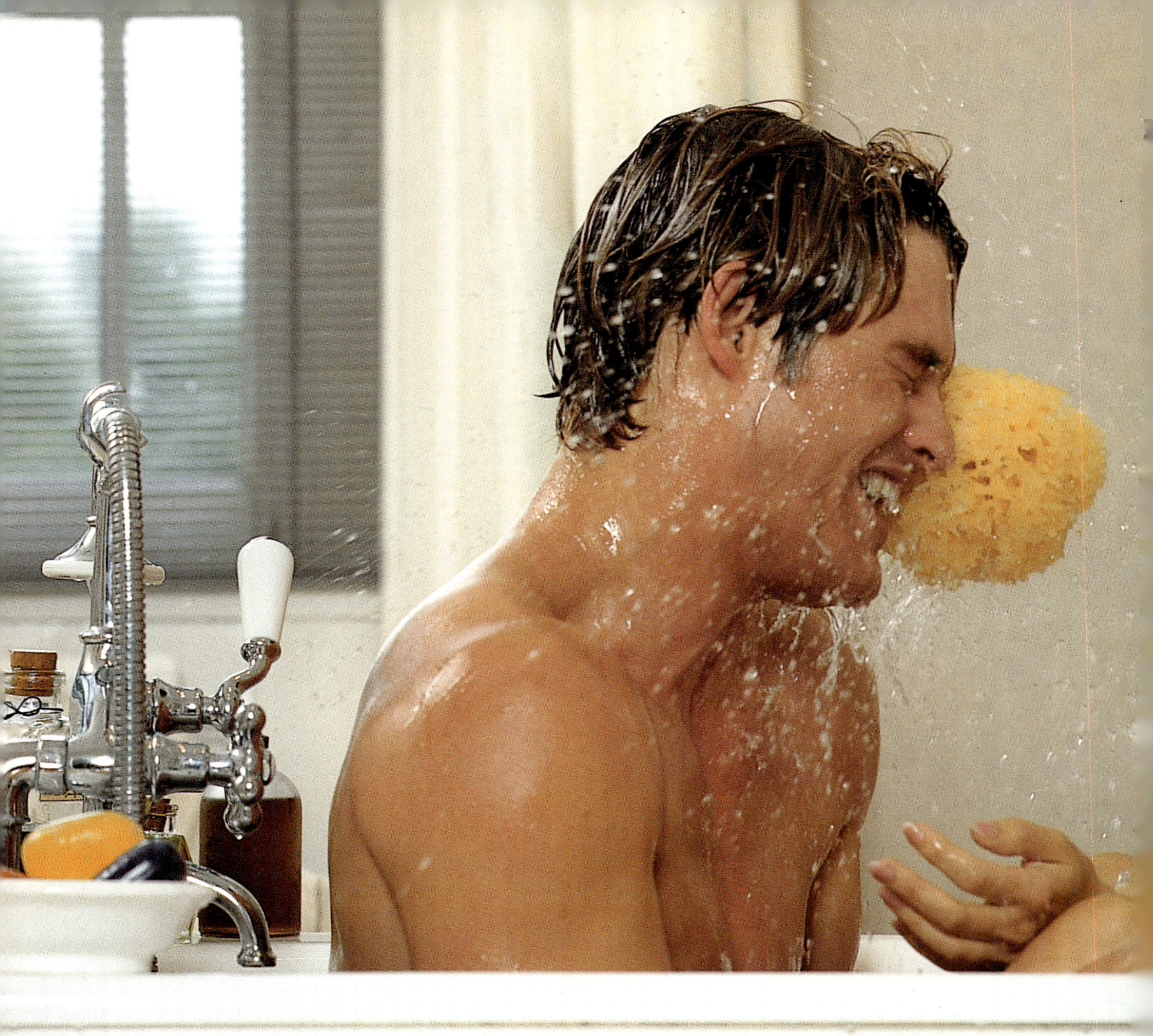

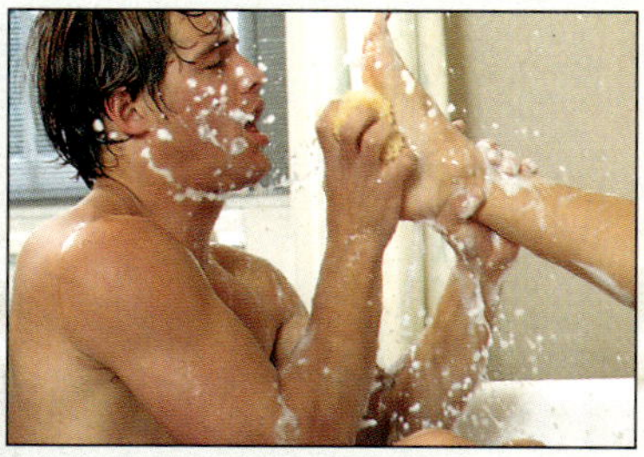

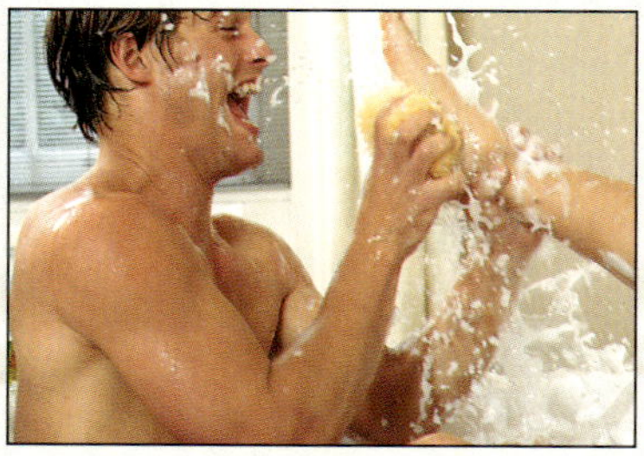

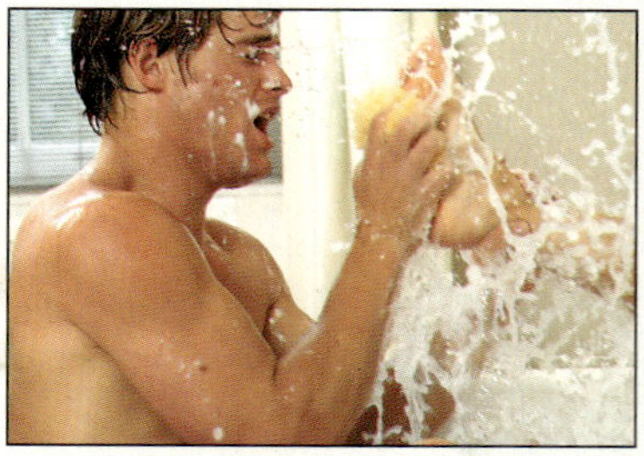

Diversión en el baño
En el baño todo está permitido. Salpíquense y mójense o ¡intenten una directa! La sensación de libertad y alegría que proporciona el agua puede hacer que se disfrute y se juegue como si se volviese a la infancia.

Enjabonar la pierna de su pareja puede convertirse en una tarea muy costosa, incluso si pone en ello todo su empeño. Para hacerlo, frótesela con una

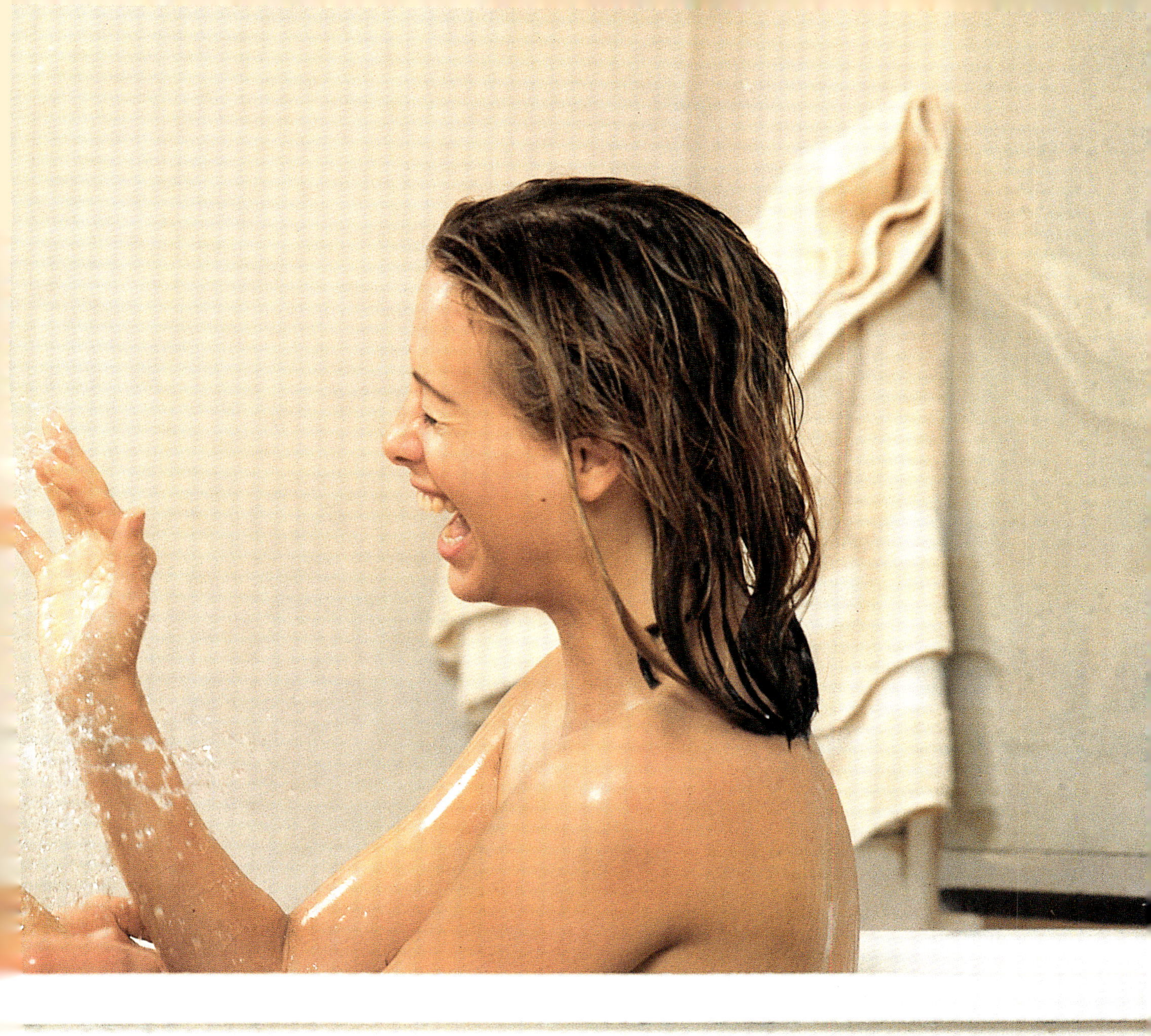

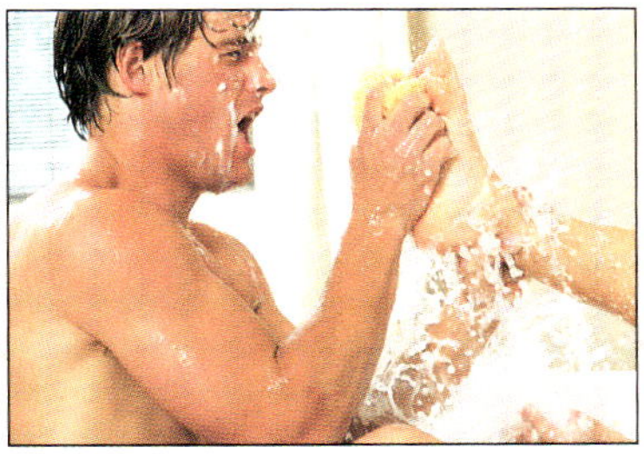

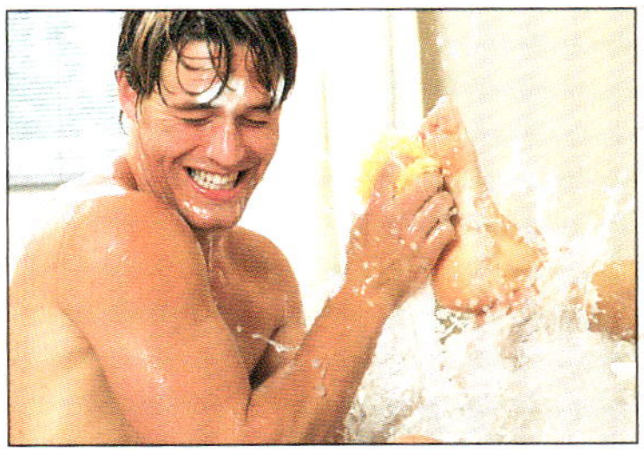

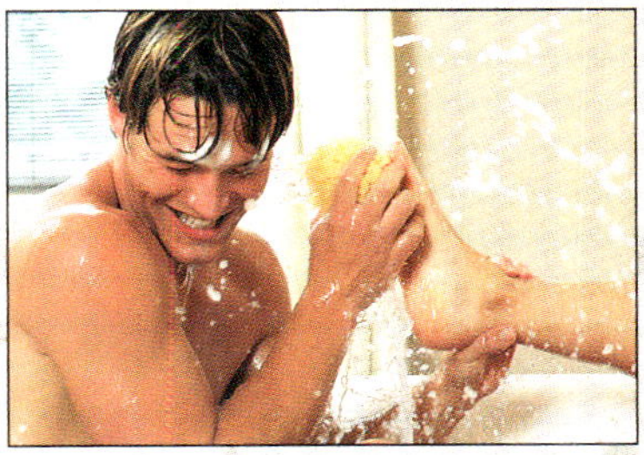

manopla o una esponja, de arriba a abajo y a lo largo del muslo. Este movimiento resulta muy divertido. No se olvide de enjabonar el pie y pasar la esponja por entre los dedos. A continuación, efectúe un firme masaje en el pie de su pareja y frótele la planta con tanto vigor como sea capaz.

Si queremos que nuestra relación de pareja perviva es importante que seamos capaces de relajarnos y disfrutar juntos.

Secarse con ternura
Envuelva a su pareja en una toalla suave y caliente, y seque con cuidado cada centímetro de su cuerpo. Frótele la piel a través del paño y conseguirá que la invada una profunda sensación de bienestar. De este

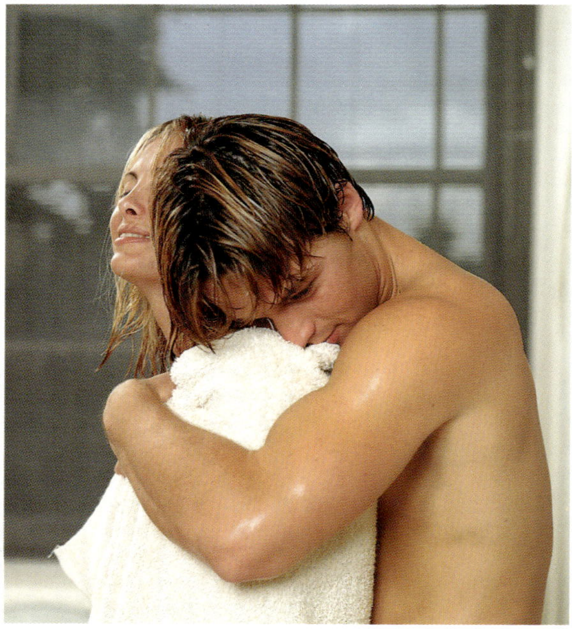

modo el secado se convierte en una experiencia muy reconfortante durante la cual expresamos en cada pequeño gesto el cariño que sentimos por nuestra pareja. Aproveche la ocasión para abrazar a su pareja y estrecharla en sus brazos.

DESPUÉS DEL BAÑO

Prolongue el efecto estimulante del baño convirtiendo el secado en una maravillosa experiencia llena de sensualidad. Envuélvanse en enormes toallas, suaves y calientes, y acarícíense a través del paño hasta secarse completamente. Cuidando de su pareja de un modo tan sencillo, conseguirá crear una atmósfera llena de calor e intimidad. Para evitar que la piel se reseque, utilice algún aceite o crema hidratante. Añadiendo determinadas esencias puede elaborar preparados eficaces en la relajación, la sensualidad o la estimulación. Una mezcla particularmente refrescante se logra combinando los aceites de lavanda y de romero (Vea páginas 122-123). Frote el cuerpo de su pareja con estos aceites y asegúrese de que la piel los absorba. Para variar, sírvase de los pies para aplicar el aceite.

A continuación, estimule a su pareja mediante un masaje vigorizante. Los movimientos que componen este tipo de masaje tienen un efecto completamente diferente al que se consigue con los ejercicios anteriores, puesto que su objetivo es tonificar y estimular el cuerpo. Si bien los tocamientos expuestos hasta ahora pertenecían al conjunto de los más convencionales practicados en Occidente, el masaje estimulante se basa en la teoría oriental de la acupresión. La idea es estimular los diferentes meridianos del cuerpo, meridianos por los que fluye nuestra energía. Existen 14 meridianos relacionados con los diferentes órganos del cuerpo, incluyendo la mente y las emociones. La enfermedad se sucede cuando uno de estos caminos se bloquea. En cambio, si están despejados, disfrutamos de un equilibrio corporal.

Una vez más, empezaremos a trabajar la parte superior del cuerpo e iremos desplazándonos hacia abajo. Su pareja necesitará permanecer de pie o bien sentada. Utilice los puños y golpéele el borde superior de la espalda, desde la columna hasta el extremo exterior del hombro. Usando ambos puños alternativamente, propine unos golpecitos leves y rápidos yendo y viniendo varias veces sobre la misma zona. Deténgase justo antes de llegar a la columna. Procure no apretar los puños; cuanto más relajados estén, mayor será el efecto de este tocamiento. Repita el mismo ejercicio en el otro hombro y, luego, modifique el movimiento. Estire los dedos y manténgalos juntos, aunque sin apretar. Utilice los bordes externos de las manos para propinar unos golpecitos secos a lo largo de la parte superior de los hombros. Procure que sus muñecas se mantengan relajadas y flexibles y muévalas alternativamente mientras realiza

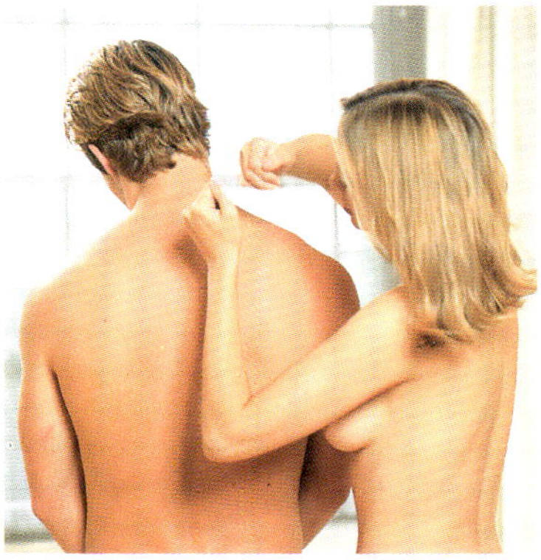

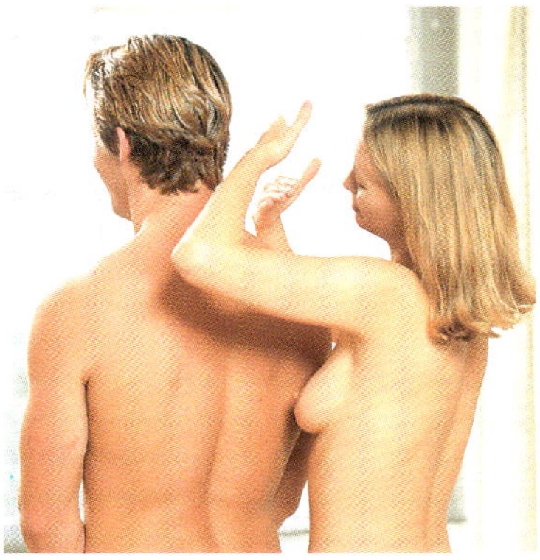

El trabajo de los hombros
Cierre los puños sin apretarlos y golpee suavemente la parte superior de los hombros de su pareja (arriba). Muévase hacia el cuello y deténgase cuando llegue al ángulo formado por éste y la columna vertebral. Repítalo en el otro hombro y, luego, utilice el borde exterior de las manos para, alternativamente, golpear la misma zona con golpes secos.

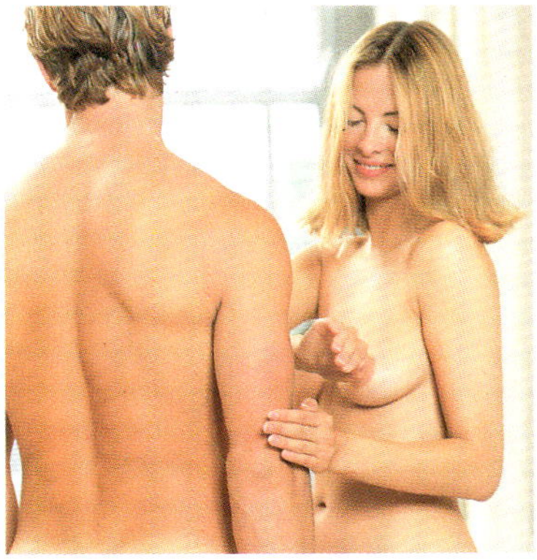

el contacto con el lado del dedo meñique. Si los dedos están suficientemente relajados, al mover las manos, se golpearán entre sí. Los movimientos deben ser rápidos y a la vez ligeros; cuando alcance el ángulo que se forma entre el hombro y la columna, podrá comprobar lo placentero que resulta este tipo de movimientos. Repita el mismo movimiento en el otro hombro. A continuación, doble las manos como formando un cuenco con cada una de ellas y, colocándolas sobre los brazos de su pareja, deslícelas hacia abajo, desde el hombro hasta la muñeca. Este ejercicio estimula la sensibilidad del brazo y produce una cosquilleante sensación de hormigueo en las manos. Sus movimientos serán del agrado de su pareja y le proporcionarán una sensación de bienestar. Tras repetir el mismo ejercicio varias veces en cada brazo, agáchese y prepárese a estimular las piernas de su pareja. Vuelva a cerrar las manos y con el puño propine unos leves golpecitos, primero a lo largo de la cara interna de la pierna, luego en la parte anterior del muslo y, finalmente, en el lado externo de la pierna. Para realizar este toque, utilice el borde exterior de los puños y establezca contacto con los dedos. Mantenga sus movimientos ligeros y vigorizantes y conseguirá extender su efecto a los pies. Tras repetir el mismo ejercicio en la otra pierna, todo el cuerpo se sentirá estimulado y lleno de vida.

Mediante el masaje es posible conectar con el cuerpo de una manera distinta. Utilizando los diferentes tocamientos expuestos y efectuándolos con más o menos rapidez, no sólo fortalecemos y tonificamos los músculos, sino que también alertamos y activamos el cuerpo y, en especial, el cerebro. La intención que tengamos al dar un masaje a nuestra pareja también es muy importante y, entre otras cosas, influye en el modo en que realizamos las diferentes manipulaciones. Nuestros cuerpos son como almacenes repletos de secretos que es posible sondear, sobre todo, a través de nuestras interacciones. Cada movimiento tiene un efecto y un resultado diferentes. Confíe en su propia intuición y permita que sus sentimientos le guíen durante la sesión de masaje. Esté atento a las respuestas y reacciones de su pareja. El cuerpo sabe si necesita relajarse, que lo estimulen o, simplemente, que lo acaricien y abracen.

Las extremidades
Cierre las manos formando un cuenco y deslícelas desde el hombro hasta la muñeca (izquierda). Haga lo mismo en la cara exterior de ambos brazos y, luego, cerrando los puños, utilice el borde exterior para propinar leves golpecitos en la cara interna de las piernas. Mueva las manos por encima del muslo y hacia abajo (derecha).

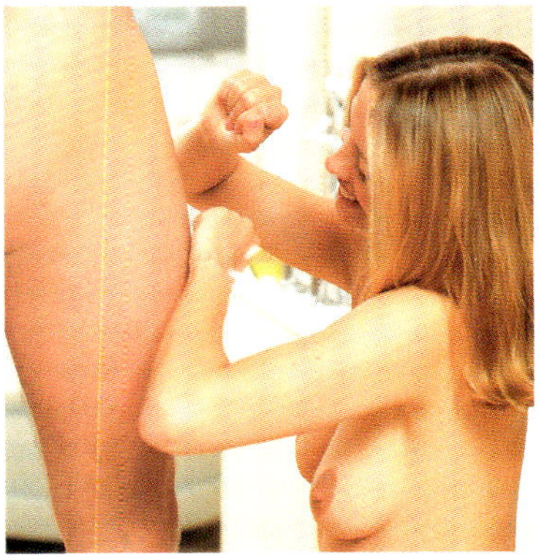

DESPUÉS DEL MASAJE FORTALECEDOR

Al llegar a este punto, sus músculos se sienten fuertes y llenos de energía; es el momento de relajarse realizando juntos algunos movimientos corporales más activos. El masaje mutuo, además de ser muy beneficioso, resulta siempre muy divertido. Siéntense en el suelo, cara a cara, y masajéense los pies, uniéndolos por las plantas. Sírvase del talón, los dedos y el rodete para cubrir toda el área posible. También pueden intentar realizar el masaje volviendo los pies hacia los lados. Desafíen prácticamente su imaginación. Cuanto más usen las piernas, mayor será el efecto del masaje. Luego, siéntense de espaldas y apóyense el uno en el otro para intentar darse un masaje mutuo. Probablemente obtengan mejores resultados si tan sólo se mueve uno de los dos, mientras que el otro permanece inmóvil. Sean creativos. Muévase y deslícese descendiendo a lo largo de la espalda de su pareja, frotándosela con los hombros, tan hacia abajo como le sea posible. Entretanto, su pareja debería intentar mantener su posición empujando hacia usted. Este ejercicio es estupendo y es imposible que pueda realizarse sin acabar riendo.

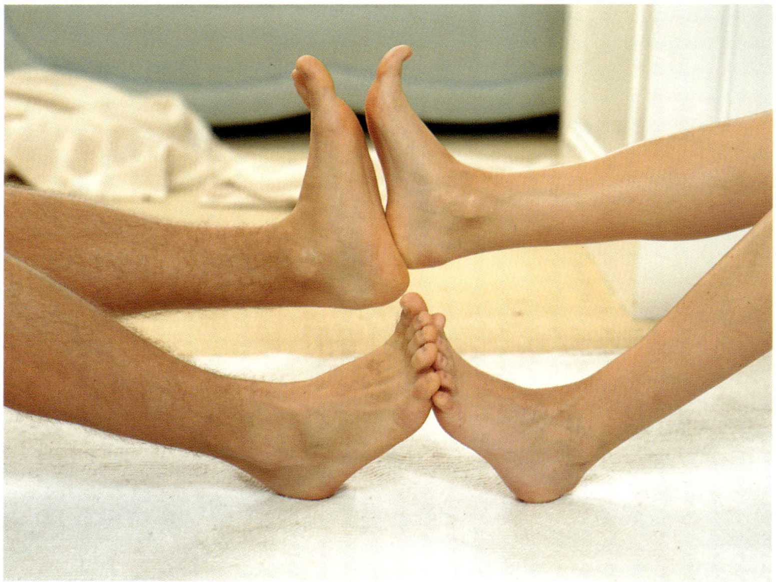

La magia del masaje mutuo

Siéntense frente a frente con los brazos apoyados detrás y junten los pies por las plantas. A continuación, muevan los pies ejerciendo presión sobre los pies del otro y sin olvidarse de los talones y los dedos (arriba). Procuren empujar ambos al mismo tiempo. También pueden apoyarse colocando los talones en el suelo. Luego, sentados juntos y de espaldas, utilicen los hombros para, alternativamente, masajear la espalda del otro de arriba a abajo (fotografía página siguiente). Ayúdese colocando los brazos detrás y deslícese por la espalda de su pareja, tan hacia abajo como le sea posible mientras su pareja ofrece resistencia empujando hacia usted.

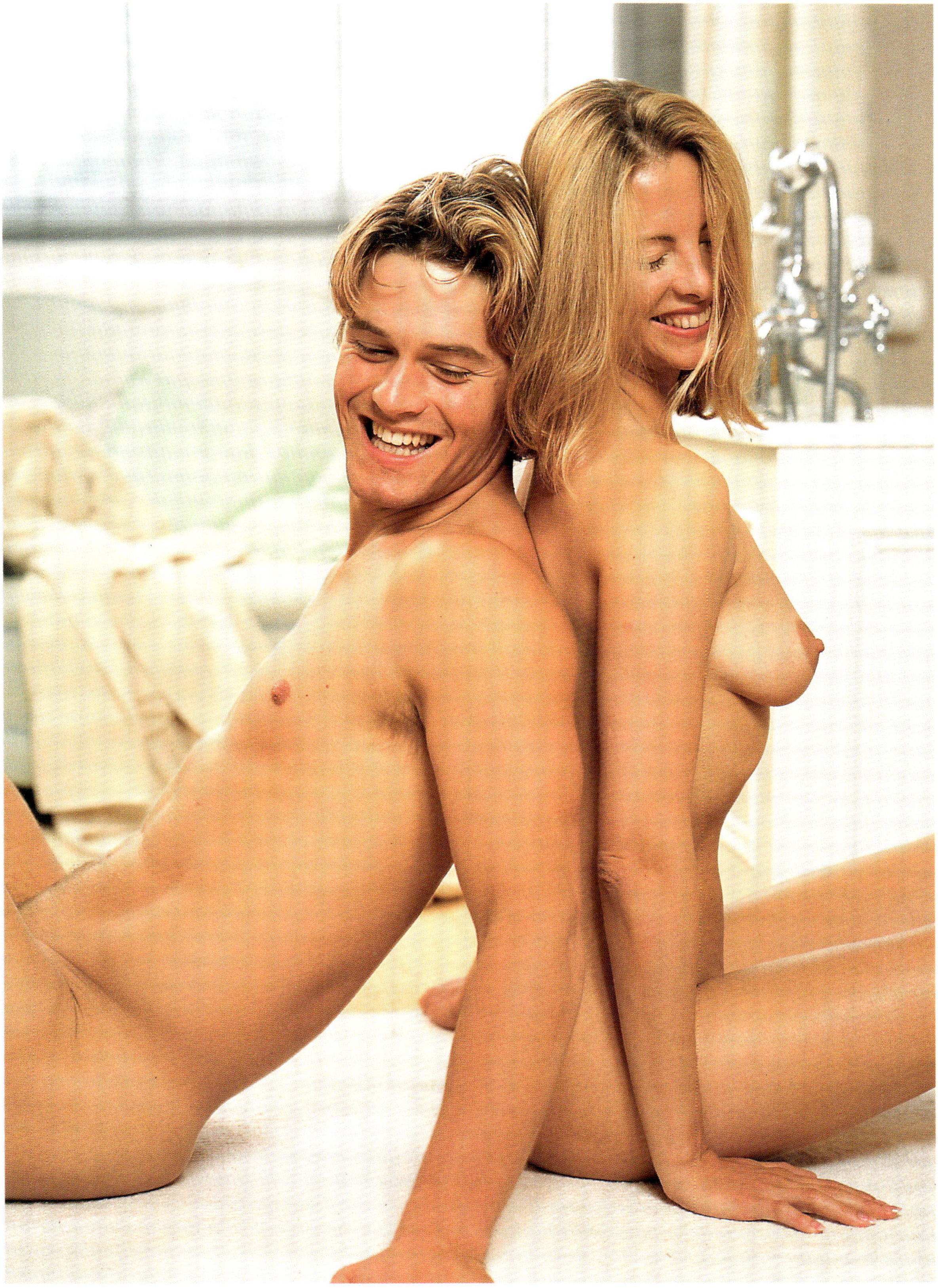

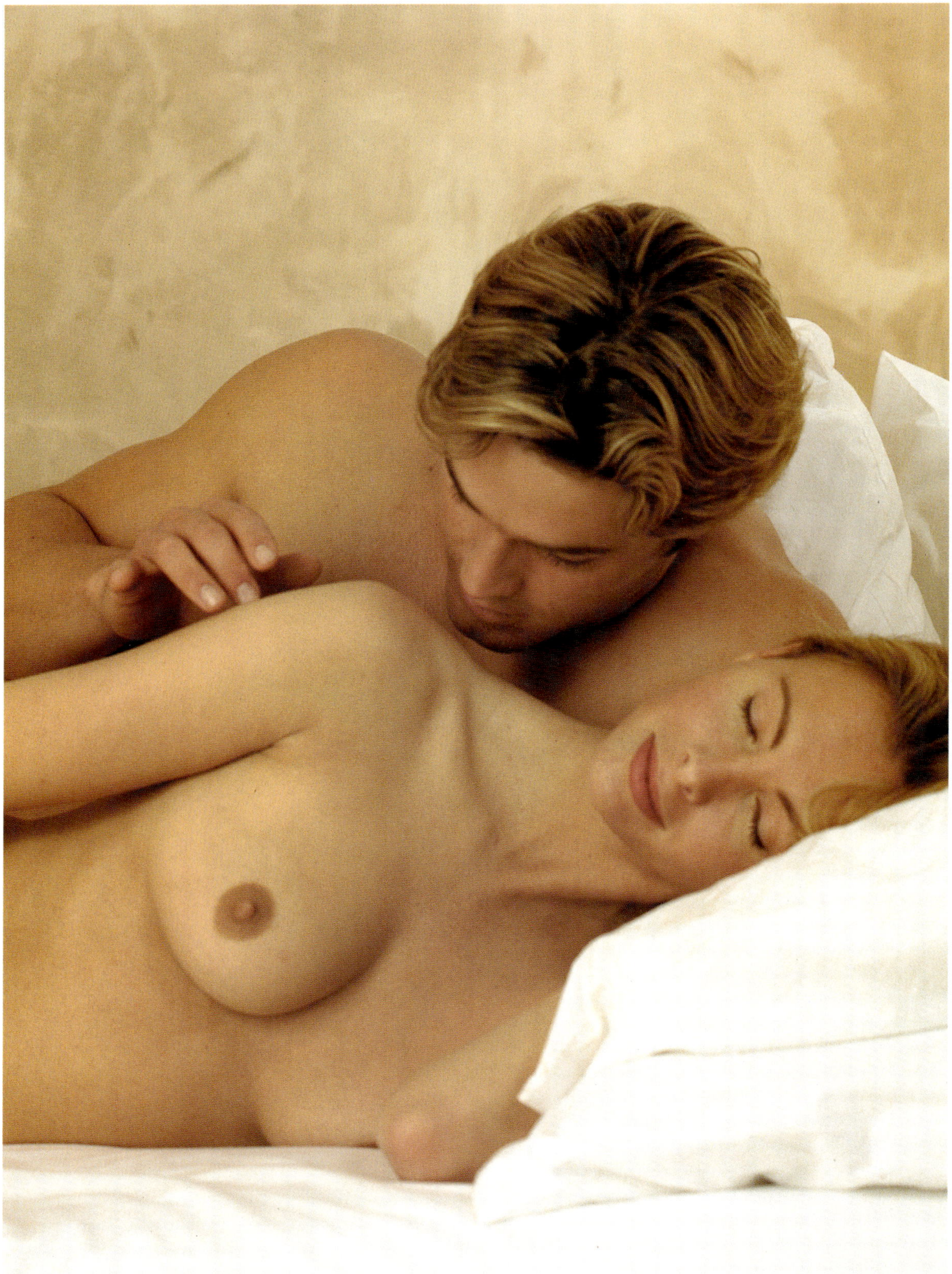

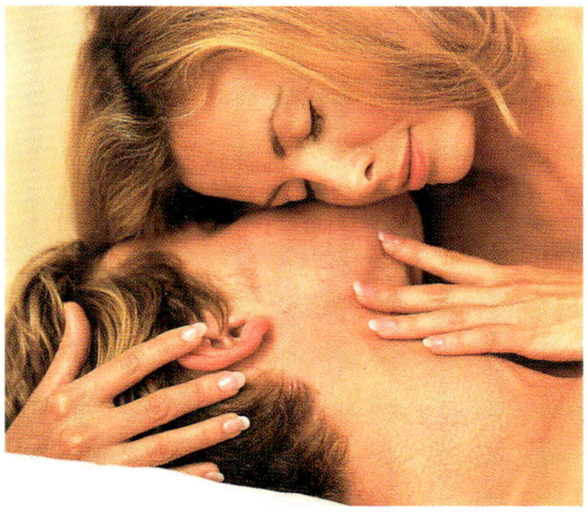

ALGUNOS CONSEJOS PARA ESTIMULAR LA SENSUALIDAD

Tras el baño, la aplicación de la loción hidratante y el masaje, deje que la creatividad sensual se convierta en guía de sus acciones. Aproveche todas las oportunidades para prolongar la experiencia sensual. Pase un peine por entre los cabellos de su pareja y observe el modo en que ésta reacciona. Deje caer unas gotas de aceite o agua sobre el cuerpo de su pareja y fíjese en el trazado del líquido moviéndose sobre la piel. En lugar de utilizar las manos, puede servirse de un rodillo de madera para masajear el muslo de su pareja. También podría experimentar con diversas bebidas y productos alimenticios y observar la sensación que produce su contacto con la piel. Otra posibilidad consiste simplemente en tenderse juntos para disfrutar de la proximidad del otro, de su calor corporal y de su aliento.

Descubra la magia de las cosas cotidianas. Los sentidos juegan un papel fundamental en el goce de nuestra relación de pareja. Prestar atención a la sensualidad es un modo de mantener una mente y un cuerpo sanos.

El contacto que la pareja establece durante el masaje sensual contribuye a que la relación continúe siendo enriquecedora y gratificante. El masaje nos ayuda a conocer mejor al otro y nos ofrece la posibilidad de obsequiar a nuestra pareja de un modo maravilloso. Poco a poco, nuestro compañero nos será más familiar y, a su vez, más misterioso. En cierto modo, el masaje es un regalo tanto para el que lo da como para el que lo recibe, ya que sus beneficios afirman e intensifican el vínculo que existe entre la pareja. Aprender a dar un masaje es un don de inestimable valor que hace posible un hermoso intercambio de intimidad. Cada vez que damos un masaje enriquecemos nuestro conocimiento acerca de nuestra pareja, desarrollamos nuestra destreza como masajistas y, en consecuencia, disfrutamos aún más. Los cuidados que prodigamos a nuestra pareja durante el masaje, fortalecen nuestra relación y la enriquecen con un nuevo entendimiento, un entendimiento inefable.

LOS ACEITES Y SUS USOS

A continuación se expone una breve lista de algunos de los aceites y esencias más útiles así como de sus propiedades y cualidades.

ALBAHACA
Antiséptico. Tónico nervioso. Revitalizante. (No usar durante el embarazo.)

BERGAMOTA
Antiséptico. Beneficioso para la piel y las infecciones respiratorias. Sedante, revitalizante. (No usar directamente sobre la piel o antes de exponerse al sol.)

ENEBRO
Tónico nervioso. Astringente y tónico de la piel. Diurético. Mitiga los efectos provocados por la indigestión. Sedante.

GERANIO DE OLOR
Tónico y limpiador de la piel. Diurético suave. Sedante. Revitalizante.

INCIENSO
Astringente. Alivia el catarro. Analgésico. Rejuvenecedor.

JAZMÍN
Sedante. Antidepresivo. Antiespasmódico. Contribuye a aliviar menstruaciones dolorosas. Promotor del parto. Eufórico. Afrodisíaco.

LAVANDA
Antiséptico. Calma las inflamaciones y quemaduras de la piel. Alivia dolores de estómago. Sedante. Relajante. Uso múltiple.

MANZANILLA
Efecto descongestionante. Alivia el dolor y mitiga la sequedad de la piel. Sedante. Antidepresivo.

MELISA
Tónico. Antidepresivo. Calma la histeria y las palpitaciones. Regula el ciclo menstrual. Revitalizante.

NEROLÍ
Regenera la piel. Alivia la diarrea. Sedante. Antidepresivo. Calmante. Afrodisíaco.

ORÉGANO
Tónico nervioso. Favorece la digestión. Calma los espasmos musculares. Disminuye la presión sanguínea. (No usar durante el embarazo.)

PACHULÍ
Estimulante. Astringente. Favorece la claridad mental. Afrodisíaco.

ROMERO
Antiséptico. Estimulante. Favorece la claridad mental. Tonifica el corazón. Elimina la caspa. Purificador. Alivia dolores de cabeza y dolores en general.

ROSA
Antiséptico. Purificador. Analgésico. Mejora la circulación. Fortalece el sistema digestivo. Disminuye el estrés. Beneficioso para pieles maduras y secas. Afrodisíaco.

SALVIA
Tónico nervioso. Diurético. Alivia dolores en general.

SALVIA ROMANA
Tónico nervioso. Sedante. Beneficioso para los nervios y la depresión. Contribuye a aliviar menstruaciones dolorosas. Promotor del parto. Afrodisíaco.

SÁNDALO
Calma las pieles secas e inflamadas, así como el dolor de garganta y la tos. Sedante. Afrodisíaco.

TOMILLO
Antiséptico. Tónico nervioso. Alivia dolores de cabeza y otros dolores en general. Estimula la circulación sanguínea. Vigorizante.

YLANG YLANG
Disminuye la presión sanguínea. Adecuado para pieles grasas. Afrodisíaco. Sedante. Eufórico. (Utilizar sólo en pequeñas cantidades.

Cómo elaborar un aceite de masaje

Llene tres cuartos de una botella de 30 ml con aceite de pepitas de uva.

Añada un cinco por ciento de aceite de almendras.

Agregue media cucharadilla de aceite de germen de trigo para preservar la mezcla (opcional).

Añada 12 gotas de aceite esencial.

Llene el resto de la botella con aceite de pepitas de uva.

Utilice una botella de tapón enroscable y guárdela en un lugar fresco.

Recetas para 30 ml de aceite

Aceite de masaje relajante

Mezcle siete gotas de lavanda y cinco de manzanilla con el aceite de masaje o utilice simplemente 12 gotas de lavanda.

Tres aceites para el masaje sensual

Al aceite base de masaje se le pueden añadir ocho gotas de ylang ylang y cuatro gotas de nerolí, ocho gotas de sándalo con cuatro de ylang ylang o, también, seis gotas de jazmín con seis gotas de rosa.

Aceite de relajación para después del baño

Añada ocho gotas de lavanda y cuatro gotas de geranio al aceite base elaborado con 30 ml de aceite de almendra con el cinco por ciento de aceite de aguacate.

Aceite sensual para después del baño

Añada al aceite base siete gotas de rosa y cinco de nerolí.

Aceite estimulante para después del baño

Añada siete gotas de lavanda y cinco gotas de romero al aceite base.

Lista de cosas que necesitaremos durante el masaje

Aceites
Toallas
Almohadas y cojines
Pañuelos de papel
Espacio suficiente para movernos alrededor de nuestra pareja
Calor ambiental
Luz tenue
Un poco de agua
Música (Opcional)
Contestador automático conectado
Un espacio de tiempo durante el cual nadie pueda molestarnos

Qué se debe y qué no se debe hacer al aplicar un masaje

Si usted procura ser sensible y cuidadoso durante el masaje, es muy difícil que pueda lastimar a su pareja. Sin embargo, aquí tiene unos simples consejos que quizás puedan ayudarle.

• Antes de iniciar el masaje, no olvide desprenderse de cualquier joya y asegúrese de que sus uñas estén cortas.

• Absténgase de realizar un masaje si acaba de comer, sobre todo si ha comido mucho. Evite también tomar baños calientes tras la sesión de masaje.

• No intente aliviar dolores musculares persistentes. Si su pareja padece molestias de algún tipo o siente un dolor agudo durante el masaje, consulte a su médico o a un practicante cualificado.

• No masajee directamente la columna vertebral.

• No masajee heridas ni lesiones recientes.

• Por regla general, no dé ningún masaje en los siguientes casos:
– Cuando su pareja sufra del corazón.
– En el abdomen durante los cuatro primeros meses de embarazo.
– Alrededor de un tumor o sobre el mismo.
– Sobre venas varicosas.

Siempre que tenga alguna duda, consulte a su médico.

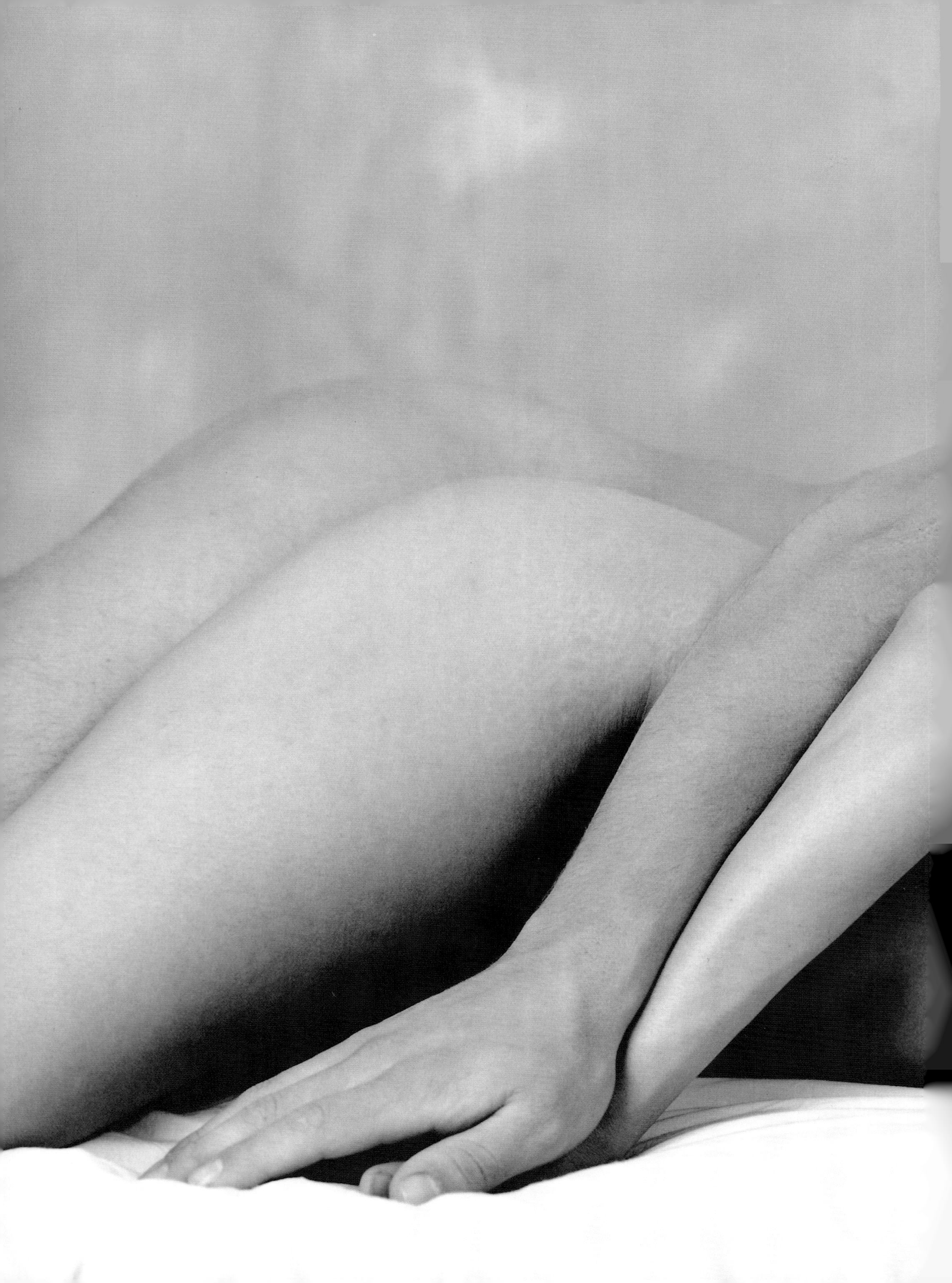

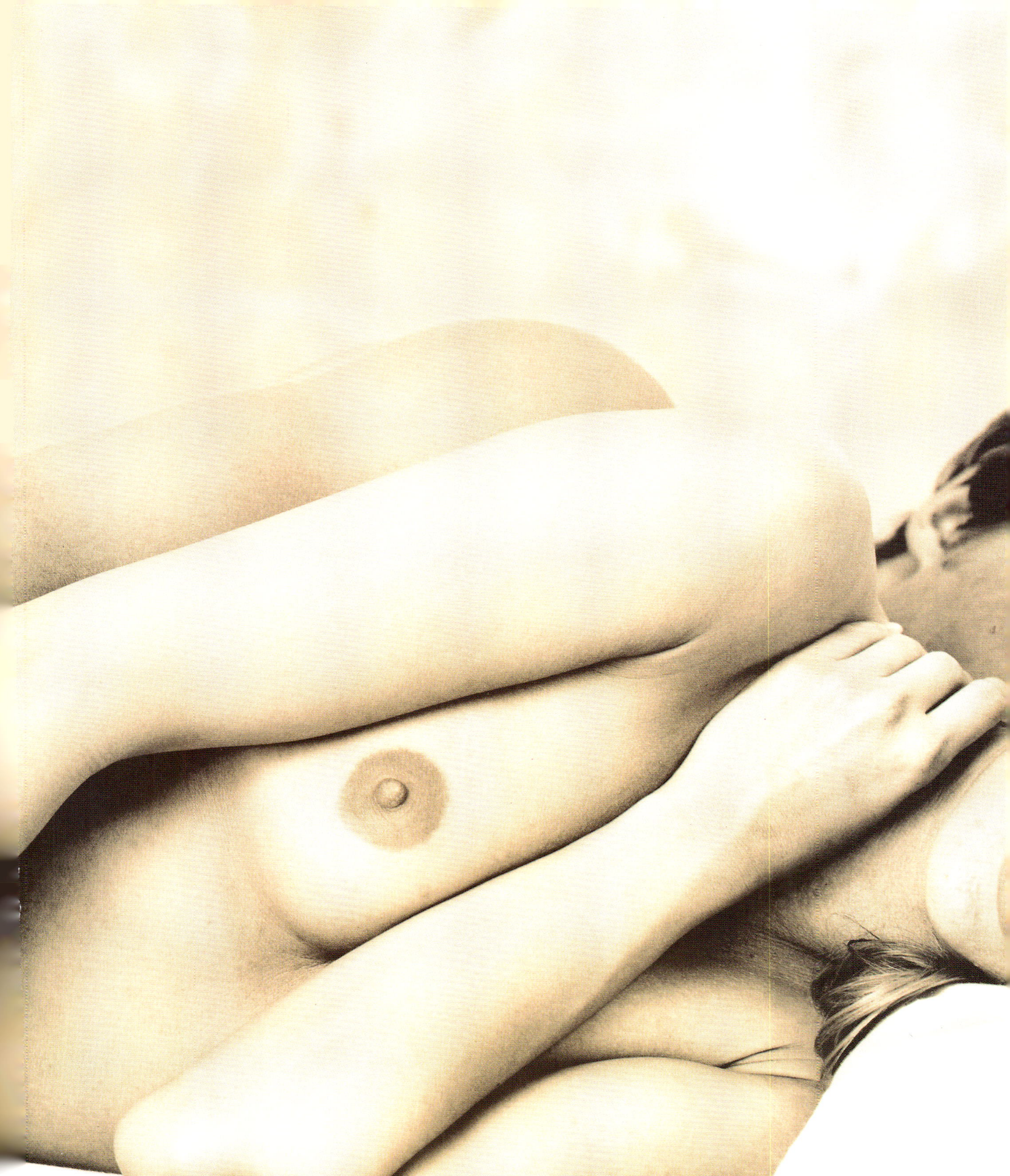

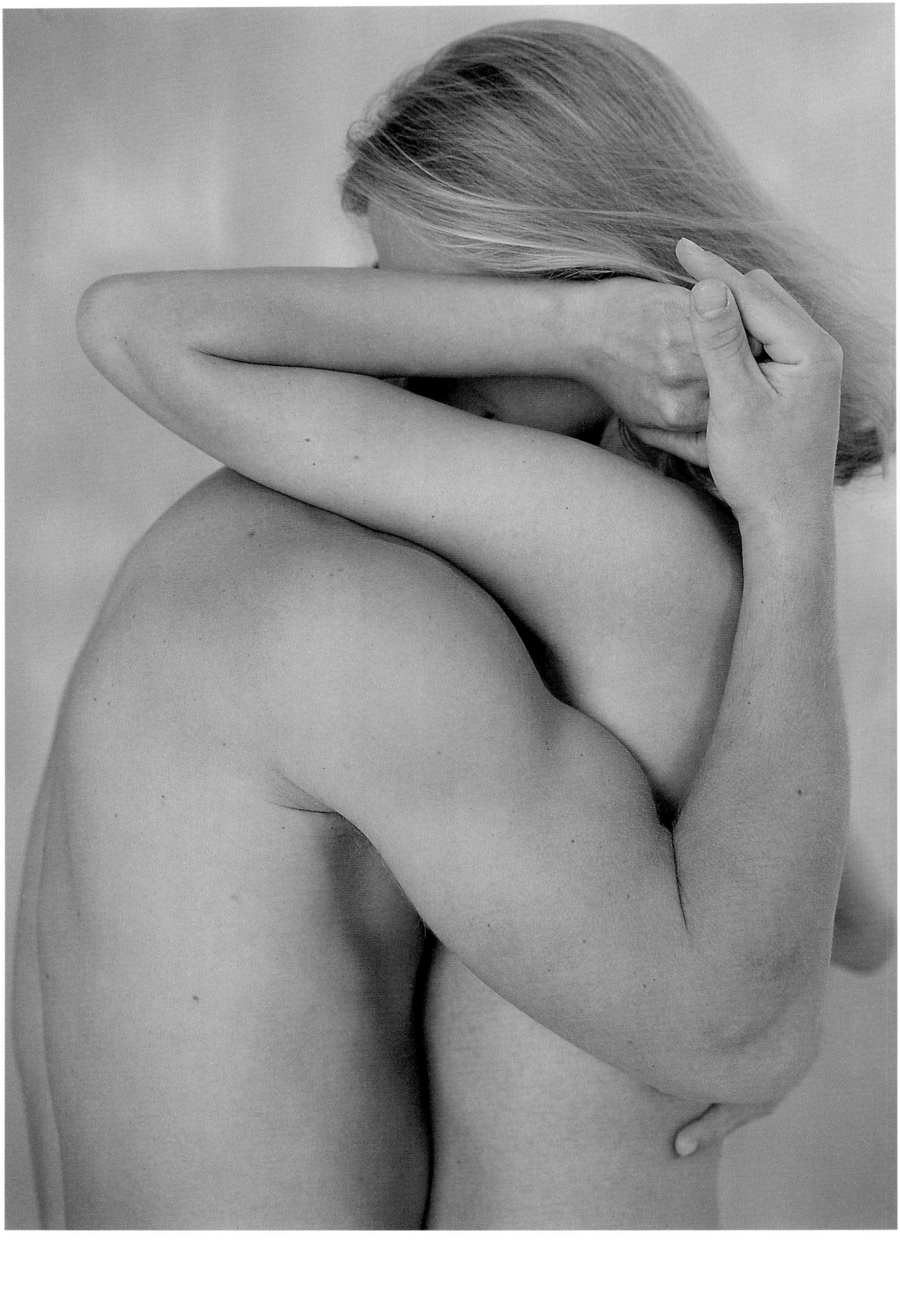

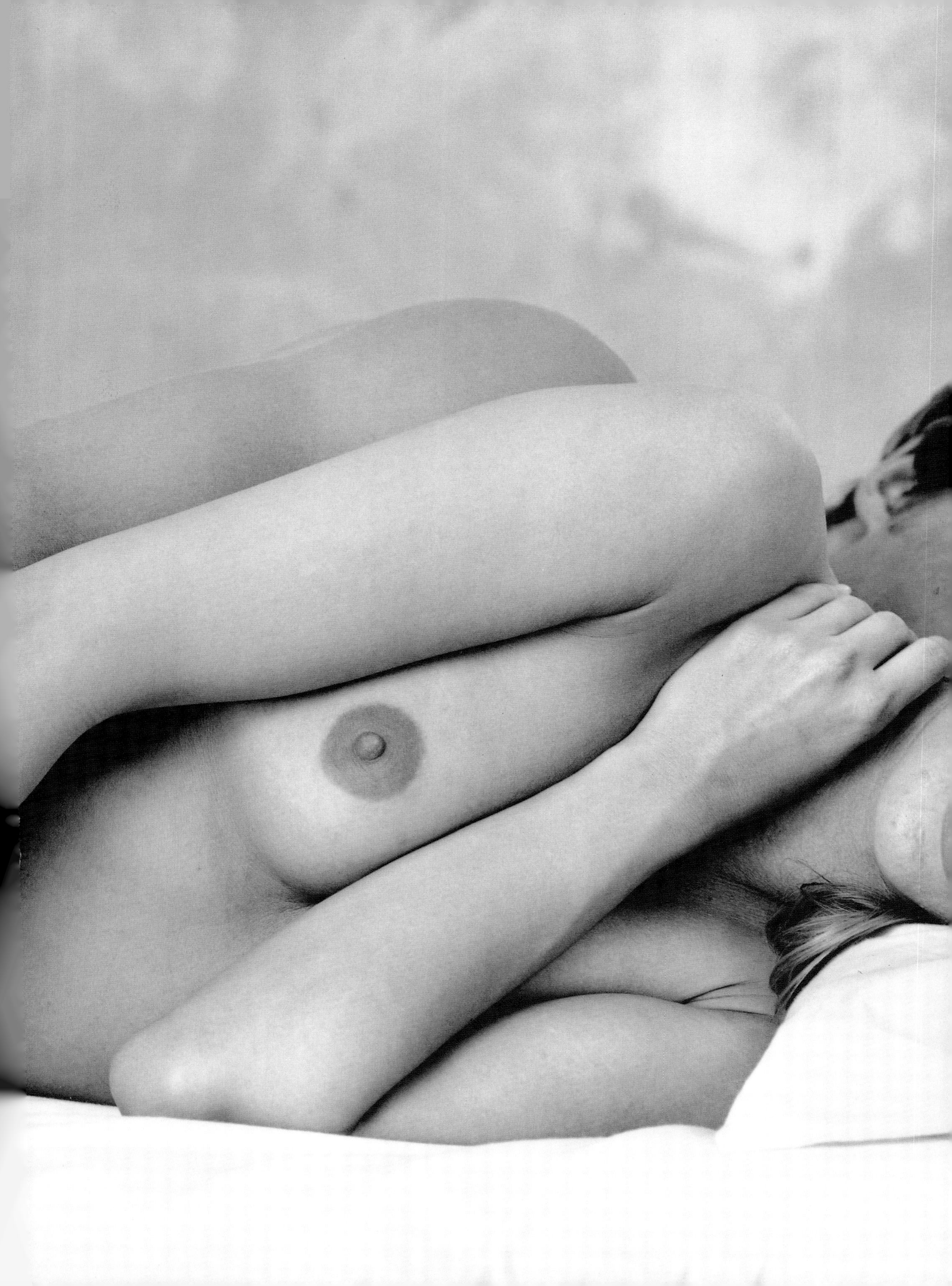

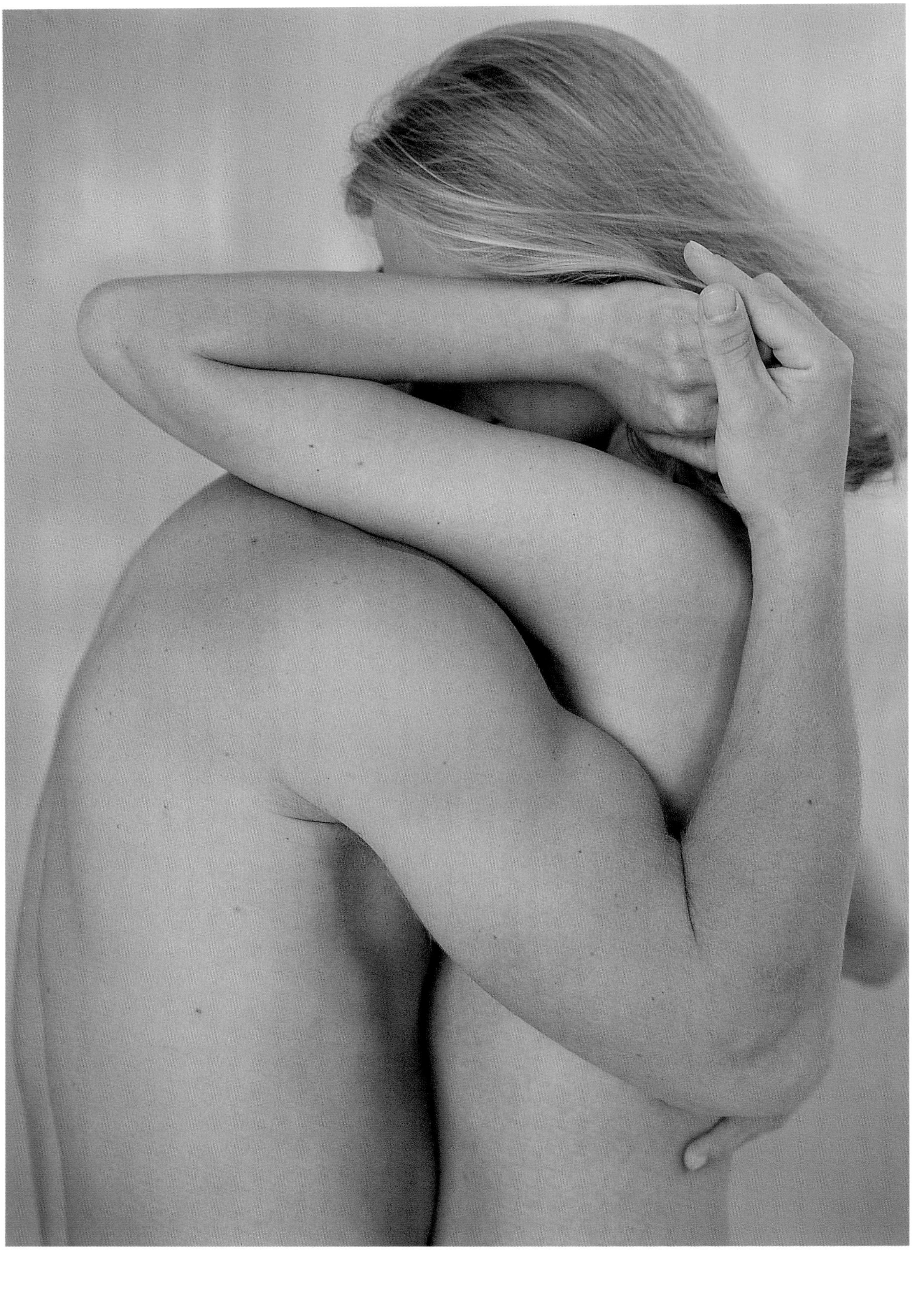

ÍNDICE

abdomen 96
y menstruación 98
aceite de aguacate 12, 133
aceite de albaricoque 12, 122
aceite de almendra 12, 122
aceite de germen de trigo 15-16, 123
ver aceites,
aceite de rosa 15, 122, 123
aceite de semilla de uva 12, 15, 123
aceites 12, 122, 123
ver roce
baño 112
conductor 12, 123
esenciales 15
preparación 15-16
referencia general 122-123
afrodisíacos
ver aceites esenciales
amasamiento 20
para relajar 30, 48, 51
y estirar 103
ambiente 12-16
y creatividad 16
arteria femoral 67
automasaje 17

baño 112, 114-118
boca 78, 80
boca de tigre 23
brazos 33, 82-86
estiramiento 86
movimientos circulares 86
prevención de la tensión 88
y amor 90-91

cabello
en el masaje sensual 24, 51, 70, 74
y el baño 112
cabeza 16, 38-39
volver 39
y la frente 40, 78
caderas 46, 49, 52, 102, 104
cara 78-81
movimiento circular 80
roce 80
circulación 20, 34, 92
codo 45, 84
confianza 45
costillas 57, 72, 92, 94
cuello 38-39, 72-77, 78, 85
lesiones 58
tirar 38
cuero cabelludo
rotación 39, 74, 77
cuerpo
como un todo 71
como zona erógena 45
conciencia 54
equilibrio 88, 103
estimulación 116
figura en ocho 94
reflexología 106
respuestas 44
senos 54, 72, 92, 94

difusión 55
dolor de cabeza 34

emociones
expresión 55, 78
y masaje mutuo 118
y reflexología 68, 106
y relajación 32
y sensualidad 46
entrega 38, 46
espalda 48-49
estiramiento 68
problemas 34, 58
relajación 30, 37, 46
sensualidad 46, 60-61
y las caderas 104
espina dorsal 16, 17, 72
acariciando 49
apretando 58
movimientos en círculo 16, 32
planchado 56
estenocleidomastoideo 72
excitación 23
y espalda 46
y difusión 55
fricción 20
garganta 45, 76
hombros 16, 17, 22-23, 33, 74, 85, 117
tensión 30
y espalda 48-49
y tirando 39

intimidad 55

jazmín 15, 122, 123
juego 112
ver baño

lavanda 15, 122, 123
lóbulos de la oreja 80

manos 84, 85
ver también roce
apreciación 82
movimiento con los nudillos 23, 54
palma 22-23
talón 23, 56
manzanilla 15, 122
músculo del glúteo 31
músculos dorsales 56
músculos pectorales 94
muslo 22, 23, 65, 67, 100, 104

nalgas 34-35, 46, 49, 54
en el masaje sensual 52, 62
nariz 80
nerolí 15, 122, 123

omóplato 33, 37

pachuli 15, 122
pantorrilla 64
pecho 92-95
sensibilidad en el pecho 94
pellizcando 30
pezones 54
piel
experimentación 120
sensibilidad 22-23, 46
y abdomen 98
y brazos 84
y difusión 55

piernas 35, 62, 65, 68, 70-71, 117
parte anterior 100-104
y los cuadríceps 103
pies 68, 70, 103, 106
conciencia 68
planchado 56
pulgares 23
rotación 22, 32

relajación
y amor 26
y excitación 24, 49, 82
y respiración 16
y tensión 30
roce 20
ver aceites
y apretar 82
y espalda 46
y estirar 72
y liberar 92
y movimientos circulares 96
y nalgas 34
y piernas 62
rodilla 62, 64, 102, 103

sacro
y difusión 55
y movimiento circular 35, 49, 52
sándalo 15, 122, 123
sensualidad
y tacto 24-27
sexo
relajación 40
y tacto 100
y tensión 44
soplando 61, 71, 91
soporte 16

tirones 54
toques 8
técnicas básicas 20-23
y amor 26-27, 91, 121
y comunicación 8, 20
y sensualidad 9, 44
toques finales 51
trapezoide 48, 72

yemas de los dedos 85
y el tacto 22
ylang-ylang 15, 122, 123
yoyoba 12, 122

AGRADECIMIENTO

Me complace agradecer a Dave, Andy, Elizabeth y Neil
la ayuda prestada.
También doy las gracias a mis profesores y, por supuesto,
a mis clientes de masaje.

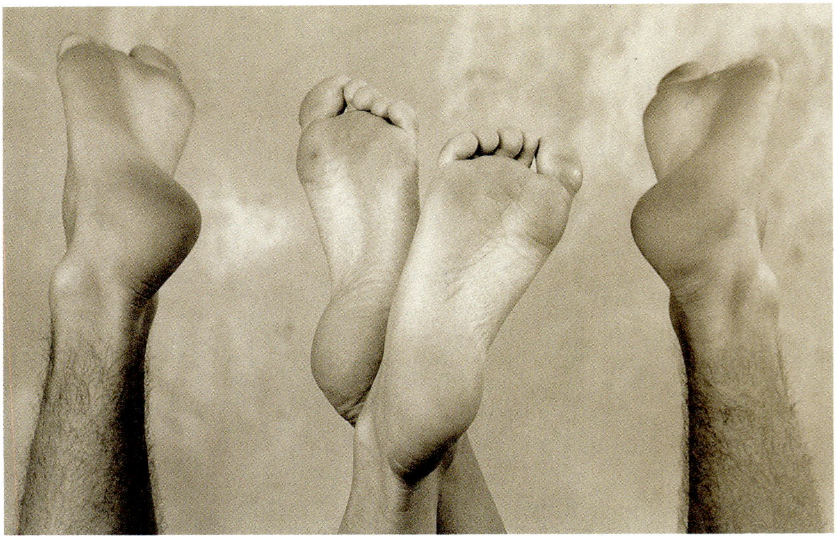